RAPPORTS

DU

PHYSIQUE ET DU MORAL

DE L'HOMME.

Cet Ouvrage se trouve aussi chez les Libraires
suivans :

A GÉNES, chez FANTIN, GRAVIER et Compagnie ;

A LIVOURNE, chez Joseph GAMBA.

RAPPORTS

DU

PHYSIQUE ET DU MORAL

DE L'HOMME,

Par P. J. G. CABANIS, Membre du Sénat Conservateur, de l'Institut National, de l'Ecole et Société de Médecine de Paris, de la Société Philosophique de Philadelphie, etc.

The proper study of mankind, is man.
POPE's *Essay on Man.*

TOME SECOND.

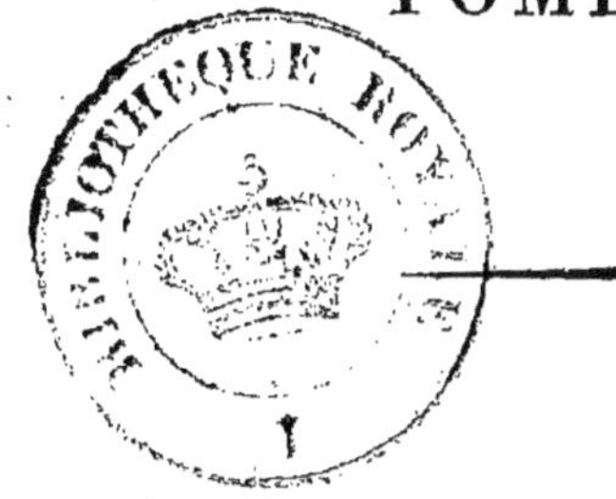

DE L'IMPRIMERIE DE CRAPELET.

A PARIS,

Chez CRAPART, CAILLE et RAVIER, Libraires,
rue Pavée S. André-des-Arcs, n° 12.

AN X — 1802.

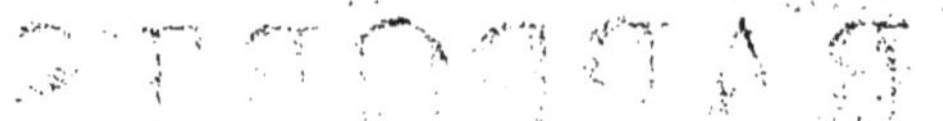

RAPPORTS

DU

PHYSIQUE ET DU MORAL

DE L'HOMME.

SEPTIÈME MÉMOIRE.

DE l'influence des maladies sur la formation des idées et des affections morales.

INTRODUCTION.

§. I.

LA question que je me propose d'examiner dans ce Mémoire, citoyens, intéresse également l'art de guérir et la philosophie rationnelle : elle tient aux points les plus délicats de la science de l'homme, et jette un jour nécessaire sur des phénomènes très-importans. C'est peut-être, dans le plan de

I

travail que je me suis tracé, celle qu'il est le plus essentiel de bien résoudre. En effet, toutes les autres s'y rapportent; elles en dépendent même d'une manière immédiate ; elles ne sont, en quelque sorte, que cette même question considérée sous différens points de vue, et dans ses développemens principaux. Mais plus le sujet est intéressant et vaste, moins je puis espérer de ne pas rester au-dessous de ce qu'il exige. C'est au milieu des langueurs d'une santé défaillante, que j'ai pris la plume : il est impossible que mes idées ne se ressentent pas de la disposition dans laquelle je les ai rassemblées. Au reste, mon objet est de montrer l'influence de la maladie sur les fonctions morales : l'auteur en sera lui-même sans doute le premier exemple; et je dois craindre de ne prouver par-là, que trop bien, la thèse générale que j'établis.

Mais entrons en matière.

L'ordre règne dans le monde physique. L'existence de cet univers, et le retour constant de certains phénomènes périodiques suffisent pour le démontrer.

L'ordre prédomine encore dans le monde moral. Une force secrète, toujours agissante, tend sans relâche, à rendre cet ordre plus général et plus complet. Cette vérité résulte également de l'existence de l'état social, de son perfectionnement progressif, de sa stabilité, malgré des institutions si souvent contraires à son véritable but.

Toute l'éloquence des déclamateurs vient échouer contre ces faits constans et généraux.

Mais ce qu'il y a de plus remarquable dans les loix qui gouvernent toutes choses, c'est qu'étant susceptibles d'altération, elles ne le sont pourtant que jusqu'à un certain point; que le désordre ne peut jamais passer certaines bornes, qui paroissent avoir été fixées par la nature elle-même; qu'il semble enfin toujours porter lui-même en soi, les principes du retour vers l'ordre, ou de la reproduction des phénomènes conservateurs.

Ainsi donc l'ordre existe. Il peut être troublé : mais il se renouvelle, ou par la durée, ou par l'excès d'action des circonstances même qui tendent à le détruire.

Mais, en outre, parmi ces circonstances perturbatrices, il en est qui sont plus ou moins soumises à l'influence des êtres vivans doués de volonté : il en est que le développement

automatique des propriétés de la matière, et
la marche constante de l'univers, paroissent
pouvoir changer à la longue, ou même empêcher de renaître. Là (je veux dire dans
ces deux ordres de circonstances), se trouvent
placées, comme en réserve, et pour agir à
des époques indéterminées, les causes efficaces d'un perfectionnement général.

Nous voyons le monde physique qui nous
environne, se perfectionner chaque jour relativement à nous. Cet effet dépend sans doute en
très-grande partie, de la présence de l'homme
et de l'influence singulière que son industrie
exerce sur l'état de la terre, sur celui des
eaux, sur la constitution même de l'atmosphère, dont il tire le premier et le plus indispensable aliment de la vie. Mais il paroît
permis de croire que cet effet dépend encore,
à certains égards, de la simple persistance
des choses, et de l'affoiblissement successif
des causes naturelles qui pouvoient, dans
l'origine, s'opposer aux changemens avantageux (1). Ainsi les améliorations évidentes qui

-----

(1) Dans toute hypothèse d'un mouvement imprimé à des masses de matière, on sent qu'il doit
s'établir un ordre et des rapports réguliers entre ces

se remarquent sur le globe, ne seroient pas dues simplement aux progrès de l'art social et des travaux qu'il exige; elles seroient encore, en quelques points, l'ouvrage de la nature, dont le concours les auroit beaucoup favorisées. Il n'est pas même impossible que l'ordre général, que nous voyons régner entre les grandes masses, se soit établi progressivement; que les corps célestes aient existé long-temps sous d'autres formes et dans d'autres relations entr'eux; qu'enfin ce grand tout soit susceptible de se perfectionner à l'avenir, sous des rapports dont nous n'avons aucune idée, mais qui n'en changeroient pas moins l'état de notre globe, et par conséquent aussi

---

masses, et même entre leurs particules intégrantes les plus déliées; ordre et rapports que la nature du mouvement détermine et nécessite. Mais on sent aussi que cette espèce d'harmonie doit se perfectionner graduellement par la seule persistance du mouvement dont elle est l'ouvrage : car, à chaque retour périodique des mêmes circonstances, les effets qui leur sont propres, ne peuvent manquer de devenir, s'il m'est permis de parler ainsi, plus corrects, et chaque portion de matière se rapprocher de plus en plus, de l'état précis auquel la nature du mouvement tend à l'amener.

l'existence de tous les êtres qu'enfante son sein fécond.

Il est aisé de le voir, l'influence de l'homme sur la nature physique est foible et bornée : elle ne porte que sur les points qui le touchent, en quelque sorte, immédiatement. La nature morale au contraire, est presque toute entiere soumise à sa direction. Résultat des penchans, des affections, des idées de l'homme, elle se modifie avec ces idées, ces affections, ces penchans. A chaque institution nouvelle, elle prend une autre face : une habitude qui s'introduit, une simple découverte qui se fait, suffit quelquefois pour y changer subitement presque tous les rapports antérieurs. Et véritablement, il n'y a d'indépendant et d'invariable dans ses phénomènes, que ce qui tient à des loix physiques éternelles et fixes : je dis éternelles et fixes, car la partie qu'on appelle plus particulièrement physique dans l'homme, est elle-même susceptible des plus grandes modifications ; elle obéit à l'action puissante et variée d'une foule d'agens extérieurs. Or l'observation et l'expérience peuvent nous apprendre à prévoir, à calculer, à diriger cette action ; et l'homme deviendroit ainsi dans ses propres mains, un instrument docile dont tous les ressorts et tous les mouvemens, c'est-à-dire toutes les facultés et toutes les opérations pourroient tendre toujours directement au plus grand développement de ces mêmes facultés, à la plus entière satisfaction des besoins, au plus grand perfectionnement du bonheur.

§. II.

Dans le nombre des phénomènes physiques capables d'influer puissamment sur les idées et les affections morales, j'ai placé l'état de maladie pris en général. Il s'agit de voir jusqu'à quel point cette proposition se trouve vraie; et si l'on peut à chaque particularité bien caractérisée de cet état, rapporter une particularité correspondante dans les dispositions du moral. En effet, puisque les travaux du génie observateur nous ont fait connoître les moyens d'agir sur notre nature physique, de changer les dispositions de nos organes, d'y rétablir, et même d'y rendre quelquefois plus parfait, l'ordre des mouvemens naturels : nous ne devons pas considérer l'application savante et méthodique des remèdes, seulement comme capable de soulager des maux particuliers, de rendre le bien-être et l'exercice de leurs forces à des êtres intéressans ; nous devons encore penser qu'on peut, en améliorant l'état physique, améliorer aussi la raison et les penchans des individus, perfectionner même à la longue les idées et les habitudes du genre humain.

Si l'on vouloit se borner à prouver que la maladie exerce véritablement une influence sur les idées et sur les passions, la chose ne seroit pas difficile sans doute : il suffiroit pour cela, des faits les plus familiers et les plus connus. Nous voyons, par exemple, tous les jours, l'inflammation aiguë ou lente du cerveau, certaines dispositions organiques de l'estomac, les affections du diaphragme et de toute la région épigastrique, produire, soit la frénésie, ou le délire furieux passager, soit la manie ou folie durable : et l'on sait que ces maladies se guérissent par certains remèdes capables d'en combattre directement la cause physique.

Ce n'est pas uniquement la nature, ou l'ordre des idées qui change dans les différens délires : les goûts, les penchans, les affections changent encore en même temps. Et comment cela pourroit-il ne pas être ? Les volontés et les

déterminations dépendent de certains jugemens antérieurs dont on a plus ou moins
la conscience, ou d'impressions organiques
directes : quand les jugemens sont altérés,
quand les impressions sont autres, ces volontés et ces déterminations pourroient-elles
rester encore les mêmes? Dans d'autres cas, où
les sensations sont en général conformes à la
réalité des choses, et les raisonnemens, en
général aussi, tirés avec justesse des sensations, nous voyons que le dérangement d'un
seul organe peut produire des erreurs singulières relatives à certains objets particuliers,
à certains genres d'idées ; qu'enfin il peut dénaturer toutes les habitudes par rapport à
certaines affections particulières de l'ame.
Ces effets, le dérangement dont nous parlons les produit, en modifiant d'une manière profonde les penchans physiques dont
toutes ces habitudes dépendent. Je pourrois
accumuler les exemples à l'appui de cette assertion. Je me borne à citer la nymphomanie, maladie étonnante par la simplicité de sa
cause, qui pour l'ordinaire est l'inflammation lente des ovaires et de la matrice ; maladie dégradante par ses effets, qui transforment la fille la plus timide en une bac-

chante, et la pudeur la plus délicate en une audace furieuse, dont n'approche même pas l'effronterie de la prostitution.

Que si, d'un autre côté, l'on vouloit entrer dans le détail de tous les changemens que l'état de maladie peut produire sur le moral ; si l'on vouloit suivre cet état jusques dans ses nuances les plus légères, pour assigner à chacune, la nuance analogue qui doit lui correspondre dans les dispositions de l'esprit et dans les affections, ou dans les penchans : l'on s'exposeroit sans doute à tomber dans des minuties ridicules, à prendre des rêves pour les vraies opérations de la nature, et des subtilités méthodiques pour les classifications du génie. L'on évite rarement ce danger, toutes les fois que dans les recherches difficiles, on ne se borne pas à saisir les choses par les points de vue qui offrent plus de prise à l'observation et au raisonnement.

Mais il ne s'agit ici, ni de prouver ce qui frappe tous les yeux, ni de mettre en avant de vaines hypothèses.

Les idées et les affections morales se forment en vertu des impressions que reçoivent les organes externes des sens, et par le concours de celles qui sont propres aux organes internes les plus sensibles. Il est prouvé par des faits directs, que ces dernières impressions peuvent modifier beaucoup toutes les opérations du cerveau.

Mais quoique toutes les parties externes, ou internes, soient susceptibles d'impressions, toutes n'agissent pas, à beaucoup près, au même degré sur le cerveau. Celles qui sont le plus capables de le faire d'une manière distincte et déterminée, ne le font pas toujours d'une manière directe. Il existe dans le corps vivant, indépendamment du cerveau et de la moelle épinière, différens foyers de sensibilité, où les impressions se rassemblent, en quelque sorte, comme les rayons lumineux, soit pour être réfléchies immédiatement vers les fibres motrices, soit pour être envoyées dans cet état de rassemblement, au centre universel et commun. C'est entre ces divers foyers et le cerveau, que les sympathies sont très-vives et très-multipliées; et c'est par l'entremise des premiers, que les parties, dont les fonctions sont moins étendues, et par conséquent aussi la sensibilité plus obscure, peuvent communiquer particulièrement, soit entre elles, soit avec le centre commun. Parmi ces foyers, qui peuvent être plus ou moins nombreux, et plus ou moins sensibles, suivant les individus, nous en remarquerons trois principaux (non compris le cerveau et la moelle de l'épine), auxquels les uns et les autres se rapportent également. J'entends, 1°. la région phrénique, qui comprend le diaphragme et l'estomac, dont l'orifice supérieur est si sensible, que Vanhelmont y plaçoit le trône de son *Archée*, ou de son principe directeur de l'économie vivante. 2°. La région hypocondriaque, à laquelle appartiennent, non-seulement le foie et la rate, mais tous les plexus abdominaux supérieurs, une partie considérable des intestins grêles, et la grande courbure du colon. Ces deux foyers se trouvent souvent confondus dans les écrivains systématiques, sous le nom d'épigastre : mais comme ils diffèrent beaucoup par rapport aux effets, physiques ou moraux que produisent les affections qui leur sont respectivement propres, la bonne doctrine médicale et la saine analyse exigent qu'ils soient distingués. 3°. Le dernier foyer secondaire est placé dans les organes de la génération : il embrasse en outre, le système urinaire et celui des intestins inférieurs.

Rappelons aussi qu'indépendamment des impressions reçues par les extrémités sentantes, externes et internes, le système nerveux est encore susceptible d'en recevoir d'autres qui lui appartiennent plus spécialement; puisque leur cause réside, ou agit dans son propre sein, soit le long du trajet de ses grandes divisions, soit dans ses foyers particuliers, soit à l'origine même des nerfs et dans leur centre commun.

§. III.

MAIS pour que les impressions soient transmises d'une manière convenable; pour que les déterminations, les idées, les affections morales qui en résultent, correspondent exactement avec les objets extérieurs, ou avec les causes internes dont elles dépendent, le concours de quelques circonstances physiques que l'observateur peut parvenir à déterminer, est absolument indispensable.

Les opérations diverses dont l'ensemble constitue l'exercice de la sensibilité, ne se rapportent pas uniquement au système nerveux; l'état et la manière d'agir des autres parties y contribuent également. Il faut une certaine proportion entre la masse totale des fluides et celle des solides : il faut dans les solides, un certain degré de tension ; dans les fluides, un certain degré de densité : il faut une certaine énergie dans le systême musculaire , et une certaine force d'impulsion dans les liqueurs circulantes : en un mot , pour que les diverses fonctions des nerfs et du cerveau s'exécutent convenablement , toutes les parties doivent jouir d'une activité déterminée ; et l'exercice de cette activité, doit être facile , complet et soutenu.

D'ailleurs , les dispositions générales du systême nerveux ne sont point indépendantes de celles des autres parties. Ce systême n'est pas seulement dans un rapport continuel d'action avec elles ; il est aussi formé d'élémens analogues; il est, en quelque sorte, jeté dans le même moule : et si , par les impressions qu'il en reçoit , et par les mouvemens qu'il leur imprime , il partage sans cesse leurs affections ; il partage aussi leur état organique, par le tissu cellulaire qu'il admet dans son sein , et par les nombreux vaisseaux dont il est arrosé.

Dans l'état le plus naturel , les trois foyers secondaires, indiqués ci-dessus, exercent une influence considérable sur le cerveau. Les affections stomacales et phréniques, celles des viscères hypocondriaques, les différens états des organes génitaux sont ressentis par tout le système nerveux. On observe que les dispositions même des extrémités sentantes, le caractère et l'ordre des déterminations sont modifiés par-là, suivant certaines lois générales, non moins constantes que celles dont dépendent leurs mouvemens réguliers : et le caractère des idées, la tournure, et même le genre des passions, ne servent pas moins à faire reconnoître ces diverses circonstances physiques, que ces mêmes circonstances à faire présager avec certitude, les effets moraux qu'elles doivent produire. Enfin, comme nous l'avons répété plusieurs fois, les opérations de l'intelligence et les déterminations de la volonté résultent, non-seulement des impressions transmises au centre nerveux commun, par les organes externes des sens, mais encore de celles qui sont reçues dans toutes les parties internes.

Or, la sensibilité de ces dernières parties peut subir de grandes variations, par l'effet des maladies dont elles sont susceptibles, et dont quelques-unes paroissent être plus particulièrement des maladies de la sensibilité même. En un mot, les combinaisons, les déterminations et les réactions du centre cérébral, tiennent à toutes ces données réunies : et s'il imprime le mouvement aux différentes parties de l'économie vivante, sa manière d'agir est elle-même subordonnée aux divers états de leurs fonctions respectives.

Pour ramener les effets moraux des maladies à quelques points principaux et communs ; pour montrer sur-tout la liaison de ces effets avec leurs causes, nous sommes forcés d'entrer dans quelques détails de médecine : mais nous rendrons ces détails fort courts, en évitant de discuter les motifs de la classification que nous allons adopter. Nous tâcherons sur-tout de rattacher directement toutes les considérations sur lesquelles nous nous arrêterons un moment, à l'objet précis de la question.

§. IV.

DANS la division générale des maladies, on distingue celles qui affectent les solides, de celles qu'on peut regarder comme particulièrement propres aux fluides. Cette division, quoiqu'un peu vague, est assez bonne au fond ; elle peut être conservée. Il faut pourtant se garder de croire qu'elle soit exempte de tout arbitraire, ou de tout esprit de système, et qu'elle puisse devenir fort utile dans l'étude pratique de l'homme malade : car il est infiniment rare que les affections de ces deux grandes classes de parties vivantes, ne soient pas compliquées les unes avec les autres. Peut-être l'état des fluides n'éprouve-t-il aucune modification qui n'ait sa source dans celui des solides, auxquels la plupart des physiologistes pensent que la vie est particulièrement attachée ; ou plutôt les solides et les fluides sont-ils toujours peut-être, affectés et modifiés simultanément.

Mais cette question seroit absolument étrangère à l'objet qui nous occupe. Quoi qu'il en soit donc, les maladies des solides peuvent à leur tour, être divisées en maladies qui s'étendent à des systêmes tout entiers, tels que les systêmes nerveux, musculaire, sanguin, lymphatique, et en celles qui se bornent à des organes particuliers, comme l'estomac, le foie, le poumon, la matrice, &c.

Les maladies des fluides peuvent également se diviser en maladies générales du sang, de la lymphe, du mucus, &c. et en affections

particulières dans lesquelles ces mêmes humeurs ont subi des altérations notables , ou
sont agitées de mouvemens extraordinaires ,
mais dont les effets se fixent sur une partie
circonscrite , ou sur un organe particulier.

On peut ajouter à cette seconde subdivision,
les maladies qui passent pour affecter également les solides et les fluides, comme le scorbut, les écrouelles , le rachitis , &c. enfin les
maladies consomptives, avec ou sans fièvre
lente , soit qu'elles paroissent tenir au dépérissement général de toutes les fonctions ,
soit qu'elles doivent être rapportées à la colliquation de quelque organe important.

Comme les affections propres du système
nerveux ont l'effet le plus direct et le plus
étendu sur les dispositions de l'esprit et sur
les déterminations de la volonté , elles demandent une attention particulière ; et leur
histoire analytique , si elle étoit faite d'une
manière exacte, permettroit de glisser plus
rapidement sur les phénomènes relatifs aux
autres affections.

Le système nerveux, comme organe de la
sensibilité, et comme centre de réaction, d'où
partent tous les mouvemens , est susceptible
de tomber dans différens états de maladie

qu'on peut réduire : 1°. à l'excessive sensibilité aux impressions, d'une part, et de l'autre,
à l'excès d'action sur les organes moteurs ;
2°. à l'incapacité de recevoir les impressions
en nombre suffisant, ou avec le degré d'é-
nergie convenable , et à la diminution de
l'activité nécessaire pour la production des
mouvemens ; 3°. à la perturbation générale
de ses fonctions, sans qu'on puisse d'ailleurs
y remarquer d'excès notable ni en plus ,
ni en moins ; 4°. à la mauvaise distribution de l'influence cérébrale , soit qu'elle
s'exerce d'une manière très-inégale, par rapport au temps, c'est-à-dire qu'elle ait des
époques d'excessive activité, et d'autres d'in-
termission, ou de rémission considérable ;
soit qu'elle se répartisse mal entre les différens organes , abandonnant en quelque sorte
les uns, pour concentrer dans les autres la
sensibilité , les excitations , ou les forces
qui opèrent les mouvemens.

Ces diverses affections du système nerveux
peuvent être idiopathiques ou sympathiques;
c'est-à-dire dépendre directement de son état
propre, ou tenir à celui des organes principaux avec lesquels ses relations sont le plus
étendues. Elles peuvent, par exemple, être

la suite d'une lésion du cerveau , de la présence de certaines humeurs , du pouvoir de certaines habitudes qui troublent directement ses fonctions; ou résulter de l'état de l'estomac , de la matrice et des autres viscères abdominaux. J'observe que dans les auteurs , ces diverses affections nerveuses se trouvent désignées indifféremment , par le nom générique de spasme ; mot , comme on voit , excessivement vague , et dont les médecins les plus exacts , abusent eux-mêmes beaucoup trop. Ce mot , au reste , paroît avoir été adopté par les solidistes , pour exprimer tous les phénomènes indéterminés qu'accompagnent de grands désordres des fonctions , ou même certaines douleurs vives , sans qu'il y ait d'ailleurs rien de changé dans l'état organique des parties , sauf cette disposition souvent passagère des nerfs qui les animent.

Suivant le degré d'énergie , ou d'activité dont jouissent alors les viscères et les organes moteurs , ces affections produisent des effets très-différens. Celles qui sont spécialement dues au dérangement de certains organes , ou de certaines fonctions , ont aussi leur caractère propre , et se manifestent par des phénomènes très-particuliers.

On peut établir en général, que dans toutes les affections dites nerveuses, il y a des irrégularités plus ou moins fortes , et relativement à la manière dont les impressions ont lieu, et relativement à celle dont se forment les déterminations, soit automatiques , soit volontaires. D'une part, les sensations varient alors sans cesse, de moment en moment, quant à leur vivacité, à leur énergie, et même quant à leur nombre : de l'autre , la force, la promptitude et l'aisance de la réaction, sont extrêmement inégales. De-là , des alternatives continuelles de grande excitation et de langueur, d'exaltation et d'abattement ; une tournure d'esprit et des passions singulièrement mobiles. Dans cet état, l'ame est toujours disposée à se laisser pousser aux extrêmes. Ou l'on a beaucoup d'idées, beaucoup d'activité d'esprit, ou l'on est, en quelque sorte, incapable de penser. Robert Whitt a très - bien observé que les hypocondriaques sont, tour à tour, craintifs et courageux : et comme les impressions pèchent habituellement en plus, ou en moins, relativement à presque tous les objets , il est extrêmement rare que les images répondent à la réalité des choses ; que les penchans et les volontés restent dans un juste milieu.

Si maintenant à ces inégalités générales que présentent dans ce cas, les fonctions du système nerveux, vient se joindre la foiblesse des organes musculaires, ou celle de quelque viscère important, tel par exemple que l'estomac, les phénomènes, analogues quant au fond, se distingueront par des particularités remarquables. Dans les temps de langueur, l'impuissance des muscles rendra plus complet, plus décourageant, ce sentiment de foiblesse et de défaillance; la vie semblera près d'échapper à chaque instant. De-là, des passions tristes, minutieuses et personnelles; des idées petites, étroites et portant sur les objets des plus légères sensations. Dans les temps d'excitation, qui surviennent d'autant plus brusquement que la foiblesse est plus grande, les déterminations musculaires ne répondent à l'impulsion du cerveau, que par quelques secousses sans énergie et sans persistance. Cette impulsion ne fait que mieux avertir l'individu de son impuissance réelle; elle ne lui donne qu'un sentiment d'impatience, de mécontentement, d'anxiété. Des penchans, quel-

quefois assez vifs, mais pour la plupart, réprimés par la conscience habituelle de la
foiblesse, en aggravent encore la découra-
geante impression. Comme l'organe spécial
de la pensée ne peut agir sans le concours
de plusieurs autres ; comme il partage dans
ce moment, jusqu'à certain point, l'état de
débilité des organes du mouvement : des
idées se présentent en foule ; elles naissent,
mais ne se développent pas ; la force d'attention nécessaire manque : il arrive enfin
que cette activité de l'imagination, qui sembleroit devoir être le dédommagement des
facultés dont on ne jouit plus, devient une
nouvelle source d'abattement et de désespoir.

§. V.

PAR sa grande influence sur toutes les parties du système nerveux, et notamment sur
le cerveau, l'estomac peut souvent faire partager ses divers états à tous les organes. Par
exemple, sa foiblesse, jointe à l'extrême sensibilité de son orifice supérieur et du diaphragme, se communique rapidement aux
fibres musculaires de tout le corps en général.
Peut-être même ces communications ont-

elles lieu relativement à quelques muscles particuliers, par l'entremise directe de leurs nerfs et de ceux de l'estomac, sans le concours du centre cérébral commun. Quoi qu'il en soit, la vive sensibilité, la mobilité, la foiblesse du centre phrénique, sont constamment accompagnées d'une énervation plus ou moins considérable des organes moteurs ; et par conséquent, les idées et les affections morales doivent présenter tous les caractères résultans de ce dernier état.

Mais comme l'action immédiate de l'estomac sur le cerveau, est bien plus étendue que celle du système musculaire tout entier, il est évident que ses effets seront nécessairement beaucoup plus marqués et plus distincts dans la circonstance dont nous parlons. Toute attention deviendra fatigue : les idées s'arrangeront avec peine, et souvent elles resteront incomplètes : les volontés seront indécises et sans vigueur , les sentimens sombres et mélancoliques : du moins, pour penser avec quelque force et quelque facilité, pour sentir d'une manière heureuse et vive , faudra-t-il que l'individu sache saisir ces alternatives d'excitation passagère qu'amène l'inégal emploi des facultés ; car la mauvaise distribution des forces, commune à toutes les affections nerveuses, est spécialement remarquable dans celles dont l'estomac et le diaphragme sont le siége primitif. L'observation nous apprend que les sujets chez lesquels la sensibilité et les forces de ces organes se trouvent considérablement altérées, passent continuellement et presque sans intervalle, d'une disposition à l'autre. Rien n'égale quelquefois, la promptitude, la multiplicité de leurs idées et de leurs affections; mais aussi rien n'est moins durable : ils en sont agités, tourmentés; mais à peine laissent-elles quelques légers vestiges. Le temps de rémission vient; ils tombent dans l'accablement : et la vie s'écoule pour eux, dans une succession non interrompue, de petites joies et de petits chagrins, qui donnent à toute leur manière d'être, un caractère de puérilité d'autant plus frappant, qu'on l'observe souvent chez des hommes d'un esprit d'ailleurs fort distingué.

Cette remarque, presqu'également applicable à l'un et à l'autre sexe, est vraie, sur-tout pour le plus foible et le plus mobile.

Mais quant aux affections nerveuses géné-

rales, déterminées par celles des organes génitaux, il n'en est pas de même à beaucoup
près. Si quelquefois elles paroissent augmenter encore la mobilité des femmes, et porter
leurs goûts et leurs idées au dernier terme du
caprice et de l'inconséquence ; souvent aussi,
ces affections produisent sur elles, des effets
analogues à ceux qu'elles amènent ordinairement chez les hommes : elles impriment à
leurs habitudes un caractère de force et de
fixité qui ne semble pas naturel ; elles peuvent
même leur donner une tournure de violence
et d'emportement, qu'on jugeroit d'ailleurs
incompatible avec des sentimens délicats et
fins. En général , lorsque les femmes se rapprochent de la manière d'être des hommes,
cet effet singulier dépend de l'état de la matrice et des ovaires : l'inertie et l'excès d'action de ces organes sont également capables
de le produire ; et l'on remarque alors, tantôt
une grande indifférence , tantôt le penchant
le plus vif pour les plaisirs de l'amour.

Nous avons fait ailleurs le tableau som-
maire des changemens remarquables et subits
que le développement de la puberté détermine dans tout le système moral. Les vives
affections nerveuses des organes génitaux

en peuvent occasionner quelquefois de plus
brusques encore et de plus frappans. Souvent
l'énergie, ou la foiblesse de l'ame, l'élévation
du génie, l'abondance et l'éclat des idées ;
ou leur absence presque absolue et l'impuissance des organes intellectuels, dépendent
uniquement et directement de l'état d'excessive activité, de langueur, de désordre où se
trouvent ceux de la génération. Je ne parle
même pas de certaines inflammations lentes,
auxquelles ils sont forts sujets, et qui peuvent
dénaturer entièrement les fonctions de tout
le système nerveux. Je me borne à citer ces
maladies spasmodiques singulières, qu'on
observe principalement chez les femmes,
quoiqu'elles ne soient pas étrangères aux
hommes ; maladies dont la source est évidemment dans le système séminal, et qui
sont accompagnées de phénomènes dont la
bizarrerie a paru, dans les temps d'ignorance, supposer l'opération de quelque être
surnaturel. Les catalepsies, les extases, et
tous les accès d'exaltation qui se caractérisent par des idées et par une éloquence
au-dessus de l'éducation et des habitudes
de l'individu, tiennent le plus souvent aux
spasmes des organes de la génération.

Sans doute ces maladies, qui semblent, en quelque sorte, appartenir à l'état de l'ame, plutôt qu'à celui des parties organiques, sont après la folie et le délire proprement dits, celles qui nous montrent le plus évidemment les relations immédiates du physique et du moral. Cette évidence est même si frappante, qu'après avoir écarté les causes imaginaires admises par la superstition, il a bien fallu chercher d'autres causes plus réelles, dans les circonstances physiques propres à chaque cas particulier. Nous sommes pourtant obligés de convenir qu'en faisant sur ce point, comme sur beaucoup d'autres, marcher la théorie avant les faits, on n'a pas beaucoup avancé dans la connoissance des véritables procédés de la nature. Les fils secrets qui lient les dérangemens des parties organiques à ceux de la sensibilité, n'ont pas toujours été bien saisis : mais la correspondance intime des deux genres de phénomènes est devenue de plus en plus sensible; et l'on a pu souvent déterminer avec assez d'exactitude, ceux qui se correspondent particulièrement les uns aux autres dans les deux tableaux.

Il seroit curieux de considérer en détail la

suite des observations qui prouvent sans réplique et par des faits irrécusables, cette
correspondance régulière. On pourroit y
voir la manière de sentir, ou de recevoir les
impressions, la manière de les combiner, le
caractère des idées qui en résultent, les penchans, les passions, les volontés changer en
même temps et dans le même rapport, que
les dispositions organiques; comme la marche
de l'aiguille d'une montre se dérange aussi-tôt
qu'on introduit quelque changement dans
l'état et dans le jeu des rouages. On verroit
les plus grands désordres de ces facultés admirables, qui placent l'homme à la tête des
espèces vivantes, et qui lui garantissent un
empire si étendu sur la nature, dépendre
souvent de circonstances physiques, insigni-
fiantes en apparence, et le rayon divin,
indignement terni par l'atrabile et la pituite,
ou par des irritations locales dont le siége
paroît étroitement circonscrit. Mais ici, plus
les faits sont concluans, moins il est nécessaire de nous y arrêter. J'observerai seulement que les maladies extatiques et leurs
analogues tiennent toujours à des concentrations de sensibilité dans l'un des foyers
principaux, et particulièrement, comme on

vient de le voir, dans le foyer inférieur. Or, le premier effet de cette concentration, en même temps que l'énergie et l'influence du foyer augmente, est de diminuer, dans une égale proportion, l'énergie et l'influence des autres organes, et par conséquent de troubler leurs opérations et leurs rapports mutuels. Cet effet peut même aller jusqu'à suspendre leurs fonctions et l'exercice de leur sensibilité : et c'est ainsi qu'il finit quelquefois par ramener presque toute la vie à l'intérieur du système nerveux, qui paroît alors ne sentir que dans son propre sein, et n'être mis en activité que par les impressions qu'il y reçoit.

Pour ce qui regarde les affections nerveuses dont la cause réside dans les viscères hypocondriaques, je renvoie aux deux Mémoires sur les âges et sur les tempéramens. Il suffit de rappeler ici les principaux résultats de ces affections.

1°. Elles donnent un caractère plus fixe et plus opiniâtre aux idées, aux penchans, aux déterminations.

2°. Elles font naître, ou développent toutes les passions tristes et craintives.

3°. En vertu des deux premières circons

tances, elles disposent à l'attention et à la méditation ; elles donnent aux sens et à l'organe de la pensée, l'habitude d'épuiser, en quelque sorte, les sujets à l'examen desquels ils s'attachent.

4°. Elles exposent à toutes les erreurs de l'imagination ; mais elles peuvent enrichir le génie de plusieurs qualités précieuses : elles prêtent souvent au talent beaucoup d'élévation, de force et d'éclat. Et là-dessus, on peut en général, établir qu'une imagination brillante et vive suppose, ou des concentrations nerveuses actuellement existantes, ou du moins une disposition très-prochaine à leur formation : elle - même, par conséquent, semble devoir être regardée comme une espèce de maladie.

5°. Enfin, j'ajouterai que ces affections, quand elles sont portées à leur dernier terme, tantôt se tranforment en démence et fureur ; état qui résulte directement de l'excès des concentrations et de la dissonnance des impressions que cet excès entraîne : tantôt accablent et stupéfient le systême nerveux, par l'intensité, la persistance et l'importunité des impressions ; d'où s'ensuivent et la résolution des forces, et l'imbécillité.

Il est aisé de voir , d'après ce qui précède , que les états nerveux caractérisés par l'excès de sensibilité , se confondent avec ceux que nous avons dit dépendre de la perturbation, ou de l'irrégularité des fonctions du système. En effet , une excessive sensibilité générale manque rarement de concentrer son action dans l'un des foyers principaux ; et le cerveau lui-même , considéré comme organe pensant , peut devenir dans beaucoup de cas, le terme de cette concentration : ou bien (et ce cas-ci paroît le plus ordinaire), à des temps d'excitation générale extrême , succèdent des intervalles d'apathie et de langueur ; seconde circonstance qui , tantôt seule , et tantôt de concert avec la première , accompagne presque toujours le désordre des fonctions nerveuses.

§. VI.

Nous pouvons encore nous dispenser de nous arrêter sur les altérations locales qui surviennent quelquefois dans la sensibilité des organes des sens eux-mêmes : d'abord, parce qu'ordinairement, lorsque ces altérations ne tiennent pas à l'état où se trouve la sensibilité générale , ils dépendent plutôt de certains vices primitifs de conformation, que de maladies accidentelles, soumises à l'influence des causes que l'art peut changer, ou diriger : en second lieu, parce que leurs effets se confondent avec ceux des erreurs de sensation, qui tiennent à l'état du centre nerveux commun, ou de l'une de ses divisions les plus importantes ou les plus sensibles. Par exemple, l'ouïe est quelquefois originairement fausse (1), soit que les deux oreilles n'entendent point à l'unisson, comme Vandermonde prétendoit que cela se passe toujours en pareil cas ; soit que dans les parties dont chacune d'elles est composée, il se trouve des causes communes de discordance par rapport à l'action des frémissemens sonores. Or, une maladie peut produire le même effet, quoiqu'elle n'affecte point directement l'oreille. Des matières corrompues, fixées dans l'estomac, un accès de fièvre intermitente, des spasmes hypocondriaques, ou hystériques suffisent souvent

____

(1) Le plus souvent alors, la voix est fausse pour le chant, quoique juste pour la prononciation parlée, dont cependant les inflexions et les accens demandent un genre particulier de justesse difficile à bien saisir.

II.

pour cela (1). Il en est de même de la vue. La structure primitive de l'œil peut présenter différens vices. Cet organe est souvent affecté de myopie ; il peut être presbyte ; les deux yeux peuvent être doués d'une force inégale, soit dans les muscles qui les meuvent, soit dans leurs nerfs, et par conséquent dans le siége même des sensations qui leur sont propres : enfin, quelquefois ils agissent comme de véritables multiplians. Dans cette dernière circonstance, l'individu voit les objets doubles, triples, quadruples, ou multipliés à l'infini. J'ai deux fois eu l'occasion d'observer cette disposition habituelle de l'œil. Pour qu'il n'en résulte pas, chez l'individu, des erreurs préjudiciables de jugement, et pour éviter des efforts pénibles en cherchant à corriger ces erreurs, il est obligé de se servir de verres particuliers, ou

---

(1) Dans ces différentes circonstances, les meilleurs musiciens peuvent chanter faux. On a vu l'inverse arriver dans d'autres cas ; c'est-à-dire, qu'on a vu des personnes qui, chantant habituellement faux dans l'état de santé, chantoient accidentellement juste dans des accès de fièvre, ou dans certains délires extatiques.

concaves, ou convexes, à raison de certaines particularités organiques, que je n'ai pu déterminer exactement, et dont on n'apprend à corriger les effets, que par un tâtonnement méthodique et par l'expérience. Dans les fièvres aiguës, graves, dans quelques délires maniaques, et dans l'extrême vieillesse, à l'approche de la mort, on voit quelquefois également les objets doubles, triples, &c. Enfin, sans parler du tact et du goût, également susceptibles d'altérations singulières, certaines personnes sont entièrement insensibles aux odeurs. La pratique de la médecine m'a présenté cinq ou six faits de ce dernier genre chez des personnes, saines d'ailleurs : et dans les maladies, j'ai vu pareillement, tantôt les fonctions de l'odorat tout-à-fait abolies ou suspendues, tantôt le malade poursuivi par des odeurs particulières, comme celles d'encens, de musc, d'hydrogène sulphuré, d'éther, ou même par d'autres qui lui sembloient toutes nouvelles, et qu'il ne pouvoit rapporter à aucun objet connu.

Mais il est évident que l'absence d'un certain ordre de sensations produit celle des idées relatives aux choses que ces sensations

retracent ; et que des sensations fausses, irrégulières, ou sans objet réel, doivent, suivant
le plus ou moins d'aptitude que l'individu
peut avoir à corriger leurs résultats dans son
cerveau, produire des erreurs plus ou moins
grossières et dangereuses par rapport aux
jugemens et aux déterminations.

Parmi les affections nerveuses directes, il
ne nous reste maintenant à considérer que
celles qui se caractérisent par un affoiblissement considérable de la faculté de sentir. Le
système peut se trouver alors dans différens
états qui demandent à être déterminés avec
précision.

Tantôt cette diminution de la sensibilité
n'est que locale, et se borne à quelque organe
originairement plus débile, ou rendu tel par
des altérations subséquentes, produites elles-
mêmes par les erreurs du régime et par les
maladies. Mais alors il y a souvent surcroît
d'excitation dans un, ou dans plusieurs des
autres organes les plus sensibles ; et par conséquent, le cas se rapporte, pour l'ordinaire, à l'un de ceux que nous avons déjà
spécifiés. Tantôt, en même temps que la
sensibilité générale est dans une grande langueur, les forces musculaires sont très-con-

sidérables; quelquefois même elles paroissent beaucoup accrues par suite de l'affection nerveuse; et les mouvemens extérieurs, quoique disposés à devenir irréguliers et convulsifs, développent une énergie constante, qui n'est point en rapport avec celle des autres fonctions.

Nous avons essayé de déterminer, dans le Mémoire sur les tempéramens, une partie des effets moraux qui doivent résulter de cette manière d'être de l'économie animale : nous avons du moins indiqué les plus importans de ces effets. Je n'ajoute ici qu'une seule réflexion : c'est que l'état convulsif, en consommant dans des efforts inutiles et déréglés, ce qui reste de forces nerveuses, en altère encore la source; et qu'en achevant de désordonner toutes les fonctions du système, il le dégrade radicalement lui-même de plus en plus.

Enfin, la diminution de sensibilité peut être véritablement générale, et ses effets s'étendre aux excitations musculaires, qui dépendent toujours, en résultat, de l'influence nerveuse. Ici, les extremités sentantes reçoivent peu d'impressions; et ces impressions sont vagues et incertaines. Le

cerveau les combine languissamment et mal.
Il y a peu d'idées : et ces idées, lorsqu'elles
ne portent pas sur les objets directs des besoins journaliers, paroissent échapper sans
cesse à l'esprit, et flotter comme dans un
nuage. Il se forme à peine des volontés :
elles sont sans force, sans persistance, souvent même sans précision dans leur but.
Ainsi le sentiment habituel d'une impuissance universelle sembleroit devoir porter
le malade aux affections mélancoliques et
craintives : mais on n'a plus alors la force de
rien sentir vivement ; et l'ame reste plongée
dans la même stupeur que le corps. Les maladies paralytiques, qu'on doit regarder comme
un dernier degré de l'état dont nous parlons, ne produisent des accès violens de
colère ou de terreur, que lorsqu'elles sont
locales et bornées ; lorsqu'il existe encore
quelques parties du système où de vives
excitations peuvent avoir lieu, du moins
par momens.

§. VII.

Mais les affections directes du système
nerveux ne sont pas les seules qui changent,
tout-à-la-fois, le caractère des impressions

reçues par les extrémités sentantes, et celui des opérations du cerveau. Les maladies générales, soit du système artériel et veineux, soit du système musculaire, soit du système lymphatique, produisent aussi des effets ana·logues, qui ne sont ni moins évidens, ni moins dignes d'être notés. Je renvoie encore au Mémoire sur les âges, et à celui sur les tempéramens, pour ce qui regarde l'influence morale des différens états où peuvent se trouver les muscles. Les plus importans résultats y sont suffisamment indiqués : il ne nous reste plus à parler ici, que du système sanguin, c'est-à-dire, de l'ensemble des vaisseaux artériels et veineux, et de l'appareil lymphatique, dans lequel celui des glandes se trouve compris.

Certainement l'état fébrile ne tient pas exclusivement aux dispositions du sang et de ses vaisseaux, comme l'ont cru long-temps les médecins. Cet état est ressenti dans toutes les parties de la machine vivante: il est le symptôme constant de presque toutes leurs affections un peu graves : et si l'on veut remonter à sa cause immédiate, l'on voit assez clairement, que cet état résulte toujours d'une réaction plus ou moins régulière du système nerveux tout entier. Mais ses effets s'observent ordinairement d'une manière plus particulière dans les vaisseaux artériels , dont le mouvement qui le rend sensible , modifie directement , et par lui-même, l'état et les fonctions. L'on a même coutume de déterminer son intensité d'après ce signe, qui pourtant, dans beaucoup de circonstances, est assez équivoque. Cela suffit pour nous autoriser à suivre les divisions reçues ; leur application n'entraînant ici d'ailleurs aucun inconvénient.

S'il est des affections qui appartiennent évidemment et immédiatement aux vaisseaux sanguins, ce sont sans doute les inflammations et les diathèses , ou dispositions inflamma-toires : car, quoique leurs phénomènes dé-pendent, ainsi que tous ceux qui peuvent se manifester dans nos différens organes, de l'impulsion du système nerveux , le siége de l'inflammation est véritablement dans les artères, dont le spasme la constitue, ou la caractérise; et quoiqu'elle produise presque toujours par sa durée, des congestions et des tuméfactions considérables dans diffé-rens points de l'organe cellulaire , c'est tou-jours à l'action augmentée des extrémités artérielles , à l'effort qu'elles supportent, aux épanchemens qu'elles laissent se former dans leur voisinage , que sont dus ces derniers effets. Ainsi donc nous rapportons les mouvemens fébriles , et la diathèse inflammatoire , à l'état de l'appareil circulatoire du sang en général ; et nous pourrions les rapporter, en particulier, à celui du systême artériel.

Si l'on considéroit l'état fébrile , comme composé d'une suite d'excitations uniformes, on s'en feroit une très-fausse idée. Ce que les anciens appeloient la fièvre *continente* , c'est-à-dire cette fièvre où l'exaltation , la chaleur, l'accélération du cours des liquides étoient supposées marcher toujours d'un pas égal , et se soutenir constamment au même degré, n'existe point réellement dans la nature : ce n'est qu'une abstraction due à l'esprit subtil des Grecs et des Arabes : et quand ces médecins en faisoient une espèce de modèle ou de type général, auquel leur plan de pratique rapportoit les cas particuliers, qui, dans la réalité , s'en écartent tous, ils ne faisoient autre chose que subordonner des faits vrais à des suppositions , et donner pour terme de comparaison , à ceux que l'expérience présente tous les jours, celui qu'elle ne présente jamais.

Non-seulement il y a dans le cours d'une fièvre, différens temps bien distincts et bien marqués; des temps de formation, d'accroissement, de plus haut degré, de déclin de la maladie : mais dans la chaîne des mouvemens qui composent le paroxysme total, il y a plusieurs anneaux, ou paroxysmes particuliers qui ont également leurs divers périodes, et dont les temps plus rapprochés font mieux connoître le génie particulier *de l'affection fébrile.* Chaque paroxysme est accompagné de symptômes d'autant plus brusques, ou plus violens, qu'il doit être lui-même plus rapide ou plus fort (1). Il y a d'abord mal-aise, avec un sentiment léger de froid aux extrémités. Des frissons rampent par intervalles le long de l'épine du dos : le froid des extrémités augmente : le visage pâlit. Le pouls

___

(1) Dans les fièvres intermittentes malignes, on n'observe point cette marche régulière des accès : la nature est opprimée par la maladie; la réaction est impuissante. Consultez sur ces fièvres, l'excellent Traité d'Alibert, jeune médecin auquel on doit déjà beaucoup de travaux intéressans.

se concentre de plus en plus; quelquefois il se ralentit considérablement. Bientôt les frissons redoublént. Tous les mouvemens volontaires et involontaires paroissent suspendus. Le système nerveux est comme frappé de stupeur : et des anxiétés précordiales, plus ou moins fortes, rendent le sentiment de la vie difficile et fatigant. Tel est le premier temps, ou celui de *l'horror febrilis.*

Mais par une loi constante de l'économie animale, plus ce refoulement vers l'intérieur, cette concentration de toutes les forces sur les foyers nerveux principaux, est considérable, plus aussi la réaction qui succède, est vive et prompte, du moins lorsque le principe de la vie n'est point accablé par la violence du choc. Les artères commencent à battre avec plus de force ; la chaleur ardente rassemblée dans les parties internes, se fait jour à travers tous les obstacles ; elle gagne de proche en proche, et se porte vers la superficie, en résolvant par degrés tous les spasmes, ou resserremens qu'elle rencontre sur son chemin. La peau devient brûlante, le visage rouge et enflammé, les yeux étincelans, la respiration plus grande et plus haute. Les anxiétés précordiales redoublent quelquefois dans cette lutte. Tel est le second temps, ou celui de *l'ardor febrilis*.

Enfin la peau s'assouplit peu à peu : la sueur coule : les autres évacuations, suspendues jusqu'à ce moment, ou réduites à l'inutile expression de quelques fluides aqueux, paroissent en plus grande abondance, prennent un caractère critique. Alors le centre phrénique se dégage graduellement : la fièvre commence à se ralentir : le désordre général s'appaise ; et le système revient peu à peu, au même état où il étoit avant l'accès.

Ces divers temps sont plus ou moins marqués, et chacun d'eux plus ou moins long, suivant le caractère de la fièvre, ou la nature de la maladie primitive dont elle dépend.

En observant avec attention les dispositions morales de l'individu, pendant un paroxysme fébrile, on n'a pas eu de peine à s'appercevoir qu'elles correspondent exactement avec celles des organes; c'est-à-dire, avec tous les phénomènes physiques. Dans le temps du froid, les sensations sont obscures et foibles : la gêne que l'accumulation du sang vers les gros vaisseaux et vers le cœur, occasionne dans toute la région précordiale, donne un sentiment de tristesse et d'anxiété. Le cerveau tombe dans la langueur ; il combine à peine les impressions les plus habituelles et les plus directes (1) : l'ame paroît être dans un état d'insensibilité. Mais à mesure que l'accès de chaud s'établit, les extrémités nerveuses sortent de leur engourdissement : les sensations renaissent et se multiplient ; elles peuvent même alors devenir fatigantes et confuses par leur nombre et par leur vivacité. En même temps, tous les foyers nerveux, et notamment le centre cérébral, acquièrent une activité surabondante. De-là, cette espèce d'ivresse, ce désordre des idées, ces délires qui prennent différentes teintes, à raison des organes originairement affectés, et des humeurs viciées qui séjournent dans les premières voies, ou qui roulent dans les vaisseaux. L'exercice d'une plus grande force, et le renvoi plus énergique du sang vers la circonférence, diminuent l'anxiété, le mal-aise, la tristesse :

---

(1) J'ai moi-même éprouvé que dans cet état, le cercle des intérêts et des idées se resserre extrêmement : mes facultés intellectuelles et morales étoient réduites presque uniquement, à l'instinct animal.

mais l'ame éprouve ces dispositions à l'impatience, à l'emportement, à la colère, et ce trouble, cette incertitude des volontés qui résultent toujours, ou du nombre excessif, ou du caractère violent des sensations.

Enfin, pendant le déclin du paroxysme, le bien-être revient par degrés ; le calme et l'accord des idées se rétablissent ; l'ame reprend son assiette naturelle : en un mot, tout rentre dans l'ordre antérieur, si ce n'est qu'il reste un sentiment de fatigue et de foiblesse, et qu'on se trouve plus sensible à toutes les impressions.

§. VIII.

MAIS il reste, en outre, dans le systême, une disposition qu'on peut appeler générale, et qui forme le caractère de la maladie. Cette disposition est relative aux fonctions de l'organe particulièrement affecté, aux humeurs dont la dégénération cause la fièvre, au genre de mouvemens que l'effort critique détermine, à celui des affections dominantes pendant la durée de l'accès. Pour peu qu'on soit au fait des lois de l'économie animale, on sait que dans les fièvres aiguës, le redoublement ne jouant presque toujours qu'un rôle secondaire, doit prendre le caractère de la maladie primitive, mais qu'il ne le détermine pas lui-même; que dans les fièvres nerveuses, avec prostration des forces cérébrales, il doit tour-à-tour aggraver, ou suspendre momentanément les phénomènes; que dans les fièvres malignes convulsives, s'il ne tend pas directement à résoudre les spasmes et à rétablir l'harmonie des fonctions, profondément troublée, il ne fait encore qu'accroître le mal, ou le rendre plus évident; qu'enfin, la situation habituelle de l'esprit et de l'ame se rapporte à la manière dont le centre nerveux commun se trouve modifié par les causes fixes de la fièvre et par l'état de certains organes sur lesquels elle agit plus directement. Les personnes qui ont eu l'occasion d'observer des maladies aiguës, savent combien cette situation peut offrir de variétés; combien il est certain que ces variétés tiennent toutes aux modifications de l'état physique; puisque les unes et les autres naissent et se développent en même temps; qu'elles se modèrent, se suspendent, ou se détruisent par le secours des mêmes moyens. Au reste, les effets dont nous parlons, sont ordinairement passagers; ils ne laissent de traces durables, qu'autant que la maladie altère profondément les organes : et alors, ils sont analogues à ceux des maladies chroniques qui peuvent lui succéder.

Mais dans les paroxysmes d'intermittentes, l'influence de l'état fébrile est beaucoup plus distincte et plus marquée : elle introduit même quelquefois des affections morales profondes, que la longue durée de quelques-unes de ces fièvres transforme en habitudes.

Les anciens ont presque tout systématisé dans leurs doctrines physiologiques et médicales. D'abord, celle des élémens, et dans la suite, celle des tempéramens, qui s'y lioit sans beaucoup d'efforts, leur ont servi de base pour les explications des phénomènes, tant de la maladie, que de la santé : elles ont dirigé souvent en grande partie, leurs plans théoriques de traitement. Dans leurs classifications, ils divisoient les fièvres intermittentes en autant de chefs principaux et de combinaisons que les élémens, ou les tempéramens eux-mêmes : et chacun de ces chefs correspondoit à l'un des élémens et à l'un des tempéramens, ou se rapportoit à l'humeur qu'on supposoit être l'analogue du premier, ou dont la prédominance formoit le caractère du second. Ainsi, pour prendre nos exemples dans les généralités, les anciens disoient que la fièvre quotidienne est occasionnée par les mouvemens critiques du sang ; la tierce, par ceux de la bile ; la quarte, par les crises plus lentes de l'atrabile. Et quant à la pituite, elle pouvoit, selon son différent degré d'inertie et de froideur, appartenir à l'une ou à l'autre de ces fièvres, ou même en produire d'autres entièrement nouvelles, caractérisées par des intervalles beaucoup plus longs entre les accès. Les anciens prétendoient qu'en suivant dans tous les détails, l'application de cette vue, on rendoit raison de tous les faits, notamment de ceux qui paroissent le plus inexplicables sans cela.

Il n'y a pas de doute que leur prétention ne fût exagérée ; qu'ils n'eussent dépassé de beaucoup, sur ce point, comme sur une infinité d'autres, les résultats d'une sévère observation. Mais en se trompant dans leurs hypothèses générales, ils avoient souvent raison dans les applications aux faits particuliers : l'hypothèse étoit fausse ; le fait étoit presque toujours bien observé.

En général, les fièvres intermittentes dé-

II.

pendent de certaines affections des viscères
abdominaux, principalement de ceux dont
la réunion porte le nom d'épigastre. L'estomac, et par sympathie tout le reste du canal
intestinal ; plus souvent encore le foie , la
rate , et par suite tout l'appareil biliaire,
tout le système de la veine-porte , sont le
siége véritable et primitif de la cause qui détermine ces mouvemens.

La fièvre quotidienne paroît se rapporter
plus particulièrement aux affections de l'estomac : elle a plus de penchant que les autres
intermittentes à se combiner avec les inflammations ; et conformément à l'observation
des pères de la médecine , son caractère est
plus spécialement sanguin.

Dans la fièvre tierce, on trouve assez constamment le foie malade, ses fonctions inter-
verties et la bile altérée , ou dans ses qualités les plus essentielles, ou seulement par
rapport à la quantité qui s'en reproduit.

On remarque enfin que les fièvres quartes
appartiennent d'une manière, en quelque
sorte, constante et générale, mais cependant
non exclusive, au tempérament dit mélancolique , à l'âge où les congestions de la
veine-porte et les affections opiniâtres qui

en dépendent, ont coutume de se former ; en un mot, à cette dégénération atrabilaire des humeurs, que les anciens regardoient comme l'extrême d'un état régulier.

Pour nous en tenir à ces points simples, il est évident que la quotidienne ne suppose pas l'altération générale et profonde de tous les organes épigastriques : les frissons et les temps de mal-aise y sont d'ailleurs beaucoup plus courts : elle ne doit donc produire sur le système, ni des effets aussi violens, ni des effets aussi durables. En outre, cette fièvre a souvent une grande tendance à partager son accès en deux : par-là, elle se rapproche de la fièvre lente consomptive, qui n'occasionne pas toujours, à beaucoup près, comme on va le voir dans un instant, l'imperfection des opérations de l'esprit, et sur-tout ne développe pas toujours des sentimens de tristesse et d'anxiété. Dans la fièvre tierce, c'est le foie, avons-nous dit, qui se trouve pour l'ordinaire, affecté particulièrement. Or, le foie, qui n'a peut-être pas des relations moins étroites que l'estomac, avec le diaphragme, en a de plus étendues avec les autres viscères de l'abdomen; il en a de très-directes avec l'estomac lui-même. J'ajoute que les frissons durent beaucoup plus long-temps dans cette fièvre : et quoiqu'en général la diathèse inflammatoire y soit assez rare , les mouvemens en sont brusques , forts et décisifs. Aussi pourroit-on, je crois , admettre que la tournure morale propre à la fièvre tierce prolongée , se rapproche toujours, à quelques égards, de celle attribuée par les anciens, à leur tempérament bilieux.

Ce n'est pas de la fièvre même, que dépendent plusieurs des phénomènes qui l'accompagnent : ce n'est pas sur-tout de chaque genre d'intermittente, ou de chacun de ses accès, pris en lui-même, qu'il faut déduire certains effets, qui pourtant concourent à former son caractère. Les fièvres aiguës sont très-souvent dépuratoires, ou critiques; celles d'accès le sont plus souvent encore. L'objet ou le terme de leurs mouvemens est alors de résoudre des spasmes profonds, de corriger des dégénérations graves d'humeurs, ou de dissiper des engorgemens formés dans les viscères principaux , et qui troublent, ou gênent leurs fonctions. Ce sont donc ces affections maladives antérieures , et non les maladies secondaires qu'elles produisent, auxquelles on doit, en ce cas, rapporter presque tous les phénomènes, ceux spécialement qui paroissent avoir le plus de fixité. Ainsi, par exemple, la profonde mélancolie, les idées funestes, les passions malheureuses qui fréquemment accompagnent la fièvre quarte, sont une suite des dispositions primitives du sujet, ou des obstructions formées dans les viscères hypocondriaques : elles ne tiennent point proprement aux accès même de la fièvre ; et comme chaque accès tend presque toujours à dissiper leur cause, il arrive assez fréquemment que les phénomènes physiques, ou moraux, s'affoiblissent par degrés et de plus en plus, à mesure que la chaîne des mouvemens se prolonge. J'ai vu chez un homme dont toutes les habitudes étoient mélancoliques au dernier point, des accès de fièvre quarte opiniâtre produire un changement complet d'humeur, de goûts, d'idées et même d'opinions. Du plus morne de tous les êtres qu'il avoit été jusqu'alors, il devint vif, gai, presque folâtre : sa sévérité naturelle fit place à beaucoup d'indulgence. Son imagination n'étoit plus occupée que de tableaux rians et de plaisirs. Comme la fièvre dura pendant plus d'un an, cet état eut le temps de devenir presque habituel. Deux ou trois ans après, ce malade, qui habitoit alors un département, étant revenu à Paris, je trouvai qu'il se ressentoit encore beaucoup de cette singulière révolution : et quoique l'ancienne manière d'être soit ensuite revenue à la longue, il n'a jamais repris ni toute sa mélancolie primitive, ni toute son ancienne âpreté.

On sent bien, sans que je le dise, que dans les maladies aiguës, passagères de leur nature, les effets doivent être passagers aussi bien qu'elles. A moins donc qu'elles ne laissent à leur suite quelque dérangement chronique capable d'influer sur les fonctions du cerveau, les nouvelles affections morales que ces maladies auront pu faire naître, s'effaceront à mesure que la santé reviendra. Ainsi, peut-être est-il inutile de considérer les effets des fièvres intermittentes malignes, qui tuent presque infailliblement au troisième ou quatrième accès, lorsqu'elles ne sont pas étouffées sur-le-champ. Dans les excellentes descriptions qui nous ont été données de ces fièvres par Mercatus, Morton, Torti, Werloff et quelques autres, on voit qu'elles peuvent prendre le masque de la plupart des maladies graves. Mais parmi leurs divers effets, ceux qui rentrent véritablement dans notre sujet, sont les anxiétés précordiales, la langueur ou l'impuissance absolue de l'esprit, l'abattement et le désespoir. Il faut seulement observer que les intermittentes malignes sont ordinairement le résultat, ou le produit de longues et graves erreurs de régime; que leurs accès ne constituent pas proprement la maladie, mais qu'ils en sont le dernier terme. En effet, lorsqu'on remonte aux circonstances qui les ont précédées, on apprend toujours, ou presque toujours, qu'il s'étoit fait de longue main certains changemens particuliers dans les habitudes de l'individu; changemens qui, pour l'ordinaire, ne paroissent même porter sur l'état physique, qu'après s'être fait remarquer long-temps dans l'état moral.

Sans nous arrêter davantage sur les effets de ces maladies et sur les effets analogues de quelques autres, passons donc à la fièvre lente.

§. IX.

QUOIQU'UNIFORME dans sa marche, et simple dans son caractère, cette fièvre ne tient pas toujours à des causes du même genre. Elle peut dépendre du dépérissement général de toutes les forces, ou d'une consomption qui s'étend à tous les organes. Mais le plus souvent, elle est occasionnée par la suppuration, ou la colliquation chronique de quelqu'un des viscères principaux. On la voit aussi quelquefois succéder à des spasmes opiniâtres, dont l'effet est de détruire avec le temps les forces, en arrêtant ou gênant les mouvemens.

Ses symptômes propres, en tant que fièvre lente, se ressemblent assez dans les différens cas : mais ses effets sur l'ensemble du système sont extrêmement variés. Celle qui se joint à certaines inflammations, mais qui ne se trouve compliquée d'aucune altération grave, ou spasme durable des viscères abdominaux et du centre phrénique, bien loin d'aggraver le mal-aise, le dissipe presque toujours : elle est presque toujours, accompagnée d'une action plus libre et plus facile du cerveau, que la circulation accélérée des humeurs stimule et ranime. Toutes les affections sont heureuses, douces et bienveillantes. Le malade paroît être dans une légère ivresse qui lui montre les objets sous des couleurs agréables, et qui remplit son ame d'impressions de contentement et d'espoir. Des hommes, sombres et moroses jusqu'alors, deviennent, par son effet, d'une humeur paisible, même joviale : des hommes, habituellement durs et méchans, deviennent sensibles et bons. Il y a long-temps qu'on a fait la remarque que les personnes attaquées de consomptions suppuratoires, inspirent un tendre intérêt à ceux qui les approchent; qu'elles laissent après elles de longs regrets. Ces maladies développent, pour ainsi dire, tout-à-coup les facultés morales des enfans : elles éclairent leur esprit d'une lumière précoce : elles leur font sentir avant l'âge et dans un court espace de temps, comme en dédommagement de la vie qui leur échappe, les plus touchantes affections du cœur humain.

Mais dans les cas d'obstruction, ou de spasme des viscères abdominaux ; dans les cas d'une sensibilité vicieuse du centre phrénique ; dans ceux de destruction générale des forces, ou de colliquation putride de quelques organes essentiels; dans ceux principalement où la fièvre lente tient à l'altération consomptive des viscères hypocondriaques : son caractère participe de celui de la maladie principale, et ses effets moraux s'y rapportent entièrement. Or la maladie principale est presque toujours caractérisée par des angoisses continuelles, par des excès en plus et en moins de l'action sensitive, par des idées tristes et des sentimens malheureux.

Je ne crois pas devoir entrer dans de grands détails touchant les inflammations. Pour agir d'une manière profonde sur le systême nerveux, il faut qu'elles se dirigent particulièrement vers l'un de ses foyers principaux ; c'est-à-dire , vers l'organe cérébral , vers le centre phrénique, vers les hypocondres, ou vers les parties génitales. Dans ces différentes circonstances, une forte inflammation produit toujours le délire. Elle commence par exciter les fonctions du cerveau ; elle finit souvent par les suffoquer et les abolir. Moins forte, elle enfante des erreurs plus légères ou plus fugitives, de l'imagination et de la volonté. Mais une diathèse inflammatoire , quelque foible qu'elle puisse être , trouble toujours les opérations intellectuelles et morales, quand elle affecte directement l'un des points très-sensibles du système nerveux. Au reste, ses effets les plus dignes de remarque sont ceux qui appartiennent à des affections chroniques, dont elle détermine fréquemment la formation. Ceux-là, dis-je, sont les plus dignes de remarque, comme étant les plus fixes : mais il ne faut pas oublier qu'ils ont d'ailleurs tout le caractère, et subissent toutes les variations de la maladie dont ils dépendent.

La longueur de ce Mémoire, et l'abondance des objets qui se présentent encore, me forcent à ne faire également qu'indiquer certains changemens que la fièvre, l'inflammation et diverses autres circonstances propres aux maladies aiguës, peuvent produire, ou dans les organes des sens, ou dans le cerveau : telles, par exemple, que l'augmentation, ou la diminution de sensibilité qui peut survenir dans les organes du tact, de l'odorat, de la vue; l'altération, ou la perte du goût et de l'ouïe; l'affoiblissement, ou l'entière destruction de la mémoire. Cependant je crois nécessaire de rappeler ici particulièrement ces maladies aiguës singulières, dans lesquelles on voit naître et se développer tout-à-coup, des facultés intellectuelles qui n'avoient point existé jusqu'alors. Car si les fièvres graves altèrent souvent les fonctions des organes de la pensée, elles peuvent aussi leur donner plus d'énergie et de perfection : soit que cet effet, passager comme sa cause, cesse immédiatement avec elle ; soit que les révolutions de la maladie amènent, ainsi qu'on l'a plus d'une fois observé, des crises favorables qui changent les dispositions des organes des sens, ou du cerveau, et qui transforment, pour le reste de la vie, un imbécille en homme d'esprit et de talent.

Je crois devoir citer encore ces altérations que produisent, non-seulement dans les idées ou dans les penchans, mais dans les habitudes instinctives elles-mêmes, certaines maladies éminemment nerveuses; comme par exemple, la rage, dont, à raison de ce phénomène, l'on ne peut douter que le virus n'agisse directement et profondément sur le système cérébral. Nous avons vu dans le premier Mémoire, que ce virus développe quelquefois chez l'homme, l'instinct et les appétits du loup, du chien, du bœuf, ou de tout autre animal par lequel le malade peut avoir été mordu (1). L'on voit aussi, dans quelques

----

(1) Quoique le penchant à l'imitation entre vraisemblablement pour quelque chose dans ces phé-

maladies extatiques et convulsives, les organes des sens devenir sensibles à des impressions qu'ils n'appercevoient pas dans leur état ordinaire, ou même recevoir des impressions étrangères à la nature de l'homme. J'ai plusieurs fois observé chez des femmes, qui sans doute eussent été jadis d'excellentes pythonisses, les effets les plus singuliers des changemens dont je parle. Il est de ces malades qui distinguent facilement à l'œil nu, des objets microscopiques ; d'autres, qui voyent assez nettement dans la plus profonde obscurité, pour s'y conduire avec assurance. Il en est qui suivent les personnes à la trace, comme un chien, et reconnoissent à l'odorat, les objets dont ces personnes se sont servies, ou qu'elles ont seulement touchés. J'en ai vu dont le goût avoit acquis une

---

nomènes, il ne suffiroit pas seul pour les déterminer. D'ailleurs, il est lui-même le produit de certaines dispositions physiques, auxquelles l'état de maladie peut faire subir de profondes modifications : de sorte que dans différens cas, ce penchant, ou l'aptitude à l'imitation, augmente, diminue, ou s'altère considérablement. C'est ce que les médecins qui pratiquent dans les grandes villes, peuvent observer chaque jour.

finesse particulière , et qui desiroient , ou savoient choisir les alimens et même les remèdes qui paroissoient leur être véritablement utiles, avec une sagacité qu'on n'observe pour l'ordinaire que dans les animaux. On en voit qui sont en état d'appercevoir en elles-mêmes, dans le temps de leurs paroxysmes , ou certaines crises qui se préparent et dont la terminaison prouve bientôt après la justesse de leur sensation, ou d'autres modifications organiques , attestées par celles du pouls et par des signes encore plus certains. Les charlatans , médecins, ou prêtres , ont dans tous les temps , tiré grand parti de ces femmes hystériques et vaporeuses, qui d'ailleurs, pour la plupart, ne demandent pas mieux que d'attirer l'attention , et de s'associer à l'établissement de quelque nouvelle imposture.

Dans tous les cas ci-dessus , le système nerveux contracte des habitudes particulières, où le changement survenu dans l'économie animale , ne devient pas moins sensible par certaines altérations dans l'état de l'esprit et de l'ame, que par celles qui se manifestent directement dans les fonctions purement physiques propres aux organes principaux.

Il y auroit sans doute beaucoup d'observations à faire encore sur ces crises qui viennent imprimer un nouvel ordre de mouvement aux organes de la pénsée ; sur ces changemens généraux, produits dans les facultés de
l'instinct, par l'application de certaines causes
accidentelles ; sur ces exaltations, ou plutôt
sur ces concentrations de la sensibilité, qui
tantôt rendent plus vives, ou plus fortes les
impressions dans tel ou tel sens, en particulier,
tantôt les abolissent, en quelque sorte, dans
tous les sens externes proprement dits, pour
rendre plus distinctes celles des organes intérieurs : d'où s'ensuivent de si notables différences, et dans la manière dont les idées se
forment, et dans le caractère même des matériaux qui s'y trouvent combinés. L'analyse
philosophique pourroit, aussi bien que la
physiologie, en tirer de nouvelles lumières.
Mais encore une fois, l'abondance des matières nous presse; et nous sommes obligés
de glisser sur diverses parties de notre sujet.

Dans plusieurs des Mémoires précédens,
on a vu que le caractère des impressions
dépend de l'état des organes, et notamment
de celui de leurs parties où s'épanouissent
les extrémités sentantes de leurs nerfs; état

qui peut, à son tour, être considérablement modifié par les maladies. Des solides tendus, enflammés, desséchés, ou ramollis, flasques et dépourvus de ressort et de sensibilité ; un tissu cellulaire condensé, durci, racorni, pour ainsi dire, ou baigné de sucs muqueux, séreux et lymphatiques ; des fluides épaissis, ou dissous, acrimonieux, ou dépourvus des qualités stimulantes qui leur sont propres, dénaturent les impressions de plusieurs manières, très-différentes, il est vrai, les unes des autres, mais toutes différentes aussi, de la plus naturelle qui forme leur terme moyen commun.

J'ai tâché d'exposer ailleurs les conclusions les plus directes et les plus générales qui résultent des faits observés dans ces dispositions organiques diverses. Ainsi, quoique ces mêmes dispositions pussent nous fournir encore des détails curieux, toujours déterminé par le même motif, je renvoie, pour la troisième fois, et sans plus longue explication, aux Mémoires sur les âges, sur les sexes et sur les tempéramens.

§. X.

Mais il paroît indispensable de considérer
les effets de quelques maladies qui dégradent
en même temps, les solides et les fluides. En
effet, des fluides grossiers et mal élaborés
obstruent les organes, y troublent l'action
de la vie, empêchent leur développement,
ou leur font prendre un volume excessif. En
changeant les proportions ordinaires du volume de ces organes, en dérangeant leurs
fonctions, elles altèrent les humeurs qu'ils
préparent, elles dénaturent l'ordre de leur
influence sur le système. De cette altération
résultent des combinaisons entièrement nouvelles dans la structure même des solides : et
par suite, à ces nouvelles combinaisons, sont
dus, tantôt l'accroissement de la masse cérébrale et l'excitation plus vive des fonctions
du centre commun, tantôt la dépression de
cette même masse et la suffocation des mouvemens dont ses fonctions se composent. Il
me paroît également indispensable de jeter
un coup-d'œil sur ces vices des humeurs qui
n'altèrent que certaines classes de solides,
certains organes, certaines fonctions, et qui
peuvent affecter profondément la sensibilité

générale, sans troubler beaucoup en apparence les opérations des organes particuliers ; ou qui débilitent, suspendent, abolissent ces mêmes opérations, sans que ni celles du cerveau, ni l'état de la sensibilité générale, semblent en être affectés. Enfin je crois encore devoir considérer les effets de quelques mouvemens critiques dont l'appareil préparatoire, l'exécution, les suites modifient de plusieurs manières, le système nerveux : soit que ces mouvemens s'exécutent à des périodes fixes ; soit que la force de réaction que déploie la nature, les produise et les ramène à des temps et après des intervalles indéterminés.

Nous prendrons pour premier exemple, les vices de la lymphe, manifestés par l'engorgement du système glandulaire. Au degré le plus foible, ces vices introduisent dans l'économie animale, des désordres qui ne s'étendent pas au-delà des organes affectés. Cependant les obstructions du mésentère, la formation des tubercules dans le poumon, la dégénération de la substance même, du foie, du pancréas et des humeurs qu'ils sont destinés à filtrer, les engorgemens des ovaires et de la matrice, toutes affections congénères qui s'observent fréquemment dans la diathèse écrouelleuse, viennent bientôt exercer une influence plus ou moins considérable sur tout le système. A l'obstruction du foie et du pancréas, se joignent des digestions imparfaites; à celle du mésentère, une absorption difficile du fluide chyleux, et son incomplète élaboration dans les glandes mesraïques; à la formation des tubercules dans le poumon, une assimilation vicieuse du chyle avec le sang, une mauvaise sanguification; à toutes ces altérations réunies, un empâtement général, la langueur de toutes les fonctions, l'engourdissement de l'intelligence et des déterminations propres à la volonté.

De l'engorgement de la matrice et des ovaires, ou de l'inertie de l'humeur séminale, qui lui correspond dans les mêmes circonstances, chez les sujets de l'autre sexe, résultent des effets plus étendus et plus remarquables encore. Aussi l'époque de la puberté vient-elle ordinairement plus tard pour les enfans écrouelleux. Quoique d'ailleurs forts et robustes, leur enfance relativement à l'impression des desirs vénériens, ne se prolonge pas seulement; mais en outre, les

passions que ces desirs enfantent, se développent chez eux, à des degrés plus foibles;
elles ont, en général, moins d'énergie et de
vivacité. J'ai souvent eu l'occasion de faire
cette remarque sur des jeunes gens dont les
révolutions ordinaires de l'âge n'avoient pu
détruire complètement la disposition écrouelleuse. J'ai connu plusieurs femmes chez lesquelles cette disposition, après avoir retardé
la première éruption des règles, en avoit toujours depuis troublé le retour, et dont toutes
les habitudes annonçoient le peu d'influence
des organes génitaux.

Nous ne parlerons point de ces cas où l'engorgement est si général et si complet, qu'il
étouffe la sensibilité de tous les organes, et
produit la stupidité la plus absolue. Dans
certains pays montueux, où les goîtres sont
endémiques, on remarque cette espèce d'engorgement chez un certain nombre de sujets,
désignés sous le nom de *cretins*. Nous pas-
serons encore sous silence cet endurcissement de tout le tissu cellulaire, qui forme
un genre de maladie analogue, dans lequel
j'ai reconnu l'état le plus marqué de gêne,
d'embarras et d'inertie de toutes les facultés
morales. J'observerai seulement que chez les

vrais cretins, le cerveau n'ayant presqu'aucune action comme organe de la pensée, le foyer inferieur prend avec l'âge, une prédominance remarquable, et que les organes génitaux, par une espèce de compensation, deviennent extrêmement actifs et volumineux ; d'où s'ensuivent, chez ces êtres dégradés, les plus dégoûtantes habitudes de la masturbation.

Mais il peut arriver que les dégénérations de la lymphe et la mixtion imparfaite du sang, se manifestent par des phénomènes différens de ceux que nous venons de retracer. Les deux foyers, hypocondriaque et phrénique, peuvent devenir d'une sensibilité particulière ; le sang peut se porter en plus grande abondance vers le centre cérébral commun, et se trouver doué de qualités stimulantes extraordinaires, lesquelles, pour le dire en passant, paroissent tenir à certaines circonstances capables de troubler en même temps l'ossification. Ainsi donc, tandis que le sang abonde dans les cavités du crâne et de la colonne épinière ; tandis que les fonctions des organes qu'elles renferment, se trouvent fortement excitées : les parois osseuses affoiblies, cèdent à l'impulsion intérieure; ces cavités s'agrandissent ; l'organe cérébral acquiert plus de volume et d'activité. Quelquefois même les organes des sens deviennent directement plus sensibles, acquièrent plus de finesse. On voit clairement que les fonctions du cerveau doivent ici, prédominer sur celles des autres parties. Les dispositions analogues de tout l'épigastre, où semblent se former, et que mettent en effet plus spécialement en jeu les affections de l'ame, doivent alors en multiplier les causes, en augmenter la force, aiguiser, pour ainsi dire, presque toutes les impressions dont elles sont le résultat. Toutes choses d'ailleurs égales, le moral doit être plus développé. Et c'est aussi ce qu'on observe ordinairement chez les enfans rachitiques : car les faits contraires, notés par quelques écrivains, paroissent n'être qu'une exception rare dans nos climats; et d'ailleurs, ils s'expliquent par certaines circonstances particulières qui ne tiennent pas toujours à la maladie primitive et dominante.

Le scorbut sera notre second exemple. Dans cette maladie, le sang et les autres humeurs se décomposent; leur vie propre s'énerve. Le sang est d'abord surchargé de matières muqueuses inertes : mais la maladie faisant des progrès, il paroît bientôt dans un état de dissolution. D'un autre côté, toute la force du système musculaire se détruit successivement ; les mouvemens tombent dans une invincible langueur. Cependant la digestion stomachique et intestinale se fait assez bien : l'appétit ne s'émousse et ne se perd, que lorsque la foiblesse est portée à son dernier terme, et que la mort approche. Les fonctions du cerveau conservent également toute leur intégrité. Il n'y a nul désordre dans les sensations, nulle altération dans les jugemens. Le système nerveux semble n'être affecté en aucune manière ; si ce n'est que le découragement est extrême, et même forme un des caractères de la maladie : comme aussi, dans les circonstances propres à la déterminer, la maladie est, à son tour, singulièrement aggravée par le découragement. Voyez les relations des Voyageurs de mer, et les ouvrages des hommes de l'art les plus célèbres qui ont écrit sur le Scorbut.

Ces effets des dégénérations lymphatiques, de l'engorgement des glandes et de l'altération des humeurs ne sont pas les seuls qui méritent notre attention. Choisissons donc un troisième exemple.

Souvent l'altération de la lymphe se manifeste par une acrimonie singulière des humeurs, par des éruptions rongeantes, par des tubercules cutanés, par des excoriations ulcéreuses, d'un caractère opiniâtre et féroce. Dans ces circonstances, l'irritation des extrémités sentantes des nerfs est extraordinaire ; le système tout entier est dans un état d'inquiétude, plus ou moins violent. Suivant le degré de cet état, il se développe des appétits, il se forme des habitudes de différentes espèces. Le degré le plus foible ne produit qu'une excitation incommode ; il en résulte une certaine âpreté dans les idées, et de fréquentes boutades dans l'humeur. Un degré plus fort donne aux idées une tournure plus mélancolique, aux passions un emportement plus sombre. Enfin le dernier degré de la maladie produit une sorte de fureur habituelle, et transforme, à quelques égards, l'homme en une bête sauvage. Dans tous ces cas, l'exaltation de la bile est proportionnelle à la violence du mal ; celle de l'humeur séminale, et l'éréthisme des organes de la génération, sont aussi portés au dernier terme. Les anciens médecins ont soigneusement décrit ces phénomènes, en traçant l'histoire de différentes maladies de peau très-redoutables, dont quelques-unes ont presque entièrement disparu chez les peuples modernes : amélioration qui, pour le dire en passant, dépend d'une plus grande propreté, de plus de soin dans le choix des alimens, et des progrès de la police. Il est sûr, au reste, que les affections lépreuses, les satyriasis, les lycanthropies, ont, dans tous les temps, dépendu de profondes altérations de la lymphe, et qu'elles se manifestent d'abord par l'engorgement général de tout le système glandulaire et par des éruptions d'un aspect effrayant.

Toutes les fois que l'ordre des fonctions régulières se trouve interverti par une cause accidentelle quelconque, si les forces de réaction dont est douée la nature, conservent encore de l'énergie, il s'établit de nouvelles séries de mouvemens, dont l'objet et le terme sont de ramener le corps vivant à son état naturel. Ces mouvemens ne constituent pas proprement la maladie, puisqu'ils sont au contraire destinés à la combattre : c'est d'eux cependant que naissent les phénomènes dont l'ensemble porte ce nom. Ainsi, dans le sens vulgaire, la maladie est l'ouvrage de la nature, dont les efforts peuvent être bien ou mal dirigés, mais qui ne se débat que pour résister au mal véritable qui la menace. Et l'on ne seroit peut-être pas loin de la vérité, en considérant ces forces vigilantes comme l'effet simple et direct des habitudes antérieures, qui tendent sans cesse d'elles-mêmes, à reprendre leur cours. Car la puissance des habitudes gouverne le monde animé. Toute maladie peut donc être considérée comme une crise. Mais on est dans l'usage de ne désigner par le nom de *critiques*, que les mouvemens brusques et courts qui marchent immédiatement à la solution, soit qu'ils forment des accès distincts et tout-à-fait isolés, soit qu'ils fassent partie d'une chaîne d'autres mouvemens, dont ils marquent les périodes les plus importans et les plus décisifs.

Dans tout accès critique quelconque, il y a trois temps bien déterminés : celui de l'appareil préparatoire, celui du trouble, ou du plus violent effort, et celui de la crise proprement dite, ou de la terminaison. Le premier est caractérisé par un désordre vague, par une inquiétude sans objet, par l'impossibilité de penser et de sentir à la manière accoutumée ; le second , par une agitation plus tumultueuse des facultés morales, analogue à celle qui règne alors dans tout le système physique : le troisième varie suivant la nature de la terminaison elle-même ; car cette terminaison peut être salutaire, ou fatale, résoudre entièrement la maladie , ou laisser après elle le principe d'un nouvel accès.

La goutte nous présente l'effet propre aux deux premiers temps , d'une manière non moins évidente que les paroxysmes fébriles le plus éminemment critiques ; elle nous présente celui qui se manifeste dans le dernier, avec des caractères frappans que cet effet n'a peut-être dans aucune autre maladie.

Tant que la matière, ou plutôt l'affection goutteuse, flotte, encore indécise, entre les divers organes, menaçant de se fixer sur les viscères principaux, l'ame est dans un état de mal-aise et d'angoisse ; l'esprit dans un état de trouble et d'impuissance. Mais si-tôt que les douleurs sont décidément fixées aux extrémités , quelque vives qu'elles soient du reste, le malade les supporte, non-seulement avec patience, mais même avec une espèce de contentement intérieur. Sa gaîté revient ; ses idées acquièrent un degré de vigueur et de lucidité remarquables : et la nature, comme nous l'avons fait observer ailleurs, semble jouir avec triomphe de sa victoire sur le mal.

Dans la gangrène, au contraire, après avoir essayé d'inutiles efforts, la nature paroît se résigner avec calme, mais d'une manière sombre ; et si de nouvelles tentatives ne séparent pas enfin le vif du mort, le sujet expire tranquillement, mais avec une expression funeste dans tous les traits.

Il arrive quelquefois alors, une chose qui s'observe aussi dans les fièvres aiguës les plus graves ; c'est que la vie se concentre sur l'un des organes principaux, comme, par exemple, sur le cerveau, sur l'estomac, &c. Si la concentration se dirige vers l'estomac, il peut survenir une faim extraordinaire, qui, jointe aux autres signes dangereux, annonce que la mort est assurée et prochaine. Si l'effet se porte sur le cerveau, les idées prennent un caractère d'élévation, et le langage acquiert tout-à-coup une sublimité qui sont également alors des symptômes mortels.

Citoyens, vous le voyez; embarrassé de la multitude d'objets que présente l'examen de la question qui nous occupe aujourd'hui, je me suis borné à considérer les plus essentiels; j'ai choisi presque au hasard, et j'ai développé sans ordre mes exemples et mes preuves. On feroit facilement encore sur le même sujet, un Mémoire beaucoup plus étendu que celui-ci.

C'est pour cela même que je me hâte de terminer, par les conclusions suivantes qui résultent de tous les faits.

1°. L'état de maladie influe d'une manière directe sur la formation des idées et des affections morales. Nous avons même pu montrer, dans quelques observations particulières, comment cette influence s'exerce : et pour peu qu'on ait suivi la marche de nos déductions, on doit sentir qu'il est impossible qu'elle ne se fasse pas toujours sentir à quelque degré.

2°. L'observation et l'expérience nous ayant fait découvrir les moyens de combattre assez souvent avec succès, l'état de maladie, l'art qui met en usage ces moyens, peut donc modifier et perfectionner les opérations de l'intelligence et les habitudes de la volonté.

Le développement de cette seconde proposition entrera dans le plan d'un ouvrage particulier.

HUITIÈME MÉMOIRE.

De l'influence du régime sur les dispositions et les habitudes morales.

INTRODUCTION.

Nous avons déjà suivi quelques-uns des chaînons qui unissent la nature morale à la nature physique. Ces premiers apperçus nous ont mis à portée de résoudre plusieurs questions importantes : ils ont, en même temps, préparé la solution d'autres questions plus importantes encore, mais dont nous n'avons pas jugé convenable de nous occuper maintenant.

A mesure que nous avançons dans cet examen, nous avons occasion de nous assurer de plus en plus, que les deux grandes modifications de l'existence humaine se touchent et se confondent par une foule de points correspondans : ce qui nous reste à dire achevera de prouver avec la dernière évidence, que l'une et l'autre se rapportent à une base commune; que les opérations désignées sous le nom de *morales*, résultent directement, comme celles qu'on appelle *physiques*, de l'action, soit de certains organes particuliers, soit de l'ensemble du système vivant; et que tous les phénomènes de l'intelligence et de la volonté prennent leur source dans l'état primitif, ou accidentel de l'organisation, à l'instar des autres fonctions vitales et des divers mouvemens dont elles se composent, ou qui sont leur résultat le plus prochain.

En simplifiant le système de l'homme, ces vues et ces conclusions l'éclaircissent beaucoup : elles écartent un grand nombre d'idées fausses; elles montrent nettement au philosophe observateur, le véritable objet de ses recherches ; elles offrent à l'idéologiste, des points d'appui plus visibles sur lesquels il peut, avec toute certitude, asseoir les résultats de ses analyses rationnelles; enfin, elles indiquent au moraliste, les bases plus solides sur lesquelles, en partant de l'organisation humaine, et déterminant les besoins et les facultés qu'elle fait naître, il peut, non-seulement rendre, pour ainsi dire, palpables les motifs de toutes les règles qu'il trace, mais encore prouver et faire sentir d'une manière évidente, que l'accomplissement des devoirs les plus sévères, que les actes du plus généreux dévouement ne sont pas moins liés, quand la raison les impose, à l'intérêt direct et au bonheur de celui qui les pratique, et pour qui les habitudes vertueuses en font alors un besoin, que les vertus les plus paisibles de la vie commune et les plus doux sentimens de l'humanité.

Nous allons examiner aujourd'hui, l'influence du régime sur les fonctions des organes de la pensée, sur la détermination des penchans, sur la production des habitudes, en un mot, sur le système moral de l'homme.

§. I.

MAIS avant d'entrer en matière, je crois indispensable de bien déterminer ce que nous devons entendre par le mot *régime*. On peut attacher à ce mot, une signification ou trop étendue, ou trop bornée : tâchons donc de fixer son véritable sens.

Par *régime*, quelques personnes entendent uniquement l'emploi systématique, ou fortuit, des alimens et des boissons. Cette signification est trop bornée.

Par le même mot, les anciens médecins entendoient l'usage de tout ce qu'ils appeloient si improprement, *les choses non na-*

turelles. Or , les alimens et les boissons n'étoient qu'une division particulière de *ces choses*. Ils comprenoient encore sous la même cathégorie, l'air respiré, l'exercice et le repos, le sommeil et la veille , les travaux habituels, les affections de l'ame.

La dernière signification est évidemment trop étendue pour nous : car nous considérons ici , les affections de l'ame , non point en tant qu'elles produisent des changemens dans l'état des organes , ce qu'en effet elles sont capables de faire , mais en tant qu'elles résultent elles-mêmes de ceux qu'ont déjà déterminés les habitudes physiques.

Ainsi , nous entendrons par *régime*, l'ensemble de ces habitudes , soit que les circonstances les nécessitent, soit qu'elles aient été tracées par art, d'après des vues arbitraires, et qu'elles soient l'ouvrage du goût, ou du choix des individus.

Ce mot une fois bien éclairci, nous sommes assurés de nous bien comprendre nousmêmes , et de nous faire comprendre des autres : du moins la suite de nos raisonnemens ne peut plus être troublée par cette incertitude qu'y répand toujours nécessairement l'indétermination même du sujet.

§. II.

Tous les corps de l'univers peuvent agir les uns sur les autres : mais le caractère et le degré de cette action sont différens, suivant la nature des corps et suivant les circonstances où ils se trouvent placés. Les matières non organisées peuvent éprouver de la part de celles qui les avoisinent, une action mécanique, ou une action chimique. La première se borne à changer les rapports de situation, soit entre les différens corps, soit entre les parties qui les constituent : la seconde peut produire des êtres tout nouveaux, tantôt en opérant de simples décompositions, tantôt en faisant éclore des combinaisons qui n'existoient pas auparavant.

Mais les modifications que les corps organisés peuvent subir sont beaucoup plus variées ; quelques-unes présentent un caractère exclusivement propre à ces corps ; et toutes y sont d'une bien plus grande importance. En effet, outre les changemens mécaniques ou chimiques qu'ils sont également eux-mêmes susceptibles d'éprouver ; outre le genre particulier de réaction qu'ils exercent sur les objets dont ils sentent l'influence ;

les corps organisés peuvent encore, sans aucune altération visible de leur nature , être profondément modifiés dans leurs dispositions intimes ; acquérir une aptitude toute nouvelle à recevoir certaines impressions, à exécuter certains mouvemens ; perdre même jusqu'à un certain point, leurs dispositions originelles, ou celles qu'ils avoient contractées immédiatement en vertu de leur organisation : en un mot, ils peuvent, non-seulement obéir d'une manière qui leur est exclusivement propre, à l'action présente des corps extérieurs ; mais aussi contracter des manières d'être particulières, qui se perpétuent ensuite, ou se reproduisent, même en l'absence des causes dont elles dépendent ; c'est-à-dire, qu'ils peuvent *contracter des habitudes*. Or, voilà ce qui les caractérise bien plus exclusivement encore.

Ainsi l'on voit les plantes, maniées par un habile cultivateur, acquérir des qualités absolument nouvelles , imprimer à leurs produits , un caractère qu'ils n'avoient pas primitivement. L'art a même su trouver les moyens de fixer ces modifications accidentelles et factices , tantôt en assujettissant à ses vues, les procédés ordinaires de la génération ; tantôt en opérant des reproductions purement artificielles : monument précieux de son pouvoir sur la nature ! C'est encore ainsi que l'animal , travaillé par le climat et par toutes les autres circonstances physiques, reçoit une empreinte particulière , qui peut servir à constater et distinguer ces mêmes circonstances ; ou nourri , cultivé , dressé systématiquement par l'homme , il acquiert des dispositions nouvelles , et entre dans une nouvelle série d'habitudes. Mais ces habitudes ne se rapportent pas uniquement à la structure et aux opérations physiques des organes ; elles attestent encore que le système intelligent et moral , propre à chaque nature sensible, s'est développé par l'effet de cette culture ; qu'un certain ordre d'impressions a fait naître en lui, certaines inclinations et certains sentimens : et ces dispositions acquises, qui paroissent chez l'animal , gravées en traits plus distincts et plus fermes que dans la plante, s'y perpétuent aussi plus sûrement de race en race, et montrent aux yeux les plus irréfléchis , combien le génie de l'observation et de l'expérience peut amé-liorer les choses autour de nous.

§. III.

MAIS, de tous les animaux, l'homme est sans doute le plus soumis à l'influence des causes extérieures : il est celui que l'application fortuite, ou raisonnée des différens corps de l'univers, peut modifier le plus fortement et le plus diversement. Sa sensibilité plus vive, plus délicate, plus étendue ; les sympathies multipliées et singulières des diverses parties éminemment sensibles de son corps ; son organisation mobile et souple qui se prête sans effort à toutes les manières d'être ; et en même temps, cette ténacité de mémoire, pour ainsi dire physique, avec laquelle elle retient les habitudes, si facilement contractées : tout en un mot, se réunit pour faire prendre constamment à l'homme, un caractère et des formes analogues, ou correspondantes au caractère et aux formes des objets qui l'entourent, des corps qui peuvent agir sur lui. C'est en cela que consiste, à son égard, la grande puissance de l'éducation physique, d'où résulte immédiatement celle de l'éducation morale : c'est par-là qu'il est indéfiniment perfectible, et qu'il devient, en quelque sorte, capable de tout.

Nous savons que nos idées , nos jugemens , nos desirs dépendent des impressions que nous recevons de la part des objets externes , ou de celles que nous éprouvons à l'intérieur , soit par les extrémités sentantes des nerfs qui se distribuent aux viscères , soit dans le sein même du système nerveux ; ou enfin du concours des unes et des autres , qui paroît presque toujours nécessaire au complément des sensations. Nous savons , en conséquence , que les changemens survenus dans le caractère , l'ordre , ou le degré des impressions internes , peuvent modifier singulièrement celles qui nous viennent des objets extérieurs.

Pour démontrer l'influence du régime sur la formation des idées et des penchans , il suffiroit donc de faire voir qu'il est capable de modifier les impressions intérieures et les dispositions habituelles des organes qui les éprouvent. Mais , de plus , parmi les impressions qui viennent de l'extérieur , il en est un grand nombre qui sont immédiatement soumises à l'influence du régime , dans le sens que nous donnons à ce mot ; qui nous viennent d'objets , ou qui dépendent de fonctions que le régime embrasse dans son domaine. Voyons encore si des observations plus directes ne constatent pas cette influence ; et fixons-nous d'après l'ensemble des faits comparés avec soin et limités avec précision.

Dans toute circonstance donnée, c'est du concours de toutes les causes, ou de toutes les forces agissantes que résulte l'effet connu. Cette vérité, qu'il suffit d'énoncer pour la rendre sensible, ne souffre sans doute aucune exception : mais elle devient, en quelque sorte, plus frappante, et les conséquences qu'on peut en tirer sont bien plus dignes de remarque, dans l'observation des phénomènes de la vie. En effet, ces phénomènes, si compliqués et si variables, résultant toujours d'une foule de causes qui doivent agir simultanément et de concert, chacune d'elles influe sur l'action, non - seulement de chaque autre, mais de toutes, prises dans leur ensemble : chacune des autres, et toutes les autres réunies, influent, à leur tour, sur la première, dont l'effet est toujours, ou complété, ou limité par le genre et le degré d'action de ces différentes forces mises simultanément en jeu. En un mot, suivant l'expression d'Hippocrate, que nous avons déjà citée, *tout concourt, tout cons-*

pire, tout consent. Ainsi donc, quand on étudie l'homme, il faut sans doute le considérer d'une vue générale et commune, qui embrasse, comme dans un point unique et sous un seul regard, toutes les propriétés et toutes les opérations qui constituent son existence, afin de saisir leurs rapports mutuels et l'action simultanée dont résulte chacun des phénomènes qu'on veut soumettre à l'observation. Mais cela ne suffit pas. Après ce premier coup-d'œil, qui fixe l'objet tout entier dans son cadre, l'étude détaillée de chaque ordre de phénomènes, sans laquelle celle de leur ensemble systématique est nécessairement imparfaite, demande que l'observation l'isole et le considère à part. La sévérité des procédés analytiques est sur-tout nécessaire dans l'étude d'objets si diversifiés, si mobiles et si délicats.

§. IV.

Nous avons donc reconnu que l'expression générale, *régime*, embrasse l'ensemble des habitudes physiques ; et nous savons, d'ailleurs, que ces habitudes sont capables de modifier et même de changer, non-seulement le genre d'action des organes, mais encore leurs dispositions intimes et le caractère des déterminations du système vivant. En effet, il est notoire que le plan de vie, suivant qu'il est bon ou mauvais, peut améliorer considérablement la constitution physique, ou l'altérer et même la détruire sans ressource. Par cette influence, chaque organe peut se fortifier ou s'affoiblir; ses habitudes se perfectionner ou se dégrader de jour en jour. Les impressions par lesquelles se reproduit l'ordre des mouvemens conservateurs, impressions qui tendent sans cesse à introduire de nouvelles séries de mouvemens, sont elles-mêmes susceptibles d'éprouver des changemens notables. Si, par l'effet avantageux ou nuisible du régime, les organes acquièrent de nouvelles manières d'être et d'agir, ils acquièrent également de nouvelles manières de sentir. Enfin, le changement primitif ne fût-il que circonscrit et local, ces modifications de la sensibilité sont le plus souvent imitées, en quelque sorte, par tout le système vivant.

Tel est le principe, ou la cause des grands effets, que les anciens attribuoient, avec raison, à la diététique en général, et en particulier à la gymnastique, dont ils avoient d'ailleurs eux-mêmes déjà si bien reconnu les inconvéniens (1). Telles sont encore les données d'où partirent les différens fondateurs d'ordres religieux, qui, par des pratiques de régime plus ou moins heureusement combinées, s'efforcèrent d'approprier les esprits et les caractères au genre de vie dont ils avoient conçu le plan.

Puisque le régime influe sur la manière d'agir des organes, il doit en effet encore influer sur leur manière de sentir ; et puisqu'il influe sur le caractère des sensations, il est évidemment impossible qu'il n'influe pas sur celui des idées et des penchans. Car, sans parler encore ici des altérations profondes que l'usage de certaines substances peut porter dans toute l'économie animale, on n'a pas de peine à voir que l'état de force, ou de foiblesse, l'état d'inquiétude ou d'hilarité, les dispositions constantes d'organes, tous plus ou moins sympathiques, dont l'action est

____

(1) Hérodicus avoit voulu l'appliquer au traitement des maladies aiguës : Hippocrate fit voir que l'exercice y est toujours nuisible, et même que dans plusieurs maladies chroniques, il peut souvent faire beaucoup de mal, quand il n'est pas très doux, ou très sagement gradué.

libre, vive, facile, entière, ou de ces mêmes organes quand leur action devient au contraire embarrassée, sourde, pénible, incomplète, ne peuvent éveiller, dans l'organe spécial de la pensée, qui partage directement leurs dispositions, ou qui les imite bientôt sympathiquement, le même degré d'attention, ni déterminer la même manière de considérer les impressions reçues des objets. Ainsi donc, nos appétits et nos desirs ne peuvent alors établir les mêmes rapports entre ces objets et nous : nos idées, nos jugemens et les déterminations qui en résultent, ne sauroient être les mêmes. Or, l'action de l'air, des alimens, des boissons, de l'exercice ou des travaux, du repos ou du sommeil, continuée pendant un long espace de temps, est-elle capable d'influer sur toutes les circonstances dont l'état physique se compose ? C'est assurément ce que personne n'entreprendra de nier.

Nous l'avons déjà dit, l'homme est un : tous les phénomènes qui font partie de son existence se rapportent les uns aux autres ; et il s'établit entr'eux, des relations qui tantôt leur donnent plus d'intensité, tantôt les modifient, les compensent mutuellement, ou même les dénaturent d'une manière absolue. Quelquefois un effet très-foible en lui-même, ou déterminé par l'application fortuite et fugitive de sa cause à des organes de peu d'importance, acquiert secondairement une force considérable, ou fait naître dans d'autres organes, et même dans des organes essentiels, une série sympathique de nouveaux phénomènes très-saillans. Quelquefois, au contraire, un effet fortement prononcé dans l'origine, loin de transmettre au reste du système, l'agitation de l'organe primitivement affecté, s'affoiblit rapidement, à raison de la disposition des autres organes, et bientôt disparoît sans retour.

En général, tout mouvement introduit dans l'économie vivante, a besoin du concours de toutes les causes qui peuvent agir sur les différens organes, de toutes les circonstances qui peuvent modifier leurs intimes dispositions : et il n'est proportionnel à sa cause particulière, qu'autant que ces forces collatérales le secondent, suivant l'ordre de correspondance établi entr'elles par la nature, et que les dispositions organiques ne viennent apporter aucun changement dans les résultats de leur action.

§. V.

L'AIR peut agir sur le corps humain par différentes propriétés; il peut y produire différens genres de modifications. Son degré de pesanteur ou de légéreté, de chaleur ou de froid, de sécheresse ou d'humidité; le changement de proportion dans les gaz, dont la combinaison le constitue, ou son mélange avec d'autres gaz qui lui sont étrangers, et dont la présence le vicie essentiellement; enfin, la nature et la quantité proportionnelle des matières qu'il tient en dissolution, apportent de notables changemens dans son action sur l'économie animale : la pratique de la médecine et l'observation journalière en fournissent des preuves multipliées ; et peut-être n'est-il personne qui n'ait observé fréquemment sur lui-même, plusieurs effets très-différens de ce fluide, dans lequel la vie a besoin de rallumer à chaque instant son flambeau.

L'air pèse continuellement sur nous d'un poids très-considérable ; il nous enveloppe de toutes parts ; il nous presse par tous les points de notre corps, comme l'eau dans laquelle nage le poisson, l'enveloppe et le

presse en tout sens : mais avec cette différence, que, par ses propres forces, le poisson peut, à volonté, s'élever à toutes les hauteurs du fluide qui forme son partage ; tandis que nous sommes attachés à la base ter-
restre sur laquelle viennent s'appuyer les
portions inférieures de l'air, et qu'il nous
est impossible, sans le secours de forces
étrangères, de nous porter à de plus hautes
régions. Cette pression étant dans l'ordre de
la nature, paroît nécessaire au maintien de
l'équilibre entre les solides vivans et les humeurs qui circulent, ou qui flottent dans leur
sein : elle empêche l'expansion et la séparation des gaz qui entrent dans la composition
des uns et des autres ; elle tend à perfectionner la mixtion des sucs réparateurs, en
soutenant l'énergie et le ton des vaisseaux.
Quand cette pression augmente, ou diminue
beaucoup, et sur-tout brusquement, des
changemens analogues ont lieu dans l'état et
dans l'action des organes; et leurs effets sont
d'autant plus inévitables, que nous sommes
ordinairement, comme on vient de le dire,
dans l'impossibilité de les compenser ou de
les affoiblir, en nous plaçant suivant le besoin, à différentes hauteurs du fluide. Si la

pesanteur de l'air diminue jusqu'à un certain point, les hommes les plus vigoureux ressentent une diminution, en quelque sorte, proportionnelle de leurs forces : leur respiration n'est pas entièrement libre; ils éprouvent un léger embarras dans la tête : et d'ailleurs les sensations ne conservant plus la même vivacité, l'action de la pensée devient fati- gante ; ils ont une sorte de dégoût général. Les hommes plus foibles et plus mobiles, éprouvent de véritables anxiétés précordiales, de l'étouffement, des éblouissemens, des vertiges : ils deviennent incapables d'attention ; ils ne peuvent suivre ni les idées d'autrui, ni même les leurs propres; ils tombent dans la langueur et le découragement. Si cet état est moins prononcé , tous les phénomènes ci-dessus sont eux-mêmes caractérisés plus (foiblement. On observe alors quelques-uns de ceux qui sont particuliers aux affections vaporeuses et hypocondriaques : des peurs ridicules, des désordres singuliers d'imagination, des tremblemens nerveux, des spasmes convulsifs, &c. J'ai remarqué chez quelques femmes délicates, sur-tout à l'époque, ou dans les temps voisins de leurs règles, une sorte d'altération de l'esprit et du caractère, que l'on pouvoit, en toute confiance, regarder comme l'annonce, ou des orages, ou des vents étouffans du midi, prêts à bouleverser l'atmosphère. Cette altération étoit, au reste, facile à distinguer, de celle que la peur du tonnerre occasionne quelquefois chez certains sujets pusillanimes. J'ai même souvent observé que parmi les animaux, ceux qui sont naturellement peureux, le deviennent beaucoup plus dans les temps qu'on appelle *lourds,* par les vents du midi ou du sud-ouest, et généralement toutes les fois que la chute du mercure annonce une diminution notable dans la pesanteur de l'air (1).

Quand cette pesanteur est augmentée, au contraire, le ton général du système augmente, pour ainsi dire, dans le même rapport : et, pourvu que le changement soit graduel et modéré, toutes les fonctions s'exercent plus librement ; les mouvemens sont

______

(1) Le mercure peut descendre très-bas, quoiqu'il fasse beau, et que le ressort de l'air ne paroisse point diminué : mais ce cas est assez rare. Je ne l'ai guère observé que pendant les grandes chaleurs, et pendant les froids très-vifs.

plus faciles et plus forts ; un vif sentimént d'énergie, d'alacrité, de bien-être, fait courir au-devant des sensations, fait desirer l'action comme un plaisir, la transforme en besoin. Les sensations elles-mêmes deviennent plus nettes et plus brillantes ; le travail de la pensée se fait avec plus d'aisance et d'une manière plus complète. Enfin l'individu jouissant de toute la plénitude de son être, repousse ces impressions chagrines, quelquefois malveillantes, que produit la conscience habituelle de la foiblesse et l'état d'anxiété ; et, par suite, il ne s'attache naturellement qu'à des idées d'espérance et de succès, qu'à des affections douces, élevées et généreuses.

Il peut arriver que l'augmentation de pesanteur de l'air soit trop forte, ou trop brusque, comme on l'observe quand les grands froids surviennent tout-à-coup. Dans ce cas, le ton excessif de tous les solides et la compression, en quelque sorte, purement mécanique des vaisseaux et du tissu cellulaire externes, refoulent le sang et toutes les autres humeurs vers les viscères, notamment vers ceux qui résistent le moins. De-là, différens phénomènes sur lesquels nous reviendrons ci-après, quand il sera question des effets du froid. Je me borne à rappeler, en passant, que Gmelin vit en Sibérie, à l'apparition d'un froid soudain, les oiseaux tomber de toutes parts sur la terre, faisant de vains efforts pour s'élever dans l'air, quoiqu'ils agitassent leurs ailes librement et avec force ; ce que le célèbre Voyageur et Naturaliste attribue à la pesanteur et à l'extrême densité de l'air, dont ils étoient, en quelque sorte, accablés. Cependant il est vraisemblable que le froid agissoit ici directement et par lui-même, indépendamment des changemens particuliers qu'il pouvoit avoir produits dans la constitution de l'air. N'oublions point, en effet, que les êtres animés qui, dans tous les climats, conservent le degré de chaleur vitale propre à leur nature, doivent, pour cela même, en reproduire d'autant plus, que la température qui les environne, est plus froide. Or, en avançant vers les régions polaires, ou en entrant dans la saison des frimats, ils ne s'habituent que par degrés, à reproduire ce surcroît de chaleur ; comme en s'approchant des climats plus doux, ou en revenant vers la saison tempérée, ils ne perdent que par degrés aussi, l'habitude d'en reproduire trop pour ces climats et pour ces

beaux jours. Ainsi les oiseaux de Gmelin,
saisis tout-à-coup par ce froid imprévu, n'a-
voient pas encore assez de chaleur propre
pour contrebalancer l'action comprimante
de l'air : la masse de leur corps trop resserrée
ne pouvoit même peut-être, occuper l'espace nécessaire pour s'élever librement dans
ce fluide. Sans doute aussi le froid avoit frappé
leur poumon et leur cerveau, de ce reflux du
sang et de cette stupeur dont nous venons
de parler ; et très-vraisemblablement encore,
les muscles de leurs ailes étoient privés dans
ce moment, d'une partie considérable de leur
vigueur.

§. VI.

MAIS les effets de l'air froid ou chaud, sont
bien plus étendus èt plus importans que ceux
de l'air pesant, ou léger. La chaleur, en raré-
fiant ce fluide, le froid, en augmentant sa
densité, doivent eux-mêmes souvent être
regardés comme la cause véritable des phénomènes qui se rapportent directement aux
variations survenues dans sa pesanteur : et le
degré de cette dernière est trop constamment
analogue, ou proportionnel à celui de sa température, pour qu'on ne puisse pas se per-

mettre de considérer sous le même point de vue, l'influence de ces deux genres de modifications.

Brown, auteur d'un nouveau Système de Médecine qui mérite peu sa grande célébrité, a cependant eu raison de rejeter les idées trop généralement reçues, touchant l'action du froid et de la chaleur sur l'économie animale. On ne peut douter que la chaleur ne soit un excitant direct : et si le froid, sédatif et débilitant par sa nature, produit souvent des effets tout contraires, ces effets ne sont évidemment dus qu'à la réaction des organes vivans, et ils se proportionnent toujours à l'énergie qui la caractérise dans chaque cas particulier.

Un certain degré de chaleur est nécessaire au développement des animaux, comme à celui des plantes (1) : un degré plus fort l'accélère et le précipite. Dans les pays chauds, les enfans sont hâtifs; l'explosion de la pu-

---

(1) Il paroît que tout changement chimique dans l'état des corps, en exige, ou produit un autre analogue dans leur température. Presque toujours, la tendance aux combinaisons nouvelles, ou l'acte même de ces combinaisons s'annonce par une augmentation de

berté (1) se fait de bonne heure ; leurs idées et leurs passions éclosent avant le temps. Mais le développement des forces musculaires ne marche point chez eux, du même pas que celui de la sensibilité, et de certaines fonctions qui lui sont plus spécialement soumises. Hommes par leurs penchans, et même, à beaucoup d'égards, par l'avancement prématuré de leur intelligence,

---

chaleur. Cette augmentation est sensible dans la fermentation, la putréfaction, le mélange des acides minéraux avec différens fluides, &c. La production de l'eau et le rétablissement d'équilibre du fluide électrique ne paroissent point avoir lieu sans quelque degré de chaleur , &c.

(1) Il est si vrai que cette apparition précoce de la puberté dépend de la chaleur, que dans les pays froids, lorsque les filles se tiennent continuellement auprès des poëles , l'éruption des règles est aussi prématurée que sur les bords du Gange. Mais alors même plusieurs autres effets analogues ne peuvent avoir lieu, à raison de l'absence de différentes causes qui agissent concurremment dans les pays chauds. D'ailleurs, l'application, même fugitive , du froid donne toujours, en se repétant, plus de consistance et de ton à tous les organes musculaires. Or, il est impossible, dans les pays où l'hiver est rigoureux, de se dérober entièrement à son influence.

ils sont encore enfans relativement à la force
d'action, qui, dans le plan de la nature, est
tout-à-la-fois l'instrument nécessaire d'un système moral très-développé, et le contre-poids
des forces sensitives exaltées par ce développement. De cette excitation précoce, qui agit
particulièrement sur certains organes et sur
certaines fonctions, ou plutôt de ce défaut
d'équilibre entre les diverses parties du système vivant, s'ensuivent des modifications
singulières de toute l'existence morale. Dans
l'ordre naturel, nos affections et nos penchans naissent et croissent avec les forces
nécessaires pour en poursuivre avec fruit,
et pour en subjuguer ou s'en approprier les
objets. Le temps lui-même, c'est-à-dire,
un espace de temps relatif à la durée totale
de la vie, entre comme élément nécessaire
dans l'établissement des vrais rapports de
l'homme avec la nature et avec ses semblables. Ainsi, d'un côté, le mouvement précoce imprimé au système sensitif en général,
et aux fonctions particulières qui semblent
lui appartenir plus directement et plus spécialement; de l'autre, ce défaut d'harmonie
entre les diverses parties, ou les diverses opérations d'une machine, où tout doit être en

rapport et s'exécuter de concert : telles sont les véritables, ou du moins les principales causes des dispositions convulsives qui se remarquent dans les affections morales, comme dans les maladies propres aux habitans des pays chauds. Sans doute l'application continuelle de la chaleur, dont l'effet, ainsi que celui de tout autre excitant quelconque, est d'énerver sans cesse de plus en plus, les organes musculaires, doit aggraver aussi de plus en plus, et ces dispositions, et cette discordance. Enfin, le goût du repos et le genre de vie indolente, inspirés par le sentiment habituel de la foiblesse et par l'impossibilité d'agir sans une extrême fatigue, au milieu d'un air embrasé, viennent encore à l'appui de toutes les circonstances précédentes, pour en augmenter les effets : car s'ils rendent d'un côté, l'économie animale plus sujette aux états spasmodiques; de l'autre, ils nourrissent les penchans contemplatifs, et donnent naissance à tous les écarts des imaginations mélancoliques et passionnées.

Les observateurs de tous les siècles l'ont remarqué ; c'est dans les pays chauds que se rencontrent ces ames vives et ardentes, livrées sans réserve, à tous les transports de leurs desirs; ces esprits, tout-à-la-fois profonds et bizarres, qui, par la puissance d'une méditation continuelle, sont conduits, tour-à-tour, aux idées les plus sublimes et aux plus déplorables visions : et l'on n'a pas de peine à voir que cela doit être ainsi. L'état habituel d'épanouissement des extrémités sentantes du systême nerveux, et le bien-être dont nous avons dit ailleurs que cet épanouissement est la cause, ou le signe, donnent entrée aux impressions extérieures, en quelque sorte, par tous les pores ; ils rendent ces impressions plus fortes ou plus vives ; ils font que cette plus grande force, ou cette plus grande vivacité devient nécessaire à l'entretien et à la reproduction de tous les mouvemens vitaux. De-là, cette passion pour les boissons, ou pour les drogues stupéfiantes, qui se remarque sur-tout dans les hommes des pays chauds : de-là, cette espèce de fureur avec laquelle ils recherchent toutes les sensations voluptueuses, et qui les conduit si souvent à des goûts bizarres, ou crapuleux et brutaux : de-là, leur penchant pour l'exagération et le merveilleux : enfin, de-là, leur talent pour l'éloquence, la poésie et généralement pour tous les arts d'imagination.

§. VII.

L'HOMME physique des climats glacés ne ressemble point à celui des régions équatoriales : l'homme moral des uns n'est pas celui des autres. Mais, je le répète, les différences qui les distinguent, considérées dans leur ensemble, ne doivent pas sans doute être imputées au seul état de l'air. Cependant, comme ce n'est point ici le lieu d'examiner les autres causes qui peuvent y concourir, il nous suffit de reconnoître la réalité du fait, de limiter ainsi d'avance le sens de nos propres conclusions, et de les garantir, dans l'esprit du lecteur, d'une extension qu'elles ne doivent réellement point avoir.

Pour se faire une idée juste et complète des effets de l'air froid, ou, si l'on veut, du froid en général, sur les corps vivans, il faut nécessairement tenir compte, et de son degré d'intensité, et de la durée de son application : car suivant que le froid est plus ou moins intense, et que son application est plus ou moins prolongée, ces effets sont très-différens. Un froid modéré, qui n'agit que passagèrement sur nous, produit un léger resserrement de tous les vaisseaux qui rampent à la superficie du corps et des bronches pulmonaires. Cette première impression est suivie d'une réaction prompte, qu'on peut facilement reconnoître au coloris plus brillant du visage, quelquefois même à la rougeur foncée, soit de toute la peau, soit uniquement de celle des parties spécialement frappées par le froid. Ainsi, d'un côté, le ton des solides est augmenté directement; de l'autre, un vif sentiment de force se communique à toutes les divisions du systême : et le principe des mouvemens agit avec un surcroît de vigueur et d'aisance, correspondant à celui que vient de recevoir l'énergie tonique et le ressort des organes moteurs.

En même temps, l'air plus dense applique au poumon une quantité relativement plus grande de gaz oxigène; il s'y produit immédiatement(1) une somme de chaleur plus considérable : tandis que, de leur côté, les vis-

------

(1) Toute la chaleur du corps ne se forme pas dans le poumon : mais l'action de ce viscère en développe une portion considérable. Ce n'est pas, au reste, ici le lieu de rechercher quelles sont les autres circonstances dont le concours influe sur la production d'un phénomène si important dans l'économie animale.

cères du bas - ventre, notamment ceux de la région épigastrique dont on connoît l'influence étendue sur tout le systême, se trouvent plus vivement sollicités par ce refoulement momentané des humeurs et des forces vers l'intérieur, et par les sympathies plus particulières qui lient cette région avec l'organe externe et le centre cérébral. Or, toutes ces circonstances réunies concourent au même but, à produire cette augmentation de force et de liberté dans tous les mouvemens et dans toutes les fonctions, que nous avons dit être la suite de la première impression d'un froid qui n'est pas excessif.

Quand le froid est plus violent, et sur-tout quand il s'applique pendant un temps plus long, soit au corps tout entier, soit à quelqu'une de ses parties, il paroît que son effet comprimant demeure renfermé dans les mêmes limites que ci-dessus. Mais la réaction n'a pas lieu de la même manière. Le froid exerce alors son action propre ; c'est-à-dire, qu'il agit comme un sédatif direct : il suffoque les mouvemens vitaux dans les parties exposées à son action, et frappe ces parties d'une espèce particulière de gangrène. Dans ces circonstances, les humeurs qui rencontrent des

obstacles invincibles à leur cours régulier (1),
sont contraintes de refluer vers les parties
internes, sur-tout vers la poitrine et vers la
tête. En conséquence, la gêne du cerveau
ralentit le mouvement de la respiration; la
gêne du poumon engorge de plus en plus le
cerveau: et si l'impression prolongée du froid
est véritablement générale, l'individu tombe

---

(1) Il ne faut pas considérer la circulation des humeurs comme exclusivement dépendante de la force
centrale du cœur et des gros troncs artériels qui lui
donnent la première impulsion : les puissances qui
l'entretiennent sont répandues dans tout le systême
des artères et des autres vaisseaux; elles agissent simultanément sur tous les points de leurs parois. Ainsi
la gangrène qui la suffoque n'agit pas comme un
obstacle purement mécanique; et ce n'est pas uniquement en vertu des lois de l'équilibre, que les humeurs
sont refoulées alors vers les viscères internes, sur-tout
vers ceux dont les vaisseaux sont le plus foibles. Ces
lois y concourent sans doute : mais cet effet résulte
principalement de l'action augmentée des vaisseaux
restés libres, et qui conservent toute leur énergie
vitale; action qui s'accroît d'autant plus, que les
organes auxquels ils appartiennent, remplissent des
fonctions plus importantes, et qu'une certaine foiblesse relative de structure rend leur mobilité plus
grande.

par degrés dans un sommeil, que le plus souvent il trouve doux, mais qu'au reste il voudroit secouer en vain, et qui se termine bientôt par l'apoplexie et la mort.

Il est vrai qu'un exercice vigoureux peut soutenir long-temps la réaction vitale, même au sein du froid le plus vif : il peut souvent, au moyen d'une plus grande quantité de chaleur reproduite, prévenir les derniers effets que nous venons de retracer. Mais, pour cela, les organes épigastriques, centre et point d'appui des mouvemens musculaires, doivent être puissamment excités par des alimens abondans, ou difficiles à digérer, par des boissons fermentées très-fortes, par des esprits ardens. On peut aussi, quand le sommeil perfide dont il vient d'être question, commence à se faire sentir, échapper à sa funeste douceur, par une vive et forte excitation de la volonté, par des mouvemens musculaires proportionnels au degré du froid : mais il faut s'y prendre à temps, et continuer avec courage ce grand exercice, tant que l'on reste soumis à la même température ; sans cela, l'on périt infailliblement, à moins qu'on ne se trouve avec des personnes qui conservent plus de vigueur et de volonté, et qui vous arrachent au danger du premier engourdissement.

Enfin, il est possible de remédier au genre particulier de gangrène qui suit immédiatement la suffocation de la vie dans les organes frappés du froid; mais le rappel du mouvement et de la chaleur doit être progressif : et s'il faut éviter qu'une chaleur extérieure ne saisisse tout-à-coup ces organes, et ne s'y recombine tumultueusement comme dans une matière inanimée; il ne faut pas moins craindre que l'action vitale, en se réveillant d'une manière soudaine, n'y cause elle-même une irréparable désorganisation.

L'effet d'un froid médiocre est donc d'imprimer une plus grande activité à tous les organes, et particulièrement aux organes musculaires; d'exciter toutes les fonctions, sans en gêner aucune; de donner un plus grand sentiment de force, d'inviter au mouvement et à l'action. Dans les temps et dans les pays froids, on mange et l'on agit davantage. Il semble qu'à mesure qu'une plus grande somme d'alimens devient nécessaire, la nature trouve en elle-même plus de moyens de force pour assurer la subsistance de l'individu. Mais de cela seul, il résulte

qu'une portion considérable de la vie est
employée à des mouvemens extérieurs, ou
même se perd dans des repas fréquens : or,
la plus légère réflexion suffit pour déduire de
cette circonstance, si simple en elle-même,
plusieurs différences importantes entre les
hommes du Nord et ceux du Midi. Les uns,
sans cesse distraits par des mouvemens, ou
par des besoins corporels, n'ont que peu
de temps à donner à la méditation ; les autres vivant d'une petite quantité de grains et
de fruits, que la nature verse en abondance
autour d'eux, cherchent le repos par goût
et par besoin, et, dans leur inaction musculaire, se trouvent incessamment ramenés à
la méditation. Ainsi, quand toutes choses
seroient égales d'ailleurs ; quand la nature et
la vivacité des sensations seroient les mêmes
dans les pays chauds et dans les pays froids,
leurs habitans ne pourroient pas plus se ressembler par leurs habitudes morales, que
par leur forme extérieure et par leur constitution (1).

---

(1) Des travaux, ou des exercices de corps continuels suffisent le plus souvent pour empêcher la
réflexion de naître, et même pour en effacer les ha-

Mais à mesure que le froid devient plus vif, que son application dure plus long-temps, une action continuelle et forte devient elle-même plus nécessaire. On est forcé de manger plus souvent et davantage à-la-fois. Tout l'organe externe et toutes les fibres motrices contractent un certain degré de roideur. Les mouvemens conservent toute leur vigueur ; ils en acquièrent même une plus grande : mais ils commencent à perdre de leur aisance et de leur souplesse. Le cerveau, frappé souvent d'une légère stupeur, devient moins sensible à l'action des divers stimulans, soit naturels, soit artificiels : pour être réveillé, pour sentir, pour réagir sur les viscères et sur les organes moteurs, il a besoin d'excitations d'autant plus fortes, qu'il trouve plus de résistance dans la densité, con-

bitudes déjà prises. La réflexion se produit par une action paisible et continue du cerveau. Pour que cette action soit complète, il faut que celle des autres organes, particulièrement des organes musculaires, n'opère point une diversion de forces trop grande ou trop durable ; il faut aussi que des sensations exté-rieures variées ne créent pas sans cesse, une foule de tableaux nouveaux et fugitifs dans le sein de l'organe pensant.

sidérablement accrue, des muscles, des vaisseaux et des divers tissus membraneux.

C'est ainsi que se forme la constitution robuste, mais peu sensible, de ces peuples dont
Montesquieu dit qu'*il faut les écorcher pour
les chatouiller.* C'est pour cela que les derniers
Navigateurs, auxquels on doit de si belles
descriptions des côtes occidentales du nord
de l'Amérique, ont observé chez les sauvages
habitans de l'entrée de Cook (1), une insensibilité physique si grande, qu'elle est à peine
égalée par la férocité de leurs habitudes morales. Ils les ont vu s'enfoncer dans la plante
des pieds, ordinairement si sensible à cause
des innombrables extrémités des nerfs qui la
tapissent, de longs morceaux de bouteilles
cassées, dont les blessures sont parmi nous
si douloureuses, parce qu'elles déchirent
plutôt qu'elles ne coupent : et ils faisoient
cela, sans avoir l'air d'y donner la moindre
attention. On les a même vu se taillader tout
le corps, avec les mêmes morceaux de verre,
pour toute réponse aux avis que les matelots
vouloient leur donner à ce sujet.

---

(1) *Voyez* les voyages de Meares, de Dixon, de
Vancouvers, &c.

Il faut donc joindre aux effets moraux que nous avons déjà notés, ceux que nécessite ce resserrement du cercle des sensations; cette insensibilité physique, qui ne laisse, pour ainsi dire, aucune prise aux affections que le retour sur soi-même et la sympathie développent; enfin, cette lutte continuelle contre des besoins grossiers, sans cesse renaissans, ou contre la sévérité d'une nature marâtre, qui n'offre par-tout aux créatures vivantes, réléguées dans de si mornes climats, que de pénibles et funestes impressions.

En parlant des moyens graduels qu'il est nécessaire d'employer dans le traitement de la gangrène causée par le froid, et des fatales conséquences qu'a toujours alors l'application subite de la chaleur, j'ai voulu seulement offrir, sous un seul point de vue, une suite d'effets particuliers étroitement liés entr'eux : je n'ai point prétendu que chaque trait de ce tableau dût nous fournir une suite de conclusions directes, toutes également applicables à notre sujet. Cependant il ne seroit peut-être pas hors de propos de s'arrêter ici sur un fait assez remarquable : c'est que le corps peut passer brusquement d'une chaleur très-forte à un froid assez vif, sans éprouver les mêmes inconvéniens que dans le passage contraire ; du moins le danger est-il d'un autre genre : et quelques expériences bien constatées me font penser que ce danger est beaucoup moindre qu'on ne le croit pour l'ordinaire. Peut-être aussi trouverions-nous dans cette simple observation, la raison directe et spéciale de la profonde mélancolie qu'éprouvent les hommes et les animaux des pays très-froids, quand on les transporte dans les pays chauds, où l'on a, jusqu'ici, vainement essayé de les acclimater ; et cette autre raison plus générale, qui fait que les races humaines, après avoir commencé par couvrir les zones tempérées de la terre, et s'être répandues également du côté des pôles et du côté de l'équateur, si-tôt qu'elles ont atteint les limites extrêmes du froid, et qu'elles s'y sont habituées, reviennent rarement et difficilement sur leurs pas : tandis que les habitans des zones brûlantes s'acclimatent sans peine dans les pays tempérés, et peuvent même se familiariser assez vîte, avec les froids les plus rigoureux.

Quoi qu'il en soit, nous devons nous borner à des faits très-concluans, et ne tirer que des résultats absolument incontestables. En voilà déjà beaucoup sur ce point, puisque nous devons examiner ailleurs l'influence propre des climats.

§. VIII.

En général, les effets de l'air sec et de l'air humide peuvent se rapporter à ceux de l'accroissement et de la diminution de son ressort. Cependant quelques circonstances particulières qui rentrent ici dans notre sujet, méritent encore d'être prises en considération. En effet, la grande sécheresse de l'air, lorsqu'elle se trouve associée, comme elle l'est ordinairement chez nous, à des vents du Nord, ou de l'Est, dont le souffle aigu l'augmente beaucoup directement; cette grande sécheresse, dis-je, après avoir d'abord favorisé la transpiration insensible, soit en la saisissant et l'enlevant à la surface du corps à mesure qu'elle s'y présente, soit en imprimant une action plus vive aux solides, finit par dessécher la peau, par la durcir, par boucher l'extrémité des vaisseaux exhalans : de sorte que le ton même des organes que cette résistance irrite encore, ne fait que rendre toutes les fonctions très-pénibles et très-embarrassées. De-là résulte, sur-tout

chez les sujets fort sensibles, un état de mal-
aise et d'inquiétude, une disposition singulière à l'impatience et à l'emportement, une
difficulté plus ou moins grande de fixer leur
attention sur le même objet, et par suite,
une mobilité fatigante d'esprit.

Dans certains pays, où la sécheresse de l'air
et le vent du Nord règnent habituellement,
quelques médecins instruits et bons observateurs ont regardé comme pouvant devenir
utile à la santé des habitans, ce qui par-tout
ailleurs, imprime à l'air un caractère constant
et général d'insalubrité : je veux dire, les
amas d'eaux stagnantes , les cloaques boueux,
les ordures humides dispersées dans les rues.
Ces médecins ont vraisemblablement poussé
trop loin leurs assertions à cet égard : mais
ce qu'il y a de certain, c'est que dans les
lieux auxquels se rapportent leurs observations, ni les exhalaisons des eaux stagnantes,
ni celles des cloaques, ni celles même des
matières les plus corrompues et les plus fétides , ne produisent leurs effets accoutumés. L'air, avide d'humidité , l'enlève et
l'absorbe sans cesse; il s'empare de toutes
les matières susceptibles d'être dissoutes
dans son sein; il volatilise tout; il dévore

tout (1) : enfin son mouvement continuel a bientôt dissipé les miasmes dangereux, dont une humidité tiède peut seule exalter et développer tout le poison.

Dans les pays chauds, l'air est souvent très-sec : des vents brûlans le dessèchent encore (2). Ces vents abattent et détruisent, en quelque sorte, toutes les forces physiques : les forces intellectuelles et morales tombent alors en même temps, dans la plus grande langueur. Mais ordinairement l'effet est pas-

---

(1) De-là vient que les habitans de Madrid donnent au vent du Nord, le nom du mal rongeant, *las Bubas del' Ayre.*

(2) En Egypte, ils empêchent la putréfaction des corps des chameaux et les réduisent en momies. Ils incommodent beaucoup les hommes par la grande quantité de sable fin que leur souffle puissant promène dans l'air, et qui pénètre jusque dans les appartemens les mieux fermés. Ce sable paroît influer sur la production des ophtalmies, qui y sont si communes, comme on le sait assez maintenant : mais il n'en est pas, à beaucoup près, la seule cause ; il n'est pas même la principale : car on sait également que cette maladie dépend sur-tout, ainsi que l'avoit observé dans son temps, Prosper Alpin, des alternatives d'un air sec et brûlant pendant le jour, humide et froid pendant la nuit. (*Voyez* sur-tout l'exact et très-philosophique voyage de Volney.)

sager comme sa cause. L'air se trouve même purgé par-là, de toute émanation putride et dangereuse : et si le climat est sain d'ailleurs, les corps et les esprits y reprennent bientôt leur degré d'activité ordinaire.

L'humidité de l'air a, par elle-même, des effets débilitans ; elle n'est quelquefois utile que par cette propriété : c'est-à-dire que, dans certaines circonstances, en diminuant le ton excessif du système, elle peut ramener l'énergie des organes et l'impulsion motrice, à ce degré moyen qu'exigent, et la régularité des mouvemens, et l'aisance des fonctions. Mais le plus souvent, l'humidité de l'air est nuisible : combinée avec le froid, elle altère profondément les principales fonctions, et produit des affections scorbutiques, rhumatismales, lentes, muqueuses, &c. Or, à ces affections, sont liées, comme nous l'avons vu dans un précédent Mémoire, certaines dispositions morales correspondantes : l'inertie de l'intelligence et des desirs, les déterminations traînantes et incomplètes, les goûts paresseux et le découragement.

Unie à la chaleur, l'humidité de l'air débilite d'une manière plus profonde et plus radicale encore. La grande insalubrité du

Bender-Abassi, des environs de Venise, des marais Pontins, de l'île Saint-Thomé, de la Guiane, de Porto-Belo, de Carthagène, &c. dont on peut voir les effrayans tableaux dans les Voyageurs et dans les Médecins, tient évidemment à cette combinaison fatale de la chaleur et de l'humidité. Une vieillesse précoce, des affections hypocondriaques désespérées, des éruptions éléphantiasiques et lépreuses, des fièvres intermittentes du plus mauvais caractère, des fièvres continues nerveuses, malignes et pestilentielles, en sont les effets, en quelque sorte, inévitables (1): et, dans ces pays malheureux, les personnes qui, par la force de leur constitution, ou par un régime très-attentif, trouvent le moyen d'échapper aux principaux dangers qui les environnent, n'en traînent pas moins habituellement une vie languissante et timide, qui glace toutes leurs facultés et les décourage

---

(1) Je ne parle pas même ici de ces vents pestiférés, qui souflent sur les bords du golfe Persique, depuis le 15 juin jusqu'au 15 d'août, et qui tuent presque subitement, les voyageurs enveloppés dans leurs tourbillons, en laissant les cadavres dans un état de gangrène sèche générale. (*Voyez* Chardin : Voyage en Perse.)

dans tous leurs travaux. Ainsi donc , comme on ne peut y demeurer que retenu par la verge du despotisme, ou par les fureurs de l'avarice et l'avidité forcénée du gain , il est aisé de concevoir que ces circonstances physiques doivent nécessairement produire à la longue, dans le moral, la plus dégoûtante dégradation.

Buffon , dans ses admirables tableaux des caractères propres aux diverses températures , et des formes principales qu'elles impriment à la nature vivante, n'a pas manqué de recueillir les faits relatifs à l'influence des climats humides. Il a prouvé qu'ils détériorent en général la constitution de tous les animaux terrestres , autres que les insectes et les reptiles ; mais que nul animal n'en éprouve au même degré que l'homme , les atteintes énervantes. Il observe que la puissance de reproduction , ainsi que le penchant aux plaisirs de l'amour , en sont particulièrement affoiblis : et ce génie, toujours éminemment philosophique dans ses vues , même lorsqu'il n'est pas assez réservé dans le choix de ses matériaux , en conclut, avec raison, que cette altération profonde d'un penchant sur lequel reposent presque tous les sentimens expansifs de la nature, suffit pour changer l'ordre des rapports sociaux, pour arrêter les progrès de la civilisation, pour empêcher le développement des facultés individuelles elles-mêmes; en un mot, pour retenir les peuplades dans une espèce d'enfance. Qu'on me permette de rappeler, en passant, ce que nous avons vu plus en détail, dans le Mémoire sur les *Tempéramens*, touchant l'influence des organes génitaux et des fonctions qui s'y rapportent. Je prie, dis-je, le lecteur de ne pas oublier combien ces fonctions et ces organes exercent un empire étendu, non-seulement sur la production des penchans heureux de l'amour, de la bienveillance, de la tendre et douce sociabilité, mais encore sur l'énergie et l'activité de tous les autres organes, particulièrement de l'organe pensant, ou du centre nerveux principal.

§. IX.

Parmi les émanations dont l'air atmosphérique se charge dans diverses circonstances, il faut compter d'abord les fluides aériformes, dont le mélange peut altérer considérablement ses caractères et ses effets. La chimie moderne, à l'aide de l'art expérimental qu'elle perfectionne chaque jour, est venue à bout de résoudre l'air dans ses élémens constitutifs ; de le refaire de *toutes pièces*, pour me servir de l'expression d'un homme de génie (1) ; de le ramener à la condition des corps sur lesquels, en imitant la nature, l'homme exerce la puissance la plus étendue, celle, en quelque sorte, de créateur. Deux gaz élémentaires entrent dans la composition de l'air atmosphérique : leurs proportions sont déterminées ; et la combinaison n'est fixe et durable, qu'autant que ces justes rapports s'y trouvent observés exactement. La surabondance de l'un ou de l'autre gaz, n'y peut être que momentanée. Dans les mouvemens continuels de fluctuation qui l'agitent, l'air s'en débarrasse bientôt ; et par-tout il est, à peu de chose près, homogène, à moins que des causes constantes ne lui fournissent incessamment ce surcroît de l'un de ses gaz constitutifs, ou de toute autre émanation volatile quelconque. Mais comme cet aliment immédiat de la vie est à chaque instant, nécessaire à son maintien, les alté-

---

(1) Rouelle l'aîné.

rations de l'air, lors même qu'elles ne sont que passagères, agissent toujours d'une manière prompte sur la disposition des organes et sur la marche des fonctions.

L'addition d'une certaine quantité d'oxygène produit un plus grand sentiment de bien-être et de force : les systêmes nerveux et musculaire acquièrent plus d'activité : il se forme plus de chaleur animale : toutes les excitations intérieures deviennent plus vives; tous les organes deviennent plus sensibles à l'action des stimulans extérieurs. Ce n'est pas que l'air, surchargé d'oxygène, fût habituellement plus salutaire que l'air atmosphérique commun : nous sommes, au contraire, bien fondés à penser qu'il introduiroit, dans l'économie vivante, une sensibilité vicieuse et une série d'excitations excessives; et s'il conservoit long-temps le même degré d'action, il useroit prématurément la vie, comme le font tous les stimulans dont l'habitude n'affoiblit pas promptement les effets. Mais, par cela même qu'il useroit à la longue la vie, il l'exalte passagèrement; et cette propriété, qui peut être utilement employée quelquefois, pour le traitement des maladies, amène, dans l'état de

l'intelligence et des affections, tous les changemens analogues à ceux que les organes ont
éprouvés.

Des changemens contraires sont produits
par la surabondance du gaz azote dans l'air
atmosphérique. La gêne de la respiration,
une langueur défaillante qui saisit la région
précordiale, la lourdeur et l'étonnement de
la tête, l'embarras des idées, l'impuissance
et le dégoût de tout mouvement, s'emparent
bientôt des personnes qui respirent un air
surchargé de ce gaz malfaisant.

Par l'introduction du gaz acide carbonique, l'air contracte des altérations d'un autre
genre, mais qui peuvent le rendre également
nuisible et même mortel. Il paroît que ce
fluide aériforme agit sur le poumon comme
un sédatif direct (1); qu'il le paralyse immédiatement; et qu'impropre à l'objet spécial
de la respiration, il engourdit en outre et

----

(1) C'est par cette propriété, qu'il paroît avoir produit d'heureux effets dans certaines consomptions
pulmonaires. En admettant les observations comme
vraies, on peut croire que la consomption se trouvoit alors entretenue particulièrement par l'excessive irritabilité de l'organe, et cette excessive irritabilité par une quantité d'oxygène relativement trop

suffoque les forces par lesquelles cette fonction s'entretient et se reproduit. Mais, loin
d'éprouver des anxiétés ou du mal-aise, les
personnes qui se trouvent enveloppées d'une
atmosphère de gaz acide carbonique, tombent par degrés dans un sommeil paisible ,
accompagné de sensations agréables : elles
meurent sans avoir aucune conscience du
danger de leur situation, et sur-tout sans
tenter aucun effort pour s'y dérober.

Il faut observer que les gaz azote et carbonique doivent être mêlés à l'air dans des
proportions fortes , pour produire sur l'économie animale, les effets qui leur sont particuliers. De plus, ces effets ne peuvent guère
avoir lieu que dans des lieux clos : par-tout
ailleurs, la légéreté proportionnelle du gaz
azote, fait qu'il s'élève bientôt et se disperse
dans l'atmosphère : et quoique le gaz acide
carbonique soit plus pesant que l'air res-

---

considérable dans l'air commun. Au reste , les résultats de toutes ces expériences ont encore besoin
d'être confirmés par des observateurs moins pré-
venus. Nous avons lieu de croire que celles du citoyen
Burdin jetteront plus de jour sur cette matière , et
en général sur l'emploi des différens gaz comme mé-
dicamens.

pirable, il paroît cependant qu'en s'y dissolvant d'une manière égale et rapide, il peut être facilement enlevé et chassé au loin, de même que l'humidité des vapeurs et des brouillards : ou si, retenu par son poids, il reste dans les basses régions atmosphériques, le moindre courant le balaie, et le distribue sur de vastes espaces; et là, dans tous les momens, les végétaux et différentes espèces d'insectes le décomposent (1), pour s'en approprier la base, et la recombiner dans leurs sucs réparateurs.

Les gaz hydrogène sulfuré et hydrogène phosphoré; le gaz muriatique, et sur-tout le muriatique oxygéné ; l'air commun surchargé d'acide sulfureux ; le même air imprégné de miasmes putrides, vénéneux, contagieux; l'azote saturé d'émanations animales, corrompues, qu'il paroît propre à dissoudre en grande abondance, et qu'il exalte encore par sa combinaison avec elles : tous cés airs, dis-je, font subir aux organes, soit tout-à-coup, soit par degrés, des changemens dont plusieurs observateurs nous ont

____

(1) Peut-être encore, comme le pensoit Spallanzani, les eaux contribuent-elles à sa décomposition.

conservé d'intéressans tableaux. Mais ces effets, en tant qu'ils intéressent l'état moral, peuvent être rapportés à l'influence des maladies. Par exemple, s'il étoit vrai que les exhalaisons d'acide sulfureux pussent toujours produire, comme de bons esprits assurent l'avoir distinctement observé quelquefois, des engorgemens tuberculeux dans les poumons et dans les viscères du bas-ventre, ce seroit plutôt aux affections hypocondriaques qui surviennent alors secondairement, qu'à l'action directe des exhalaisons acides, qu'il faudroit imputer les idées délirantes et les penchans bizarres propres à ces affections (1).

§. X.

E n établissant certaines règles relatives à l'action des différentes substances qui sont, ou qui peuvent être appliquées au corps de

____

(1) Les exhalaisons sulphureuses produisent des effets très-différens, suivant le degré de combustion que le soufre a subi; c'est-à-dire suivant la quantité d'oxygène dont il s'est emparé : mais ce n'est pas ici le lieu d'entrer dans ces détails, très-intéressans d'ailleurs pour l'hygiène, et sur-tout pour la médecine pratique.

l'homme, n'oublions point que ces règles ne doivent jamais se prendre dans un sens trop absolu ; car alors les applications particulières seroient souvent très-fautives. L'organisation animale se modifie singulièrement par l'habitude : celle-ci peut, à la longue, rendre également nuls, et les effets les plus utiles, et les effets les plus pernicieux. L'organisation de l'homme, dont nous avons déjà fait plusieurs fois remarquer l'extrême souplesse, est capable de se prêter à toutes les manières d'être, de prendre toutes les formes. L'homme peut, à la lettre, se familiariser par degrés, avec les poisons : quelquefois même l'habitude lui rend à la fin, nécessaires des impressions qu'elle seule a pu lui rendre supportables ; et ce ne seroit pas toujours sans danger, qu'on passeroit du plus mauvais régime, au régime le plus sage et le meilleur. Les habitans des pays malsains ne se trouvent pas toujours mieux d'un air plus pur : les asthmatiques, à qui les lieux aérés conviennent en général seuls, peuvent cependant quelquefois s'être fait une espèce de besoin de l'air épais et lourd auquel ils sont accoutumés : alors, un air plus vif peut redoubler leurs accès et

leur causer d'effrayantes suffocations. Enfin,
l'on a vu des prisonniers, sortis sains et vigoureux des cachots infects où leurs crimes
les avoient fait détenir long-temps, tomber
malades, rester languissans au grand air, et
ne recouvrer la santé que lorsque de nouveaux crimes les ramenoient dans leur ancien séjour, devenu pour eux une sorte de
pays natal.

Au reste, ce qui est vrai par rapport à
l'influence de l'atmosphère, l'est encore plus
peut-être par rapport à celle des alimens et
des boissons. Mais il ne s'ensuit pas de cette
puissance de l'habitude, qui sans doute a ses
limites comme toutes les autres, que les
phénomènes dépendans du régime ne présentent point un ordre général régulier et
constant, ni qu'on ne puisse en conséquence,
tracer des principes fixes de diététique : il
s'ensuit uniquement que, dans l'observation
de ces phénomènes et dans la détermination
de ces principes, il faut tenir compte d'une
quantité très-considérable d'exceptions, qui
peuvent elles-mêmes être ramenées à des
règles constantes. Et il en est ainsi de toutes
les anomalies qui s'observent dans les faits
naturels : ce qui arrive, ou peut arriver tous

les jours, est nécessairemnt soumis à des lois.

§. XI.

L'INFLUENCE des alimens sur l'économie animale, est donc très-étendue : ses effets sont très-profonds et très-durables. Agissant tous les jours et par des impressions qui se renouvellent pour l'ordinaire, plus d'une fois dans les vingt-quatre heures, qui même chaque fois, se prolongent pendant un certain espace de temps; cette influence seroit incalculable, si, comme nous venons de l'indiquer, elle ne s'affoiblissoit par la simple habitude, et si elle ne tendoit à s'affoiblir d'autant plus, que certaines circonstances particulières ont pu lui donner accidentellement plus de force et de vivacité.

Les alimens ne réparent point les corps des animaux par la seule quantité des sucs propres à l'assimilation qu'ils contiennent et fournissent : ils les réparent encore, et plus puissamment peut-être, par le mouvement général que l'action de l'estomac et du système épigastrique imprime et renouvelle. Aussi leur influence sur l'état de l'économie animale paroît dépendre beaucoup moins de la nature de ces sucs, que du caractère et du degré de cette impulsion. Car, bien que plusieurs alimens, remarquables par certaines apparences extérieures ou chimiques, tels que les farineux, les substances muqueuses, les graisses, ou les huiles, produisent certains effets constans qu'on rapporte à leurs propriétés, il est prouvé, par des observations directes, qu'ils n'agissent pas toujours alors comme substances alibiles ; et lors même qu'ils agissent véritablement en cette qualité, ce n'est, la plupart du temps, que d'une manière secondaire, et par l'effet prolongé des impressions qu'ils ont fait ressentir aux organes de la digestion. Ce seroit, d'ailleurs, se faire une idée bien grossière de la réparation vitale, que de la considérer sous le simple rapport de l'addition journalière et de la juxtaposition des parties destinées à remplacer celles qu'enlèvent les différentes excrétions : elle consiste sur-tout dans l'excitation et l'entretien des différentes fonctions organiques, dont les excrétions elles-mêmes ne sont qu'un résultat secondaire, et, pour ainsi dire, accidentel.

L'homme est donc susceptible de s'habituer à toute espèce d'alimens, comme à toute température et à tout caractère de climat : mais tous les climats et tous les alimens ne lui sont pas également convenables, ou du moins ils n'éveillent et n'entretiennent pas en lui les mêmes facultés; c'est-à-dire que leur usage ne lui donne, ou ne lui laisse point une aptitude égale aux mêmes fonctions organiques , aux mêmes travaux. Il peut vivre de substances végétales , ou de substances animales : mais les unes et les autres ont sur lui des effets très-différens. Il faut en dire autant des boissons, que nous ne pouvons séparer ici des alimens, puisqu'elles en font presque toujours partie, et que même elles remplissent souvent les fonctions alimentaires, dans toute l'étendue du sens qu'on attache ordinairement à ce mot.

Les substances animales ont sur l'estomac une action beaucoup plus stimulante que les végétaux : à volume égal, elles réparent plus complétement et soutiennent plus constamment les forces. Il y a certainement une grande différence entre les hommes qui mangent de la chair, et ceux qui n'en mangent pas. Les premiers sont incomparablement plus actifs et plus forts. Toutes choses égales d'ailleurs, les peuples carnivores ont, dans tous les temps, été supérieurs aux peuples frugivores, dans les arts qui demandent beaucoup d'énergie et beaucoup d'impulsion. Non-seulement ils sont plus courageux à la guerre; mais ils déploient en général, dans leurs entreprises, un caractère plus audacieux et plus obstiné. Il est vrai que la nature semble avoir voulu que, dans certains climats, les hommes se nourrissent préférablement de substances animales. Dans les climats opposés, les végétaux peuvent suffire seuls à la réparation journalière, et peut-être, ils conviennent mieux. Sous les zones glaciales, il faut des alimens qui reproduisent beaucoup de chaleur, qui, par une digestion plus difficile et plus lente, entretiennent l'action vigoureuse de l'estomac, nécessaire pour élever le ton de tous les organes au degré qu'exige la température et le ressort de l'air. Dans les pays chauds, il faut, au contraire, diminuer la reproduction de la chaleur, ménager la foiblesse de l'estomac, qu'énervent puissamment l'excitation non interrompue de l'organe extérieur, et l'excessive transpiration; il faut prévenir les dégénérations putrides, auxquelles les viandes et les poissons ont beaucoup plus de tendance que les herbages, les fruits, les amandes, ou les grains. Cependant les hommes qui, dans ces derniers climats, usent modérément de substances animales, sont beaucoup plus forts que ceux qui n'en usent point du tout : et, pourvu qu'ils prennent d'ailleurs les précautions diététiques convenables, ils sont non-seulement plus capables de supporter des travaux soutenus, mais ils sont, en outre, beaucoup plus sains ; ils se dérobent plus facilement au danger de cette vieillesse précoce qu'une excessive irritabilité produit si souvent dans ces mêmes climats. Or, cette irritabilité doit être regardée comme directement dépendante de la foiblesse musculaire habituelle : d'où il suit que certains excès ont pour cause véritable la foiblesse et son sentiment habituel, ou plutôt les irritations trompeuses et les désirs qui en résultent. Le moral s'altère alors, en raison directe de l'altération des organes ; et l'état de ces derniers peut fournir à l'observateur la mesure des désordres de l'intelligence et du délire des penchans.

Plusieurs fondateurs d'ordres ont eu l'intention formelle d'affoiblir leurs religieux, en leur interdisant l'usage de la chair : ceux qui ont voulu les affoiblir davantage, leur ont interdit en même temps, celui du poisson. Quelques-uns de ces législateurs pieux sont allés plus loin : ils ont prescrit des saignées plus ou moins fréquentes ; ils ont tracé les règles de leur administration. Cette pratique est ce qu'ils appellent, dans leur latin barbare, *minutio monachi :* et, suivant la température et l'état physique du pays, suivant le régime et les travaux habituels des communautés, suivant le tempérament et le caractère de chaque moine, ils ordonnent d'éloigner ou de rapprocher les saignées, de les rendre plus ou moins abondantes, en un mot d'*amoindrir le moine* (*minuere monachum*), suivant l'exigence des cas.

On a déjà remarqué que le régime appelé *maigre ,* et sur-tout les jeûnes et les abstinences, remplissent mal le but d'éteindre les désirs vénériens, et de régler l'imagination, dont les désordres contribuent bien plus que les besoins physiques réels, à nourrir des passions profondes et funestes. Rien n'est assurément plus mal entendu. Mais ce but n'étoit pas le seul qu'eussent à remplir les fondateurs d'ordres : il n'étoit pas même, à beaucoup près, le plus important pour eux. De quoi s'agissoit-il en effet? De plier au joug une réunion d'hommes dans toute la force de l'âge, que la retraite et l'uniformité de leur vie ramenoient sans cesse aux mêmes impressions, et qui pesoient longuement sur leurs moindres circonstances; à qui la méditation contemplative et l'inexpérience du monde, en leur offrant sans cesse des peintures chimériques de ce qu'ils avoient perdu, devoient nécessairement inspirer les idées les plus bizarres, les penchans les plus fougueux : il s'agissoit de ranger ces êtres dégradés à des lois encore plus absurdes qu'eux-mêmes, à des lois qui violoient et fouloient aux pieds tous les droits et tous les sentimens de la nature humaine. Il falloit faire plus ; il falloit, s'il étoit possible, leur faire approuver et chérir la barbarie elle-même de ces lois.

Ces esprits ardens et mélancoliques, ces jeunes gens, dont les erreurs de l'imagination, l'inquiétude aventurière, des goûts singuliers, des espérances folles déçues, ou l'indolence et la fainéantise peuploient les cloîtres; ces hommes dévoués au malheur, dont tout concouroit à troubler de plus en plus la tête, à faire fermenter les passions, avoient

besoin d'être réprimés sans cesse, d'être ra-
baissés au-dessous d'eux-mêmes. Leur existence toute entière n'eût été qu'un tourment
pour eux. Mais les séditions et les révoltes,
toujours prêtes à éclater (1) dans ces lieux
de désespoir, demandoient sur-tout pour la
sûreté des supérieurs, la diminution directe
des forces physiques de leurs infortunés esclaves. D'ailleurs, si les dispositions mélancoliques, le penchant à l'enthousiasme, les
sentimens concentrés, les fureurs extatiques
et amoureuses, étoient encore aggravés par
la diète monastique ; d'un autre côté, les
chaînes religieuses dont on vouloit charger
ces imaginations affoiblies, en recevoient une
nouvelle force. Il étoit plus facile de subjuguer des ames avilies, de les environner
de terreurs fantastiques, de sombres et dé-
courageantes illusions. Ces tristes victimes
devenoient sans doute plus malheureuses ;
mais en même temps elles étoient plus soumises : et soit que le fondateur crût ou ne

─────────────────

(1) Les personnes au fait de l'intérieur des cou-
vens, sur-tout de ceux d'ordres très-sévères, savent
que la guerre y régnoit continuellement entre les
particuliers, et que les supérieurs étoient souvent me-
nacés du fer, ou du poison.

crût point mieux assurer, par-là, leur bonheur dans un autre monde, il avoit assuré la durée de son empire dans celui-ci : il avoit atteint son but principal (1).

Au reste, je n'entrerai point ici dans le détail des idées et des penchans bizarres et même pervers, ou dangereux, que ce régime tend à faire naître. Quoique l'abstinence en général, ou tel genre d'abstinence

---

(1) Je sais, et je ne veux pas taire, que dans l'origine, quelques ordres religieux ont rendu des services à l'agriculture ; que d'autres en ont rendu plus constamment encore aux lettres. A certaines époques malheureuses, les philosophes n'avoient guère d'autre asyle contre la tyrannie, que les cloîtres : par-tout ailleurs, il étoit impossible de penser et de vivre en paix. J'ajouterai même qu'il y a divers genres de travaux pour lesquels des associations d'hommes, soumis volontairement à des règles, à un systême général de vie, pourroient être d'une grande utilité. Mais les institutions monastiques n'en ont pas moins été de grands fléaux. Il seroit à desirer que leur histoire fût écrite impartialement par des esprits philosophiques, qui les eussent bien observées dans leur régime intérieur : ils nous apprendroient peut - être s'il est possible , encore aujourd'hui , d'en emprunter quelques vues pour la création d'institutions nouvelles, appropriées à l'état des lumières, et comment il faudroit s'y prendre pour cela.

en particulier, puisse y contribuer beaucoup, cependant ces phénomènes sont, pour l'ordinaire, produits par un concours de circonstances qui mériteroient d'être examinées chacune à part.

Le lecteur peut consulter sur ce sujet, le Traité de la Solitude, de George Zimmermann. Il y verra le tableau fidèle de la férocité stupide qui caractérisoit les moines d'Orient dans les premiers siècles de l'Eglise; des folies inconcevables de ceux de la Thébaïde, dont un soleil brûlant allumoit le cerveau; enfin, de la fourberie, des mœurs abominables et du malheur profond de ceux d'Europe, qui, semblables aux armées de tous les despotes, ne servoient à tenir les peuples dans l'oppression, qu'en se rendant eux-mêmes très-infortunés.

Les habitudes particulières des peuples ichthyophages dépendent beaucoup moins de la nature de leur aliment habituel, que du caractère des travaux auxquels ils se livrent pour se le procurer, ou des impressions propres à l'élément qui le fournit, et dont ils bravent sans cesse les influences. Il en est de ces peuplades comme de celles qui vivent de chasse. Les hordes de chasseurs (car ils ne peuvent former que des hordes) offrent par-tout , et toujours elles ont offert à-peu-près le même fond d'habitudes; sauf toutefois les différences que doivent amener, ou celles du climat , ou le caractère des rela-tions qui s'établissent entre ces hordes et les peuples voisins. Obligés de parcourir de grands espaces pour se procurer la quantité de gibier nécessaire ; toujours en guerre avec quiconque voudroit venir partager avec eux les produits de leurs forêts ; poussés par le besoin, père de toute industrie, qui les force à se créer des armes, à imaginer des embû-ches, à faire une étude particulière des mœurs qui caractérisent chaque espèce de gibier ; enfin, toujours en butte aux intempéries de l'air : telles sont, en effet, les principales causes des habitudes qu'on observe chez les peuples chasseurs. C'est encore ainsi, je le répète, que la nécessité de vivre sans cesse sur des rivages humides, ou sur des eaux couvertes de brouillards , d'affronter les vagues et les vents, de faire de la pêche un art véritable, et d'en approprier les règles à toutes les circonstances, doit développer un certain genre d'idées , doit faire naître certains goûts et certaines passions. Or, dans les deux cas, on observe que les effets se rapportent parfaitement à la nature de ces circonstances ; et l'on obtient de cette manière, par une autre voie de raisonnement, la confirmation des résultats que l'observation directe a fournis.

Il faut donc attribuer les mœurs des ichthyophages particulièrement à l'influence de leurs travaux.

Cependant l'usage exclusif et long-temps continué du poisson pour nourriture, peut avoir des effets immédiats sur les habitudes du tempérament ; il peut, en conséquence, agir médiatement par ces habitudes, sur les opérations des organes de l'intelligence et de la volonté. Les poissons, en général, mais particulièrement ceux de la mer et des grands lacs, qui du reste peuvent seuls fournir la quantité d'alimens nécessaires pour une peuplade, contiennent une grande abondance de principes huileux et muqueux ; ils ont une tendance directe et rapide à la putréfaction. Ces principes introduits dans les humeurs, y portent un surcroît de nourriture, qui s'extravase dans les mailles du tissu cellulaire, et produit une corpulence inerte et froide, souvent fort incommode. De-là, résultent très-souvent aussi des obstructions opiniâtres dans tout le système glandulaire, des maladies cutanées plus ou moins douloureuses, ou désagréables, mais qui toujours impriment au système nerveux, un mouvement habituel d'irritation. Or, cette irritation produit, à son tour, des appétits bizarres, quelquefois des penchans funestes et cruels.

Je ne parle pas même dans ce moment, de certaines lèpres causées par l'usage inconsidéré de quelques espèces de poissons pris dans le temps du frai; maladies terribles, qui portent le trouble dans toutes les fonctions, inspirent une espèce de fureur pour les plaisirs vénériens, et peuvent, par l'état de mal-aise et les excitations désordonnées qu'elles occasionnent, pousser leurs malheureuses victimes à des actes redoutables de désespoir. Ces faits s'observoient autrefois assez fréquemment dans différens pays : ils sont devenus beaucoup plus rares, à mesure que la police s'est perfectionnée, que l'aisance plus générale a permis de suivre les règles d'une plus sage diététique dans le système de vie, et que le goût de la propreté, soit sur les personnes, soit dans l'intérieur des maisons, est devenu plus général.

La manière dont agit une nourriture composée uniquement de poissons gras et gélatineux, est analogue à celle dont agissent divers autres alimens grossiers et de difficile digestion. Par l'usage habituel des uns et des autres, les glandes s'engorgent fréquemment : une grande quantité de bile se forme : des dégénérations putrides, ou des tendances prochaines à ces dégénérations, s'introduisent dans les humeurs. Tout le tissu graisseux et cellulaire s'empâte; quelquefois même il s'endurcit au point de gêner toutes les fonctions.

Peu de temps avant la révolution, je fus consulté pour une femme chez laquelle cet empâtement et cet endurcissement général amenèrent bientôt par degrés la suffocation complète de la vie. Quand on lui parloit, il falloit le faire très-lentement. Elle ne répondoit qu'au bout de quelques minutes, et d'une manière plus lente encore. Son esprit sembloit hésiter et chanceler à chaque mot. Avant sa maladie, elle avoit eu beaucoup d'intelligence : quand je la vis, elle étoit dans un état d'imbécillité véritable. Elle avoit été fort vive : elle ne paroissoit presque plus capable de former le moindre desir ; elle ne montroit plus aucun sentiment de répugnance ou d'affection.

L'effet des alimens grossiers, sur-tout lorsque des boissons analogues le secondent, est d'engourdir, à différens degrés, les sensations ; de ralentir , à des degrés correspondans, l'action des organes moteurs. L'effet est plus remarquable, il est même différent, à quelques égards, toutes les fois que les viscères du bas-ventre s'obstruent. C'est ce qu'Hippocrate avoit déjà remarqué de son temps. Enfin, cet effet est d'autant plus fort, que les cas où on l'observe, se rapprochent davantage de celui que je viens de citer.

Ainsi, dans certains pays, où la classe indigente vit presqu'uniquement de châtaignes, de bled sarrazin, ou d'autres alimens grossiers, on remarque chez cette classe toute entière , un défaut d'intelligence presque absolu, une lenteur singulière dans les déterminations et les mouvemens. Les hommes y sont d'autant plus stupides et plus inertes, qu'ils vivent plus exclusivement de ces alimens, et les ministres du culte avoient souvent, dans l'ancien régime, observé que

leurs efforts pour donner des idées de re-
ligion et de morale à ces hommes abrutis,
étoient encore plus infructueux dans le temps
où l'on mange la châtaigne verte. Le mélange de la viande, et sur-tout l'usage d'une
quantité modérée de vins non acides, paroissent être les vrais moyens de diminuer
ces effets : car la différence est plus grande
encore entre les habitans des pays de bois
châtaigniers, et ceux des pays de vignobles ,
qu'entre les premiers, et ceux des terres à
bled les plus fertiles. En traversant les bois,
plus on se rapproche des vignobles , plus
aussi l'on voit diminuer cette différence qui
distingue leurs habitans respectifs.

Le lait, que je considère ici comme aliment,
et non comme boisson, peut produire des
effets très-divers, suivant le tempérament
primitif, et l'état accidentel où peut se
trouver l'économie animale au moment où
l'on en fait usage. Dans les changemens que
le lait subit lui-même par des préparations
artificielles, il devient susceptible d'agir d'une
manière qui ne se rapporte plus du tout à sa
nature propre. Le lait frais et pur agit sur
tout le système comme un sédatif direct ,
non stupéfiant ; il modère la circulation des

humeurs ; il porte dans les organes du sentiment, un calme particulier ; il dispose les
organes moteurs au repos. Par son influence,
les idées semblent devenir plus nettes ; mais
elles ont peu d'activité : les penchans sont
paisibles et doux ; mais en général, ils manquent d'énergie ; et quoique cet aliment facile entretienne une force totale suffisante,
il fait prédominer tous les goûts indolens :
l'on pense peu, l'on desire peu, l'on agit
peu.

Tels sont les effets qu'ont observés sur
elles-mêmes, des personnes qui, pour cause
de maladie, avoient passé tout-à-coup d'un
genre de vie plus stimulant, à la diète lactée
pure, et qui, par conséquent, ont pu mieux
reconnoître l'influence réelle de le dernière
espèce de nourriture, dans ce changement
brusque et total. On peut croire que ces
effets dépendent immédiatement de la foiblesse ou de l'obscurité des impressions que
le lait produit sur l'estomac, et de la moindre
action de ce viscère et de tout le systême
digestif. Ils tiennent aussi peut-être, mais
indirectement, et par une suite d'impressions plus éloignées, à la nature émulsive de
cet aliment : car toutes les espèces de lait

contiennent, suivant diverses proportions, l'huile, le simple mucilage et le gluten foiblement animalisé, unis dans un degré de combinaison suffisant pour les empêcher de subir tout à coup, aucune dégénération spéciale, mais trop incomplet pour les rendre susceptibles de la dégénération propre aux combinaisons plus intimes des mêmes principes.

Mais dans certains tempéramens et dans certains états de maladie, l'usage du lait produit des effets particuliers très-différens de ceux que nous venons de lui reconnoître en général. Quelquefois il cause directement des affections mélancoliques, qui, lorsqu'elles prennent un caractère de persistance, amènent bientôt à leur suite tous les désordres de l'imagination et tous les écarts de la volonté que nous avons dit tant de fois leur être propres. Plus souvent encore, il est suivi d'indigestions putrescentes, très-funestes, ou de dégénérations bilieuses, d'obstructions du foie, de la rate et de tout le système hypocondriaque; lesquelles, à leur tour, entraînent la lésion profonde de plusieurs fonctions importantes.

Il n'est pas de mon sujet de spécifier ici

tous les divers effets du lait frais et pur, ni les circonstances où chacun de ces effets peut avoir lieu : je me contenterai d'observer que cet aliment, dont une pratique bannale fait le principal remède des maladies lentes de poitrine, y devient souvent très-pernicieux, et qu'il demande presque toujours, même lorsque son usage doit être utile, une grande circonspection dans le choix du moment et dans la manière de l'employer. J'ajouterai que, quoique d'une facile digestion, le lait réussit mieux en général aux personnes qui font un grand exercice, qu'à celles qui mènent une vie sédentaire. Il peut, d'ailleurs, devenir un véritable poison pour les sujets bilieux et pour ceux dont les hypocondres sont habituellement gonflés ; et il ne convient que rarement aux hommes dont le moral est très-actif, dont toutes les fonctions vitales se trouvent liées à de continuelles et vives sensations. Enfin, le lait, à l'instar des farineux, fournit une nourriture copieuse et réparatrice ; comme eux, il imprime des habitudes de lenteur aux mouvemens musculaires, dont il paroît propre à conserver la force organique : mais il n'émousse pas la sensibilité d'une manière aussi profonde et aussi

durable ; il en modère seulement l'action,
et se borne à rabaisser le ton du système
sensitif.

Ce que je viens de dire de ma manière de
considérer ici le lait, je le dirai par rapport
à tous les autres alimens : mon dessein ne
peut être d'en rechercher tous les effets, ni
de tirer de leur observation, des règles diététiques ou médicales. Un si vaste sujet de-
manderoit un long mémoire, et non un court
paragraphe. Il nous suffira d'avoir constaté
par quelques faits généraux, l'influence des
alimens sur l'état moral. C'est à l'hygiène,
devenue plus philosophique entre les mains
des médecins modernes, qu'il appartient de
développer, par ordre, tous les faits de détail,
d'en circonstancier les modifications et les
nuances, et de tracer, d'après cette étude
approfondie, des préceptes plus détaillés
eux-mêmes, applicables à tous les cas particuliers, et faits pour améliorer de plus en
plus, les dispositions physiques de l'homme,
et par suite son intelligence, sa sagesse, son
bonheur.

§. XI.

Avant de quitter les alimens pour passer aux boissons, il me paroît convenable de dire un mot de certaines substances qui ne peuvent être rangées ni dans l'une ni dans l'autre classse, mais qui cependant sont usuellement employées sous différentes formes, par plusieurs nations, je veux parler des substances narcotiques ou stupéfiantes.

L'économie animale tombe souvent dans la langueur, ou par l'excès, ou par le défaut, ou par le caractère désordonné des sensations. De-là vient que le goût des stimulans est général. La plupart des animaux les recherchent avidement aussi bien que l'homme. Quoique ce ne soit pas précisément les mêmes stimulans qui conviennent aux différentes espèces, peut-être n'est-il aucun de ceux que nous avons fait entrer dans l'usage commun, auquel on ne puisse accoutumer assez vîte, presque tous les animaux qui vivent auprès de nous dans l'état de domesticité. Ce qu'il y a de sûr, c'est qu'employés avec modération, ceux qu'ils adoptent par choix et librement ne leur sont pas moins utiles qu'agréables. Les sensations, au moins momentanées, de force et d'alacrité qui résultent de cet emploi, leur donnent comme à nous, une plus agréable conscience de la vie ; et chez eux comme chez l'homme, cette conscience devient souvent nécessaire pour entretenir, ou renouveler les fonctions.

Quoique l'effet des narcotiques diffère de celui des purs stimulans, ces deux classes de substances ont cependant quelque analogie l'une avec l'autre. Il est aujourd'hui bien reconnu que les narcotiques sont doués d'une véritable action stimulante. Cette action n'est pas, à la vérité, simple ; ils produisent en même temps, un autre effet dont la combinaison avec le premier, constitue leur vertu totale : mais c'est en cela même que consiste leur grande utilité dans le traitement de certaines maladies, leur danger dans le traitement de quelques autres, auxquelles on les avoit cru d'abord appropriés, les sensations délicieuses qu'ils procurent dans certaines circonstances, et la passion vive qu'ils inspirent bientôt aux personnes qui en font un usage familier.

Je crois nécessaire d'entrer, à cet égard, dans quelques explications.

L'économie animale forme sans doute un

système où tout se correspond, où tout est lié d'une manière étroite : mais il s'en faut beaucoup que les fonctions s'exécutent et marchent toujours dans un rapport mutuel et proportionnel bien exact. Nous savons que la sensibilité de l'organe nerveux peut être vive et forte, tandis que la puissance de mouvement des fibres musculaires reste très-foible ; et réciproquement, les forces motrices peuvent être fort énergiques, tandis que les sensations sont engourdies et comme suffoquées. Nous savons aussi que certains organes, ou certains systêmes d'organes peuvent prédominer sur les autres. Or, cette distribution vicieuse des forces, et cet exercice disproportionné des fonctions, produisent, suivant les circonstances, tantôt certains tempéramens généraux, tantôt différentes espèces de maladies, notamment plusieurs de celles qui se développent lentement, et par une suite de désordres successifs. Par exemple, les travaux de l'esprit exaltent singulièrement la sensibilité du systême nerveux, et diminuent, en quelque sorte dans le même rapport, l'énergie tonique des fibres musculaires : les travaux du corps, au contraire, particulièrement ceux qui n'exigent que peu de combinaisons et de réflexions, rendent les muscles plus vigoureux, tandis que d'autre part, ils émoussent la sensibilité. Nous observons, en outre, que certaines circonstances accidentelles, ou certaines pratiques de régime affoiblissent, ou fortifient certains organes particuliers. Enfin, des expériences nombreuses nous ont appris que parmi les substances qui peuvent être appliquées au corps vivant, il en est dont l'action s'exerce sur un genre particulier de forces, sur un, ou sur plusieurs organes spéciaux, sur un certain ordre de fonctions. Ainsi l'impression de quelques miasmes contagieux détruit sur-le-champ la sensibilité du système cérébral. Il en est d'autres dont l'action se porte directement sur les forces musculaires. La morsure du boïquira, ou du serpent à sonnettes, fait tomber toutes les parties et toutes les humeurs dans un état de dissolution putride : la morsure du naïa, ou du lunetier, produit des convulsions et une espèce de gangrène sèche dans la partie mordue : celle de l'aspic, ou vipère égyptienne, cause un profond sommeil. Ainsi, l'aloès, pris intérieurement, pousse en plus grande abondance, ou avec plus d'impétuosité, le sang vers les parties inférieures. Enfin, pour ne pas trop multiplier les exemples, les cantharides portent spécialement et directement leur action sur les voies urinaires et sur le système entier des organes génitaux.

Mais souvent cet effet spécial dont nous parlons, se trouve joint à d'autres effets accessoires, ou plutôt il se compose de deux ou trois effets particuliers qu'une seule cause produit en même temps. Par exemple, l'action que tous les observateurs ont reconnue dans les cantharides prises intérieurement, est accompagnée d'une inflammation plus ou moins forte de la membrane interne de l'estomac; inflammation qui, par les sympathies étendues de ce viscère, va, pour ainsi dire, retentir par-tout, notamment dans l'organe cérébral. Appliquées à l'extérieur, les cantharides peuvent affecter aussi la vessie et les reins : mais alors l'affection, pour peu qu'elle soit profonde, passe rapidement et par sympathie des reins à l'estomac. Enfin, l'utilité, qu'on n'a pas moins unanimement reconnue dans les plantes *crucifères*, ou *tétradynames*, pour le traitement des maladies scorbutiques, dépend tout-à-la-fois, et de leur action stimulante directe sur les organes digestifs, et de leur propriété diurétique, et des principes d'assimilation plus parfaite que leurs sucs portent dans le sang et dans les autres humeurs.

L'action des narcotiques est également complexe. Leur application produit deux effets distincts très-remarquables : l'un de diminuer la sensibilité; l'autre d'augmenter la force de la circulation, et par elle, ou, plus directement encore, par l'état du systême nerveux, celle des organes moteurs. C'est uniquement à raison de ce dernier effet, que les narcotiques doivent être considérés comme stimulans. Ils en produisent néanmoins encore un autre, mais qui s'identifie si intimement avec chacun des deux premiers, qu'il ne paroît guère pouvoir en être séparé : je veux parler de la forte direction vers la tête, qu'il imprime au sang artériel. Aussi, pour accroître véritablement les forces musculaires, les narcotiques doivent être employés à doses modérées : car, à mesure qu'on augmente la dose, l'engourdissement des nerfs augmente lui-même; et le cerveau, comprimé de plus en plus, par l'afflux extraordinaire du sang, transmet de moins en moins, et peut finir par cesser entièrement de trans-

mettre aux muscles, les principes d'excitabilité.

D'après ce simple exposé, l'on pourroit,
en quelque sorte, par la théorie, entrevoir
quel genre de sensations et de perceptions
doit occasionner l'emploi de ces substances.
Dans le cours ordinaire de la vie, par l'effet
des impressions souvent tumultueuses, et
des travaux souvent mal ordonnés, dont
elle se compose, de mauvaises répartitions
des forces entre les divers organes, ont lieu
presqu'inévitablement : des points de sensibilité vicieuse et de concentration d'énergie
vitale, se forment dans diverses parties. Alors,
l'équilibre se trouve rompu : et quoique cet
état lui-même donne fréquemment au systême nerveux, une plus grande aptitude à
tel ou tel genre particulier d'opérations, il
en résulte bientôt cependant, sur-tout lorsque
l'attention du centre cérébral ne se trouve
pas fortement subjuguée, des impressions de
mal-aise qui se proportionnent à l'intensité
des spasmes, et plus encore à l'importance
des organes qui en sont le siége, ou les exci-
tateurs. Or, les narcotiques dissipent ces
spasmes; ils les dissipent même d'une manière d'autant plus prompte et plus com-

plète, que leur triple action concourt simultanément à cet effet. Car, 1°. il est constant que lorsque la sensibilité s'engourdit, c'est dans les points devenus accidentellement plus sensibles et sans cause locale persistante, que l'engourdissement se fait sentir d'abord, et qu'il est le plus marqué. 2°. L'augmentation de force dans la circulation, contribue efficacement à la résolution des spasmes : elle peut même quelquefois les résoudre toute seule, comme cela se prouve par l'efficacité de l'exercice, de la fièvre, ou de certains stimulans employés dans les mêmes cas, et qui produisent des effets directs analogues. 3°. L'engorgement progressif de l'organe cérébral amène la détente générale; et par une loi constante de l'économie animale, cette détente est d'autant plus entière, que l'état contraire étoit plus fortement prononcé.

Ces premières impressions font éprouver un grand sentiment de bien-être. Mais le bien-être devient bientôt beaucoup plus vif, par l'activité nouvelle qu'imprime au cerveau, l'accroissement d'énergie dans la circulation, par sa direction sur de nouveaux objets, et par la conscience agréable d'une plus grande puissance musculaire générale. Enfin,

la quantité plus considérable de sang qui se
porte vers le cerveau, y sollicite de douces
oscillations, mêlées d'un léger embarras ;
d'où résulte cet état de rêverie vaporeuse,
qui, joint à la conscience d'une plus grande
force motrice, ainsi que je l'ai dit tout-à-
l'heure, est celui qui donne le sentiment le
plus heureux de l'existence. Et cet état se
perpétue, tant que la quantité de sang, ou
la véhémence avec laquelle il est poussé, ne
passe pas certaines limites : car, si l'une ou
l'autre va plus loin, le sommeil s'ensuit ; et
si la progression continue, elle amène enfin
l'apoplexie et la mort.

On regarde assez généralement les narcotiques, et sur-tout l'opium, comme des
aphrodisiaques directs. Si cette opinion étoit
fondée, elle pourroit servir à mieux rendre
compte des agréables sensations qui suivent
l'usage de ces substances. En effet, nous avons
vu, dans un autre Mémoire, quelle grande influence les organes génitaux exercent sur
tout le système, et combien leur excitation
est vivement ressentie en particulier par le
centre cérébral. Mais il est vraisemblable que
les narcotiques n'agissent sur les organes
génitaux que comme sur tous les autres,

c'est-à-dire, qu'ils les excitent; il est vrai,
mais d'une manière proportionnelle à l'augmentation de force dans le cours du sang,
et de ton dans les fibres musculaires, comme
nous l'avons déjà dit plusieurs fois. Il est
encore vraisemblable que les impressions
voluptueuses qu'il procure souvent, dépendent des circonstances dans lesquelles
on a l'habitude de l'employer, et qu'elles
se lient à d'autres impressions, ou à des
idées particulières qui les réveillent. Si pour
un sultan couché sur son sopha, l'ivresse
de l'opium est accompagnée de l'image des
plus doux plaisirs; si elle occasionne chez
lui cette douce et vive commotion que leur
prélude fait naître dans tout le système nerveux : à cette même ivresse, sont liées dans
la tête d'un janissaire, ou d'un spahi, des idées
de sang et de carnage, des transports et des
accès dont la fureur barbare n'a sans doute
aucun rapport avec les plus vives agitations
de l'amour. Et c'est en vain qu'on allègue
en preuve des vertus aphrodisiaques de l'o-
pium, l'état d'érection dans lequel on trouve
souvent les Turcs restés morts sur le champ
de bataille. Cet état dépend sans doute du
spasme violent et général, ou des mouve-

mens convulsifs dont le corps s'est trouvé saisi dans l'instant de la mort : mais voilà tout ce qu'on peut conclure de cette observation ; car on l'a faite aussi parmi nous, sur les cadavres de plusieurs pendus. Il paroît d'ailleurs que , dans les pays chauds , le même phénomène se présente quelquefois chez les personnes qui meurent de maladies convulsives ; et dans nos climats, on l'a observé chez quelques épileptiques morts pendant un de leurs accès.

L'abus des narcotiques , c'est-à-dire leur usage habituel , contribue beaucoup à hâter cette vieillesse précoce, si commune dans les pays chauds. On sait que des excitations réitérées suffisent seules pour affoiblir le système nerveux. Ces excitations ont un effet beaucoup plus dangereux lorsqu'elles se trouvent combinées avec d'autres impressions qui émoussent directement la sensibilité : elles deviennent infiniment plus funestes encore dans le cas particulier dont nous parlons maintenant par la direction plus forte du sang vers l'organe cérébral, dont les vaisseaux , naturellement foibles , se dilatent bientôt outre mesure, en cédant à son impulsion. L'usage habituel des narcotiques énerve donc avant le temps ; il dispose à l'apoplexie, à la paralysie ; il frappe le cerveau d'un engourdissement qui ne pouvant être dissipé que momentanément et par le moyen même qui l'a produit, s'aggrave de jour en jour : enfin, cet usage débilite et détruit à la longue toute espèce de faculté de penser, et nourrit des habitudes de rêverie vague, qui par elles-mêmes, sont incontestablement ce qu'il y a de plus propre à frapper de stérilité les forces de l'esprit.

De toutes ces circonstances réunies (1), résultent des goûts d'indolence et d'apathie, des penchans stupides et grossiers, sur lesquels la raison n'exerce nul empire, des passions effrénées, souvent féroces et capables de produire les plus horribles attentats. On

---

(1) Il faut cependant observer que l'opium, quand on l'employe à dose foible, conserve long-temps une action stimulante pure. J'ai connu un vieillard qui s'en servoit pour prévenir des assoupissemens léthargiques auxquels il étoit enclin. J'en ai fait usage avec succès moi-même, pour remplir le même but, chez un autre vieillard que la répercussion subite de la transpiration avoit fait tomber dans un état comateux. Mais j'avois cru devoir associer des cordiaux à l'opium.

connoît la frénésie de ces nègres de l'Inde qui, du moment où le dégoût de la vie s'est emparé de leur ame, prennent de fortes doses d'extrait de chanvre et d'opium mêlés ensemble, s'élancent avec fureur le poignard à la main dans les rues, et frappent sans distinction tout ce qu'ils rencontrent, jusqu'à ce qu'une foule armée se réunissant contr'eux, les extermine enfin comme des bêtes farouches.

Nous ramenons ici l'action des narcotiques en général, à certains effets qui leur sont communs à tous; et véritablement ces substances ont toutes entr'elles plusieurs points de ressemblance. Cependant si l'on traitoit expressément de leurs propriétés, il faudroit sans doute, pour une entière exactitude, distinguer et classer leurs différences qui sont nombreuses et remarquables. Ainsi, l'on trouveroit que les uns paroissent agir plus directement sur l'estomac et ne causer des vertiges qu'en soulevant ce viscère; que d'autres occasionnent une constriction, une sécheresse, une ardeur de gorge particulière. Il en est dont l'action est très-durable; il en est qui n'agissent que d'une manière fugitive. Quelques-uns ont un effet stimulant plus marqué; quelques autres au contraire ne paroissent guère opérer que comme stupéfians.

De tous les narcotiques, l'opium, quand son usage reste renfermé dans certaines bornes, est celui qui affoiblit et hébête le moins : l'extrait de chanvre est celui qui affoiblit le plus. Le stramonium, lorsque son effet n'est pas mortel, laisse après lui, pour l'ordinaire, une incurable stupidité. Mais ces détails sont étrangers à notre but : nous devons nous borner à leur simple indication.

§. XII.

En traitant des effets produits par les boissons, il est également impossible ou de se renfermer dans de simples généralités, ou de particulariser assez les observations, pour évaluer toutes les circonstances qui peuvent, à cet égard, modifier les résultats. Afin d'éviter et le vague de la première méthode, et les longueurs interminables de la seconde, je crois qu'on peut ranger tous les faits essentiels sous les chefs suivans, c'est-à-dire, les rapporter à l'action,

1°. De l'eau, dans les différens états où la nature la présente ;

2°. Des boissons fermentées ;

3°. Des esprits ardens;

4°. De certaines infusions, ou dissolutions, faites, soit par l'intermède de l'eau, soit par celui des liqueurs fermentées, ou des esprits ardens, et dont l'usage est généralement établi chez différens peuples.

Il y a long-temps qu'Hippocrate avoit remarqué la grande influence des eaux sur les fonctions de l'économie animale, et l'influence directe de ces fonctions sur les habitudes de l'intelligence, sur les affections, sur les penchans. Les eaux saumâtres, chargées de dissolutions végétales putrides, de substances terreuses, ou d'une quantité considérable de sulfate de chaux, agissent d'une manière très-pernicieuse sur l'estomac et sur tous les autres organes de la digestion. Leur usage produit différentes espèces de maladies, tant aiguës, que chroniques, toutes accompagnées d'un état d'atonie remarquable, et d'une grande débilité du systême nerveux. Or, cette atonie, ou cette débilité, se caractérise à son tour, par des affections vaporeuses désolantes, qui tiennent l'esprit dans un état continuel d'agitation et d'abattement, ou par l'anéantissement presqu'absolu de ses fonctions, par un véritable état d'imbécillité.

Les eaux dites *dures* et *crues*, c'est-à-dire,
celles qui tiennent une très-grande quantité
de sulfate de chaux en dissolution, et une
quantité proportionnellement moindre d'oxigène (1) et d'air atmosphérique, font passer
rapidement l'énervation funeste de l'estomac
et des entrailles, à tout le systême des glandes
et des vaisseaux absorbans : elles engorgent les
glandes, dénaturent la lymphe et gênent les
différentes absorptions. De l'engorgement des
glandes et de l'altération de la lymphe, naissent des maladies dont l'effet est quelquefois,
je l'avoue, d'augmenter l'activité du cerveau,
mais plus souvent de l'obstruer lui-même ;
maladies en un mot qui peuvent finir par lui
laisser à peine le degré d'action indispensable pour entretenir les mouvemens vitaux.
De la gêne des différentes absorptions, s'ensuivent encore de nouvelles altérations des
organes et des facultés, qui tendent toutes à
dégrader de plus en plus le ton des fibres et

____

(1) La quantité proportionnelle d'oxigène qui
entre dans la combinaison de l'eau, est à-peu-près de
85 parties sur 15 d'hydrogène ; c'est-à dire, presque
de $\frac{5}{7}$. Mais dans certaines circonstances, l'eau comme
l'air, peut dissoudre une quantité additionnelle de l'un
ou de l'autre de ses principes constituans.

la vie du système nerveux. Ces effets sont le dernier terme de ceux que peuvent produire les eaux *dures* et *crues* ; et pour avoir complétement lieu, ils ont vraisemblablement besoin du concours de quelques autres circonstances que l'observation n'a pas encore déterminées avec assez d'exactitude. Mais lors même que les maladies produites par la gêne du système absorbant, sont caractérisées d'une manière plus foible, et se bornent à l'engorgement opiniâtre de différens viscères du bas-ventre, il en résulte encore des affections hypocondriaques et mélancoliques, dont les effets moraux sont suffisamment connus.

L'eau froide, prise intérieurement, a pour l'ordinaire, une action tonique. On sait que les bains froids ont la même vertu : mais ce n'est pas uniquement à cause de la réaction que le froid détermine dans l'une et dans l'autre circonstance. Plusieurs observations dont je ne puis donner encore les résultats, m'autorisent à penser qu'il s'opère, soit dans l'intérieur, soit à la surface du corps, une décomposition du fluide qui cède une portion considérable de son oxigène, et presque tout son hydrogène en nature. De-là vient aussi vraisemblablement que les bains tièdes eux-mêmes agissent souvent comme des toniques directs (1). Et si les boissons chaudes ont besoin d'être imprégnées de substances étrangères pour ne pas produire l'énervation des forces générales, c'est que d'une part, l'estomac, par une disposition particulière, aime et recherche, si l'on peut parler ainsi, les sensations du froid ; et que de l'autre, sa débilitation, de quelque manière qu'elle soit produite, s'étend rapidement à tous les autres organes et à toutes les fonctions.

Du reste, les effets de l'eau, prise intérieurement, dépendent de la nature et de la quantité des matières étrangères qu'elle contient. Ainsi lorsqu'elle contient du cuivre, elle fait vomir et purge avec violence; ou même elle peut tuer dans ce cas, presque immédiatement. Les eaux purement salines, celles par exemple qui tiennent en dissolution du muriate ou du sulfate de soude, du sulfate ou du muriate de chaux et de magnésie, du nitrate de soude, de chaux, &c. agissent à la

---

(1) Les relâchans, en rendant plus de liberté aux fonctions, peuvent produire des effets parfaitement semblables à ceux des toniques : mais on voit assez qu'ils n'agissent alors ainsi que d'une manière indirecte.

manière des substances dont elles sont chargées. La quantité de sel contenue dans l'eau,
paroît même quelquefois avoir d'autant plus
d'action, qu'elle se trouve étendue dans une
plus abondante quantité de fluide : c'est du
moins ce que tous les médecins peuvent avoir
observé sur les eaux salines purgatives, soit
naturelles, soit artificielles. On observe également
tous les jours que l'eau qui contient
du fer, ou sous forme de sulfate, ou sous
celle de carbonate, ou dissous, sans combinaison intime et complète, par le gaz acide
carbonique, par le gaz hydrogène-sulfuré, &c.
développe plus fortement, à plusieurs égards,
son caractère tonique : ainsi des autres substances métalliques, salines, &c. Or, pour déterminer, dans les diverses modifications que
ces substances étrangères lui font subir, les
effets de l'eau, sur l'organe cérébral et sur
ses fonctions, il faut, avec Hippocrate, observer et savoir évaluer son action sur les
viscères du bas-ventre, et l'impression secondaire que celle-ci produit sur tout le système
nerveux.

L'ivresse, occasionnée par des quantités
trop considérables des boissons fermentées, a
quelque analogie avec celle qui suit l'emploi

des substances narcotiques et stupéfiantes :
mais elle en diffère cependant par certains résultats essentiels. D'abord elle est plus fugitive
et ne laisse après elle, que des traces foibles
et momentanées de débilité dans le systême
nerveux. En second lieu, ces boissons ne
sont pas seulement des stimulans modérés
qui s'appliquent immédiatement à l'estomac :
ce sont encore des toniques doux, impré-
gnés pour l'ordinaire, de substances extrac-
tives qui tempèrent à-la-fois et prolongent
leur action. Peut-être même, suivant l'opinion de plusieurs célèbres médecins, agissent-
elles encore comme des antiseptiques directs,
capables de prévenir les dégénérations putrides des alimens et des sucs réparateurs.

On n'observe point des effets parfaitement
semblables dans l'emploi des différentes liqueurs fermentées. Quand la partie sucrée
et fermentescible se trouve unie à des principes aromatiques très-forts, comme dans les
boissons que retirent quelques peuples sauvages de diverses épiceries écrasées et mêlées
au suc qui découle de certaines espèces d'arbres, ou qui s'exprime de certains fruits, leur
action est plus profonde et plus durable : elle
présente le caractère tenace des huiles essen-

tielles brûlantes qui nagent dans ces préparations ; et leur usage copieux ou prolongé ne manque guère de détruire les forces de l'estomac, en les excitant violemment et sans relâche. De-là, s'ensuivent différentes maladies chroniques, accompagnées d'éruptions hideuses, d'une extrême maigreur et de l'affoiblissement marqué de tout le systême cérébral.

Les boissons qui se retirent des graines céréales fermentées, ont une action plus douce et plus passagère ; mais la quantité de matières nutritives qu'elles contiennent exige un travail plus ou moins considérable de la part de l'estomac et des autres organes assimilateurs. Aussi, prises trop largement, elles peuvent causer des indigestions pénibles ; et leur usage prolongé, quoiqu'à dose moins forte, empâte souvent les viscères du bas-ventre, et inonde les chairs d'un mucus incomplétement élaboré.

Les plus saines, comme les plus agréables des boissons fermentées, sont sans doute celles que fournissent directement les fruits abondans en principe sucré : et parmi ces dernières, le vin de raisin l'emporte de beaucoup à tous égards.

Par l'habitude des impressions heureuses qu'il occasionne, par une douce excitation du cerveau, par un sentiment vif d'accroissement dans les forces musculaires, l'usage du vin nourrit et renouvelle la gaîté, maintient l'esprit dans une activité facile et constante, fait naître et développe les penchans bienveillans, la confiance, la cordialité. Dans les pays de vignobles, les hommes sont en général plus gais, plus spirituels, plus sociables ; ils ont des manières plus ouvertes et plus prévenantes. Leurs querelles sont caractérisées par une violence prompte : mais leurs ressentimens n'ont rien de profond, leurs vengeances rien de perfide et de noir.

L'abus du vin, comme celui des autres stimulans, peut sans doute détruire les forces du systême nerveux, affoiblir l'intelligence, abrutir tout-à-la-fois le physique et le moral de l'homme : mais pour produire de tels effets, il faut que cet abus soit porté jusqu'au dernier terme ; il est même rare qu'il le produise, sans le concours des esprits ardens, auxquels les grands buveurs finissent presque toujours par recourir, quand le vin n'agit plus assez vivement sur leur palais et sur leur cerveau. J'ai connu beaucoup de vieillards qui toute leur vie avoient usé largement du vin, et qui, dans l'âge le plus avancé, conservoient encore toute la force de leur esprit, et presque toute celle de leur corps. Peut-être même les pays où le vin est assez commun pour faire partie du régime journalier, sont-ils ceux où, proportion gardée, on trouve le plus d'octogénaires et de nonagénaires actifs, vigoureux et jouissant pleinement de la vie.

Quoique les différentes espèces de vins aient toutes des effets très-analogues, leur manière d'agir sur l'estomac et sur le systéme nerveux, présente cependant des nuances et des modifications dignes de remarque. Pour en concevoir la cause, il suffit d'observer : 1°. que les différens vins ne contiennent pas la même quantité proportionnelle d'esprit, de matière extractive et de fluide aqueux; 2°. que le principe fermentescible s'y trouve inégalement développé ou altéré; 3°. que les sels tartareux y sont eux-mêmes dans divers états, ou dans diverses proportions. Ainsi, par exemple, les vins spiritueux ont une action rapide et forte ; ceux qui sont chargés de partie extractive ont une action douce et durable ; ceux dont la fermentation ne s'est faite qu'incomplétement, et qui contiennent beaucoup de gaz acide carbonique non combiné, ont une action vive, mais passagère; ceux enfin où le principe fermentescible conserve encore une grande partie de ses qualités de corps sucré, ont une action tout-à-la-fois puissante et durable. Les vins cuits en général, et particulièrement ceux des pays méridionaux, séjournent long-temps dans l'estomac : ce qui fait qu'ils réparent énergiquement les forces, mais qu'on ne peut en prendre que de foibles quantités à-la-fois.

Des observateurs philosophes ont affirmé que tous les peuples des pays de vignobles avoient un caractère analogue à celui de leurs vins. Quelques-uns d'entr'eux ont cru voir, dans l'excellence et la force des vins de la Grèce, la cause de sa prompte civilisation, et du talent particulier pour la poésie, pour l'éloquence et pour les arts, qui distingua jadis, et qui distingueroit encore ses habitans, s'ils vivoient sous un gouvernement sensé. Il en est qui n'ont pas fait difficulté d'attribuer à la violence de quelques-uns de ces mêmes vins, les fureurs érotiques de leurs femmes, fureurs qui se développoient avec le dernier degré d'emportement dans les mystères de Bacchus. Peut-être ces philosophes sont-ils allés trop loin, en rapportant à des causes purement physiques, et sur-tout à certaines causes physiques isolées, un ensemble d'effets moraux, auxquels beaucoup de circonstances diverses ont pu concourir : mais ils ont eu raison de penser qu'un ordre d'impressions fortes et renouvelées fréquemment, ne pouvoit manquer d'influer sur les habitudes des esprits et sur les mœurs.

Nous aurons peu de chose à dire touchant les esprits ardens. Dans les pays froids, surtout dans ceux de ces pays où l'on fait un grand usage d'alimens gras, on boit impunément de grandes quantités d'eau-de-vie et d'autres liqueurs spiritueuses. Elles n'y font point sur les papilles nerveuses de la bouche et de l'estomac, la même impression que dans nos climats plus tempérés. Pour produire l'ivresse, il faut, à Pétersbourg, plusieurs fois autant de ces liqueurs, qu'à Paris et même qu'à Londres, où les hommes de la classe ouvrière sont plus familiarisés à leur abus : il en faut aussi beaucoup plus pour les naturels du pays, que pour les méridionaux qui ne font qu'y passer.

Les liqueurs spiritueuses paroissent utiles dans les pays froids. Dans les pays chauds, elles sont quelquefois nécessaires pour soutenir les forces, et pour stimuler en particulier celles de l'estomac : car l'excitation continuelle de l'organe extérieur et la tendance des mouvemens vers la circonférence, énervent de plus en plus le ton de ce viscère. On remarque même que sous les zones brûlantes, comme sous les zones glaciales, ces liqueurs usent moins la vie, que dans nos climats plus doux, sur-tout lorsqu'on les emploie dans les grandes sueurs, et par doses foibles réitérées. Leur usage prudent peut donc encore avoir son utilité dans les pays où l'action stimulante d'une atmosphère embrasée force l'homme à combattre par des excitations internes vives, cette distraction habituelle des forces qui se portent toujours au-dehors. Mais dans nos climats, elles devroient être réservées exclusivement aux hommes de guerre, qui bravent jour et nuit toutes les intempéries des saisons, et aux ouvriers que le genre de leurs travaux soumet aux mêmes influences : encore les uns et les autres ont-ils besoin d'en user modérément. Du reste, hors quelques cas de débilité soudaine qu'il est nécessaire de dissiper par une secousse vive, ou quelques maladies lentes, muqueuses, dont le traitement exige que la nature soit fortement stimulée ; enfin hors quelques dispositions habituelles du tempérament inerte, où la vie devient languissante aussi-tôt qu'elle n'est plus soutenue par des stimulans artificiels : hors ces cas, dis-je, moins communs qu'on ne le pense ordinairement, l'usage des liqueurs spiritueuses est toujours inutile, souvent nuisible, quelquefois tout-à-fait pernicieux. En effet, l'observation prouve que leur abus dégrade le système sensitif autant que l'abus des narcotiques eux-mêmes. Il hébête également les fonctions de l'organe cérébral ; il diminue plus directement encore la sensibilité des extrémités sentantes, en fronçant et durcissant les parties solides dont elles sont entourées et recouvertes (1) : et la gêne où cette circonstance retient toutes les fonctions,

____

(1) La tension des parties solides augmente souvent la sensibilité : mais ici, se trouvant jointe à l'engourdissement du système nerveux, elle produit un effet tout contraire. D'ailleurs, quand la tension passe certaines bornes, elle oblitère tout, et empêche le jeu de la vie.

porte un état d'inquiétude habituelle dans l'économie animale. En même temps, l'excitation contre nature, causée par l'énergie extrême de ces stimulans, entretient une sorte de fièvre continuelle. Ainsi les boissons spiritueuses ne frappent pas seulement, comme les narcotiques, le cerveau d'une stupeur profonde : elles changent encore l'état mécanique de toutes les parties contractiles ; elles y déterminent un surcroît de mouvement : et par la résistance qu'opposent ces parties, il se forme une suite de sensations mixtes, où le sentiment de la force accrue est couvert en quelque sorte, et rendu pénible par celui de l'embarras et de l'hésitation des efforts vitaux. Aussi remarque-t-on que l'habitude de ce genre d'ivresse occasionne tout-à-la-fois, la débilité des fonctions intellectuelles, l'inquiétude habituelle de l'humeur, et le penchant à la violence. Son résultat extrême est la férocité jointe (1) à la stupidité.

____

(1) Presque tous les grands scélérats sont des hommes d'une structure organique vigoureuse, remarquables par la fermeté et la ténacité de leurs fibres musculaires. Presque tous s'endurcissent encore, tant au physique qu'au moral, par l'abus des esprits ardens et des stimulans âcres de toute espèce.

Qui ne connoît la grande influence qu'ont eue sur le sort de l'Europe, la découverte de la route des Grandes-Indes par le Cap de Bonne - Espérance, celle des îles et du continent de l'Amérique, et l'établissement des nouveaux rapports politiques et commerciaux qui furent la suite de ces deux grands événemens? On sait que les premières idées saines et les premières lueurs de vraie liberté chez les modernes, datent de cette époque. Ce fut alors que le commerce, devenu plus général, créa, sur divers points de l'ancien continent, des foyers actifs d'industrie, et que rendant ainsi le pauvre et le foible moins dépendans du riche et du fort, il prépara de loin le règne de la véritable égalité sociale. Ce fut aussi vers la même époque, à-peu-près, que l'esprit humain sécoua en partie, la plus pesante et la plus humiliante de ses chaînes (1); que la raison commença cette lutte hardie qui doit infailliblement remettre un jour dans ses mains, toutes les forces du monde moral; qu'enfin des yeux libres et fermes osèrent envisager sans crainte, les fantômes les plus redoutés

____

(1) La réformation.

jusqu'alors. L'histoire et les progrès de ces
grands changemens appartiennent à celle de
l'esprit humain : et c'est depuis ce moment
sur-tout qu'on voit agir avec une énergie
constante, deux ressorts tout-puissans (les
lumières et l'industrie) qui tendent à détruire
de plus en plus, dans le systême social, la
domination arbitraire de certains individus
et de certaines opinions.

Mais les relations commerciales avec les
deux Indes amenèrent dans le régime des
peuples de l'Europe, d'autres changemens
très-remarquables. Les différentes productions étrangères que l'on commençoit dès-lors
à connoître, ou qui chaque jour devenoient
plus communes par la diminution des frais
de transport, devoient nécessairement introduire de nouvelles habitudes, et ces habitudes, améliorer ou dégrader la constitution
physique et le moral des individus.

Il y a long-temps que les médecins anglais ont attribué la diminution des maladies
scorbutiques et éléphantiasiques à l'usage général du sucre. Ces maladies sont dans nos
derniers temps, devenues de plus en plus
rares. Le fait est certain : mais sans doute il
ne peut dépendre d'une seule cause. Les pro-

grès de la civilisation, et particulièrement ceux de la police, ont contribué beaucoup, comme nous l'avons dit ailleurs, à faire disparoître ces maladies produites par l'insalubrité des villes, par la malpropreté des habitations, par la qualité pernicieuse des denrées de première nécessité. Cependant il est aujourd'hui reconnu que le sucre fournit un aliment très-sain. Les animaux qui en ont déjà goûté, le recherchent avec passion : il est également salutaire à presque tous. Employé comme simple assaisonnement, le sucre ne se borne pas à rendre agréables d'autres alimens qui ne le seroient point sans lui ; il les rend encore plus sains, et facilite leur dissolution dans les estomacs débiles. Son usage abondant et journalier dégoûte d'ailleurs de différentes saveurs plus fortes ; il donne un peu d'éloignement pour le vin ; il fait qu'on desire moins les liqueurs spiritueuses ; en tout il paroît inspirer des goûts doux et délicats comme lui-même. Auroient-ils donc abusé des analogies, ces philosophes qui l'ont jugé capable de contribuer à faire naître les habitudes les plus heureuses de la sociabilité ?

Il existe une grande analogie entre le prin-

cipe sucré et la matière alibile, particulièrement réparatrice. C'est ce qu'on voit avec
évidence dans quelques maladies consomptives, où ce principe s'échappe sous sa forme
naturelle. Dans le véritable diabétès , des
urines abondantes, épaisses, présentent quelquefois la consistance , souvent la couleur ,
toujours la saveur du miel. Dans la plupart
des phthisies idiopathiques du poumon , le
mal, qui au début s'annonce par des crachats
salés, devient de plus en plus grave si-tôt que
les crachats commencent à paroître doux et
sucrés au malade. La première observation
est de Mead ; la seconde avoit été déjà faite
par Hippocrate : la pratique journalière les
confirme également toutes deux.

On a dit beaucoup trop de mal des épiceries, et de leur usage comme assaisonnemens.
Les médecins ont répété mille fois contr'elles,
des anathêmes dont l'expérience ne confirme
nullement la justesse ; et les mêmes hommes
qui ordonnoient à grandes doses, le girofle,
la cannelle, la muscade, rapprochés dans
un petit volume d'opiate ou d'électuaire, se
faisoient un devoir d'en proscrire les plus
petites quantités, étendues dans un volume
considérable d'alimens. C'est encore avec la

même déraison, que plusieurs praticiens se sont long-temps obstinés à regarder le sucre comme un aliment dangereux. Mais tandis qu'ils l'interdisoient en substance, ils ne faisoient pas difficulté de l'ordonner largement dans leurs syrops et dans leurs condits.

Il est sans doute très-facile de pousser l'usage des épiceries à l'excès. Alors elles produisent l'effet de tous les vifs stimulans dont on abuse : elles émoussent la sensibilité générale du système ; elles énervent, sur-tout d'une manière directe, les forces de l'estomac. Mais cet abus, qui produit quelquefois dans les humeurs certaines altérations, dépendantes de l'excès d'activité des organes et de l'atonie qui lui succède ; cet abus, dis-je, ne laisse après lui, ni l'hébétation de l'organe nerveux qu'occasionnent les narcotiques, ni l'endurcissement des fibres et des membranes que l'usage immodéré des esprits ardens joint à cette hébétation. Employées avec réserve, les épiceries soutiennent la digestion stomachique, animent la circulation générale, renouvellent l'énergie des organes musculaires, maintiennent le système nerveux dans un état continuel et moyen d'excitation : toutes circonstances propres à multiplier les impressions soit internes , soit externes, à faciliter les opérations de l'organe pensant, à rendre plus souples, plus libres, plus promptes toutes les opérations de la volonté; en un mot , à donner un plus grand sentiment d'existence , et à soutenir, dans un degré constant, le ton des organes et toutes les fonctions de la vie.

Mais parmi les productions exotiques dont le commerce a rendu l'usage commun , celle contre laquelle une médecine minutieuse , ignorante ou prévenue s'est élevée avec le plus de fureur et avec le moins de fondement, c'est le café. Sans doute aussi , puisqu'il est capable de produire des effets marqués et constans , le café peut être habituellement nuisible à quelques personnes, ou le devenir dans quelques états de maladie : mais il est notoire qu'on brave chaque jour plus impunément , les arrêts doctoraux lancés contre lui. Chacun peut reconnoître sur soi-même, que le plaisir de prendre du café n'est rien en comparaison du bien-être qu'on ressent après l'avoir pris : et comme toutes les fois qu'il nuit véritablement, il le fait par des excitations directes, qui peuvent en effet, ou rappeler certains désordres nerveux , ou se diriger et s'accumuler vicieusement sur des organes trop sensibles, ou enfin renouveler des spasmes artériels inflammatoires ; le mal se fait sentir immédiatement, et des impressions agréables ne le déguisent presque jamais.

Ce n'est pas sans raison, que quelques écrivains ont appelé le café, *une boisson intellectuelle*. L'usage, pour ainsi dire général, qu'en font les gens de lettres, les savans, les artistes, en un mot, toutes les personnes dont les travaux exigent une activité particulière de l'organe pensant ; cet usage, dis-je, ne s'est établi que d'après des observations et des expériences très - sûres. Rien n'est plus propre en effet à faire cesser les angoisses d'une digestion pénible. L'action stimulante de cette boisson, qui se porte également sur les forces sensitives et sur les forces motrices, loin de rompre leur équilibre naturel, le complète et le rend plus parfait. Les sensations sont à-la-fois, plus vives et plus distinctes, les idées plus actives et plus nettes : et non-seulement le café n'a pas les inconvéniens des narcotiques, des esprits ardens, ni même du vin ; il est au contraire le moyen le plus efficace de combattre leurs effets pernicieux.

Je crois inutile d'entrer dans de plus longs détails, pour prouver la grande influence morale du régime nouveau que les heureux efforts du commerce ont introduit en Europe. Cette influence est d'autant plus étendue, que ce n'est point à quelques particuliers isolés que ces jouissances sont aujourd'hui réservées exclusivement : elles deviennent par degrés, une richesse commune : et lorsque les saines idées d'égalité pénétrant plus avant dans les lois et dans les mœurs, auront amené parmi les hommes une plus équitable répartition des jouissances, on ne comptera plus ceux qui pourront se procurer ces doux fruits de l'industrie humaine ; on comptera plutôt ceux qui ne le pourront pas ; et cette amélioration elle-même réagira sur les productions ultérieures du génie et sur ses nobles travaux.

Dans le dernier siècle, la grande découverte de la circulation du sang vint jeter une vive lumière sur plusieurs phénomènes de l'économie animale ; mais elle fit éclore en même temps plusieurs théories absurdes de médecine. On ne fut plus occupé que des moyens de tenir le sang assez fluide, pour le faire pénétrer facilement dans les petits vaisseaux, et les vaisseaux assez souples et assez libres, pour qu'ils fussent toujours disposés à le recevoir. De-là, cet effrayant abus des saignées (1) et des boissons tièdes relâchantes, que quelques praticiens ordonnoient avec une espèce de frénésie. Ce fut sur-tout en Hollande qu'on porta le délire à son comble. Bontekoë, par sa dissertation sur le thé, n'y contribua pas médiocrement. Ce fut aussi chez les Hollandais, que le thé prit d'abord faveur (2). Dans les premiers temps, on le regardoit comme un simple remède : il est devenu depuis chez plusieurs peuples, une boisson de première nécessité.

----

(1) Le piemontais Botal, médecin de Henri III, avoit déjà donné beaucoup de vogue à la saignée, long-temps avant que la doctrine de la circulation fût admise dans les écoles : mais on ne se mit à verser des flots de sang d'une manière vraiment systématique, que lorsqu'on eut rapporté presque toutes les maladies à son épaisissement et à l'obstruction des vaisseaux.

(2) Cette faveur ne fut pas de pur enthousiasme; il y entra beaucoup de calcul. Les Hollandois, par leurs relations avec le Japon, pouvoient faire alors le commerce exclusif du thé. Aussi les Etats récompensèrent-ils libéralement Bontekoë.

Bontekoë et ses adhérens avoient beaucoup trop célébré les grandes vertus de cette
boisson : des médecins modernes ont de leur
côté, je crois, exagéré beaucoup ses inconvéniens. Assurément le thé ne produit point les
miracles que, dans l'origine, une admiration
sincère, ou feinte, attribuoit à son usage ; mais
il ne produit point non plus tous les mauvais
effets dont on l'accuse. Comme eau chaude,
le thé débilite l'estomac, et par conséquent
aussi le systême nerveux, qui partage si rapidement les impressions reçues par ce viscère : mais cependant la matière extractive
astringente, qui s'y trouve fortement concentrée, tempère beaucoup cet effet. Dans
les pays où son usage est général, on ne remarque point que les personnes qui s'en
abstiennent, toutes choses égales d'ailleurs,
se portent mieux que les autres. Il paroît
qu'outre la matière astringente et le principe
aromatique combinés dans sa feuille, le thé
contient encore quelques particules narcotiques, ou sédatives : et c'est peut-être à
cause de cette triple combinaison, que chez
quelques personnes, il agit comme un cal-
mant direct, tandis que chez d'autres il produit des agitations ou des anxiétés parfaite-

ment analogues à celles qui suivent souvent l'usage de l'opium.

§. XIII.

L'INFLUENCE des mouvemens corporels sur les dispositions et sur les habitudes morales, s'exerce de trois manières : 1°. par les impressions immédiates qu'ils produisent et par l'état dans lequel ils mettent directement les organes ; 2°. par les modifications successives qu'ils peuvent déterminer, soit dans la structure organique elle-même des diverses parties du corps, soit dans le caractère de leurs fonctions ; 3°. par la tournure particulière que les déterminations prennent à la longue, en vertu de ces impressions et de ces modifications.

Dans tous les siècles, les observateurs ont célébré la grande utilité de l'exercice, pour la conservation de la santé. En effet, les mouvemens corporels, en portant à l'extérieur les forces qui pendant l'état de repos, tendent presque toujours à se concentrer soit dans le cerveau, soit dans les viscères du bas-ventre, en font une plus exacte répartition : ils rétablissent ou maintiennent l'équilibre ; ils animent la circulation, pro voquent la perspiration insensible, attisent, en quelque sorte, le foyer de la chaleur vitale; et par le surcroît de ton qu'ils donnent aux fibres musculaires, ils empêchent la prédominance vicieuse du système sensitif. Mais l'exercice n'est pas également utile dans tous les climats, et son emploi demande d'importantes modifications, suivant les tempéramens, et suivant les divers états où le même individu peut se trouver. Dans les pays chauds, la chaleur, en appelant les forces à la circonférence, le supplée à plusieurs égards; et les sueurs débilitantes qu'elle n'excite déjà que trop sans lui, peuvent le rendre souvent pernicieux. Chez les sujets à fibres molles, dont les vaisseaux étroits et foibles se trouvent noyés dans la graisse, l'exercice a besoin d'être fort modéré pour ne pas user radicalement des forces musculaires dépourvues d'une énergie primitive réelle. S'il est très-violent, ou s'il dure un temps trop long, il peut alors quelquefois occasionner des inflammations adipeuses dans les viscères hypocondriaques (1). Enfin, sans compter

---

(1) C'est ce qu'on appelle gras-fondu chez les animaux.

les maladies aiguës, pendant lesquelles l'action musculaire est toujours nuisible, il est différens états du corps où l'utilité de l'exercice est fort douteuse ; il en est même où, par la nature de ses effets directs, il ne peut faire que du mal. Par exemple, je l'ai toujours trouvé nuisible dans les diathèses inflammatoires chroniques du poumon, surtout lorsqu'elles sont combinées avec la foiblesse originelle des vaisseaux : et quoique dans ce cas, qui demande beaucoup de tact et de sagacité de la part du médecin, l'on ne puisse terminer et compléter la cure que par des toniques, dont l'exercice lui-même fait partie, ou dont il seconde éminemment l'action, il faut cependant commencer par des moyens tout contraires ; et tant que la vraie diathèse inflammatoire dure, prescrire un repos presqu'absolu.

L'effet direct de l'exercice est donc d'attirer les forces, et, si je puis m'exprimer ainsi, l'attention vitale dans les organes musculaires ; de faire sentir plus vivement et d'accroître l'énergie de ces organes ; de multiplier les impressions extérieures et d'en occuper tous les sens à-la-fois ; de changer l'ordre des impressions internes et de suspendre le cours

des habitudes contractées pendant le repos.
Ainsi l'exercice, sur-tout l'exercice pris en
plein air, à l'aspect d'objets nouveaux et
variés, n'est point favorable à la réflexion,
à la méditation, aux travaux qui demandent
qu'on rassemble et concentre toutes les forces
de son esprit; à moins que le rappel et la combinaison des idées ne se trouvent liés par l'habitude, à certaines séries de mouvemens musculaires. Encore même remarque-t-on que les
esprits ainsi disposés, s'occupent plutôt, en
général, d'objets d'imagination et de sentiment, que de ceux qui demandent une grande
force d'attention. C'est en l'absence des impressions extérieures, qu'on devient le plus
capable de saisir beaucoup de rapports, et de
suivre une longue chaîne de raisonnemens
purement abstraits.

Nous avons déjà remarqué dans un des
précédens mémoires, que l'exercice de la
force musculaire émousse la sensibilité du
système nerveux; que le sentiment de cette
même force imprime des déterminations qui
transportant sans cesse l'homme hors de lui-
même, ne lui permettent guère de peser sur
les impressions transmises à son cerveau. Si
ces impressions se trouvent encore multi-

pliées par des circonstances, capables de produire une vive distraction des forces vers l'extérieur, combien la difficulté de les démêler et de s'arrêter convenablement sur chacune, n'augmente-t-elle pas ! Combien l'action de l'organe cérébral n'est-elle pas alors dépendante des nouvelles sensations reçues à l'instant même ! Combien la multitude des jugemens n'altère-t-elle point leurs résultats ! Enfin par cela seul que les impressions ne sont plus les mêmes ; que l'ordre, et peut-être à plusieurs égards, le caractère et la direction des mouvemens organiques sont changés, le système nerveux pourroit-il ne point partager ces divers changemens ? En effet, il est démontré que dans plusieurs cas, les impressions ne modifient l'état de certains organes particuliers, différens de celui qui les a reçues, qu'après avoir été transmises au centre cérébral, et par la réaction qu'elles le forcent d'exercer sur eux : et quoiqu'il y ait différens centres de réaction, quoiqu'il puisse même y en avoir un nombre indéfini dans les diverses branches du système nerveux, et qu'ils soient tous relatifs à tel ou tel genre particulier d'impressions et de mouvemens, cependant l'entretien de la sensibi-

lité générale, et même l'influence de ces centres secondaires, dans l'état naturel du corps
vivant, n'en sont pas moins subordonnés à
la communication de toutes les divisions du
système nerveux avec le centre cérébral
commun.

Nous devons observer que la force radicale et constante des organes a besoin d'être
en rapport avec celle de la sensibilité, pour
que le cerveau soit capable d'une attention
forte : la prédominance du système sensitif
sur le système moteur, quand elle passe certaines bornes, empêche que les fonctions
de la pensée s'exercent pleinement et avec
un degré d'énergie soutenu. Mais il n'en est
pas moins vrai que la vivacité des sensations, la facilité de leurs combinaisons, la
concentration des mouvemens dans l'organe
cérébral , toutes circonstances nécessaires
aux travaux de l'esprit, ne sont plus les
mêmes, quand les organes extérieurs se trouvent dans un état continuel de force sentie et
d'action. Ainsi donc le régime athlétique, qui
d'ailleurs n'augmente que les forces les plus
grossières du corps vivant, et qui diminue
même les probabilités d'une longue vie, soit
en déterminant vers les muscles, une partie

considérable de la puissance d'action destinée au système nerveux , soit en exposant
le corps à de nouvelles causes de destruction ;
le régime athlétique, dis-je , ne convient
point aux hommes qui cultivent les sciences,
les lettres ou les beaux-arts : et si les exercices corporels leur sont éminemment utiles,
en empêchant que la concentration des forces et des mouvemens ne devienne excessive ,
en conservant dans les organes moteurs, le
degré de ton nécessaire à l'action du cerveau,
enfin en ne laissant point tomber dans une
langueur funeste les mouvemens réparateurs ; d'autre part, ces exercices ne doivent
être ni trop forts , ni trop long-temps continués. Il est sur-tout convenable de ne les
employer que dans les intervalles du repos
de l'esprit. En effet, rien ne dégrade plus
directement et plus radicalement les forces
vitales, que de puissans efforts simultanés
en sens contraires : car ces tiraillemens non-
naturels, consomment une beaucoup plus
grande quantité de forces, que n'en exige
chaque mouvement particulier ; et d'ailleurs, toute tentative incomplète , ineffi-
cace, lors même qu'elle n'employe que peu
de forces , fatigue plus la nature , que de

très-grands efforts quand ils ont un plein succès.

En augmentant la vigueur radicale et le ton des parties musculaires, l'exercice diminue à la longue la mobilité nerveuse. Ainsi donc, quand l'impuissance des fonctions intellectuelles tient à cette mobilité trop vive, l'exercice contribue efficacement à leur donner plus de stabilité d'énergie. Mais à moins que l'action des organes musculaires mis en mouvement, ne se trouve liée par quelque dépendance directe, avec des déterminations internes et des idées dont elles sont en quelque sorte la manifestation extérieure ; ou, comme nous l'avons dit ci-dessus, à moins qu'on n'ait contracté l'habitude de penser en agissant, et que le mouvement corporel ne soit devenu nécessaire au travail du cerveau, qui constitue l'attention et la méditation : l'on peut établir en thèse générale, que les exercices forts et long-temps continués, diminuent la sensibilité du système nerveux ; qu'ils affoiblissent son action, à-peu-près dans le même rapport qu'ils augmentent celle du système musculaire ; qu'enfin, par le sentiment et les habitudes de la force continuellement active, ils tendent à la longue à développer dans le moral, les penchans à la violence et l'habitude de l'irréflexion (1).

Tels sont, en général, les effets directs des exercices du corps ; tels sont aussi leurs principaux effets éloignés.

§. XIV.

IL est facile de concevoir que le repos doit avoir des résultats tout contraires à ceux de l'exercice. En laissant dans l'inertie, une partie considérable des fibres musculaires, le repos les affoiblit directement ; en ne sollicitant point les forces qui leur sont attribuées, il permet à ces forces de suivre la tendance centrale qui les ramène naturellement vers le système nerveux. Par-là, toutes les fonctions, plus directement dépendantes de la sensibilité, acquièrent une prédominance notable sur celles qui ne sont, à proprement parler, qu'une suite de mouvemens. Aussi remarque-

---

(1) Le sentiment pénible de la foiblesse peut aussi produire des dispositions à la colère et à l'impatience : mais les habitudes inquiètes, dépendantes de ce sentiment, n'ont aucun rapport avec les habitudes violentes que fait naître la conscience et l'exercice habituel d'une grande force.

t-on que, toutes choses égales d'ailleurs, la tête est plus active chez les hommes qui vivent dans l'inaction, à moins que leur repos ne soit coupé par des intervalles d'activité très-grande. Les sentimens, tout ensemble vifs et profonds, appartiennent encore aux personnes que les impressions et les mouvemens extérieurs ne tirent pas sans cesse hors d'elles-mêmes. Cependant le repos, ou plutôt le sommeil, qu'on peut en considérer à plusieurs égards, comme le dernier terme, produit souvent des effets tout opposés. Quand le sommeil est habituellement trop long, il engourdit le système nerveux; il peut même finir par hébêter entièrement les fonctions du cerveau. On verra sans peine que cela doit être ainsi, si l'on veut faire attention que le sommeil suspend une grande partie des opérations de la sensibilité, notamment celles qui paroissent plus particulièrement destinées à les exciter toutes, puisque c'est d'elles que viennent les plus importantes impressions; et que, par l'effet de ces impressions mêmes, dont la pensée tire ses plus indispensables matériaux, elles dirigent, étendent et fortifient le plus grand nombre des fonctions sensitives, et réagissent sympathiquement sur les autres : j'entends ici les opérations des sens proprement dits.

Dans l'état de repos, l'action du système nerveux est entretenue par différens genres d'impressions, dont l'influence dépend des habitudes particulières du sujet. Chez les personnes accoutumées à des travaux manuels très-forts, les organes de la digestion sont ceux qui paroissent agir le plus directement sur le cerveau. Ce n'est pas seulement, comme nous l'avons déjà dit plus d'une fois, par les sucs réparateurs qu'ils y font parvenir; c'est encore, et c'est sur-tout par les mouvemens sympathiques qui s'y reproduisent durant leur action, que ces organes raniment et soutiennent celle de la sensibilité, renouvellent les sources même de la vie, et déterminent les opérations intellectuelles. De-là vient que ces personnes, quand on les force à garder le repos, sans maladie capable d'énerver directement l'estomac, ont besoin de manger beaucoup pour sentir leur existence : en sorte que, malgré la diminution de puissance digestive, qui dans ce cas, a lieu chez elles comme chez tout autre individu dans l'état naturel, elles mangent souvent beaucoup plus que pendant le temps de leurs plus violens travaux. Cet excès de nourriture est alors pour elles le seul moyen de se donner une partie des sensations fortes que l'habitude leur a rendu nécessaires, et de tirer un cerveau naturellement inerte, de son engourdissement et de sa langueur.

Chez les hommes étrangers aux grands mouvemens musculaires, et dont la sensibilité plus développée par la prédominance du système nerveux, n'a besoin, pour ainsi dire, que d'elle-même pour s'entretenir, pour se réveiller, et pour renouer à chaque instant la chaîne de ses fonctions, le repos augmente encore la foiblesse habituelle de l'estomac; il rend la sobriété plus nécessaire. Ici les opérations de l'organe pensant se lient aux impressions reçues dans le sein du système nerveux, ou dans certaines parties très-sensibles, telles que les organes de la génération, ou les plexus mésentériques. Et l'on peut observer à ce sujet, que la grande activité de l'organe pensant est souvent entretenue par les spasmes des viscères du basventre, ou par des points de sensibilité vicieuse établis dans leur région : d'où l'on peut, ce semble, conclure qu'un état physique maladif est souvent très-propre au développement brillant et rapide de l'intelligence, comme à celui des affections morales les plus délicates et les plus pures : d'où il suit encore, et comme conséquence ultérieure, qu'en rétablissant l'équilibre entre les diverses fonctions, l'on peut sans doute être assuré que la santé et le bien-être de l'individu ne sauroient qu'y gagner ; mais on ne l'est pas toujours, à beaucoup près, de ne point altérer l'éclat de ses talens, sur-tout de ceux qui se rapportent aux travaux de l'imagination. Enfin, quoique les impressions pénibles attachées à l'état de maladie, fassent souvent éclore des sentimens et des passions contraires à la bienveillance sympathique, base de toutes les vertus, quelquefois cependant, je le répète, l'élévation, la délicatesse, la pureté des penchans moraux dépend de certaines émotions vives et profondes, qui tiennent à l'exaltation de la sensibilité générale, ou à sa concentration dans certains organes particuliers ; deux circonstances dans lesquelles n'existe plus le balancement des fonctions qui caractérise l'état sain (1).

____

(1) Encore une fois, ce balancement doit être relatif à la force primitive et proportionnelle des organes et aux habitudes de l'individu.

Nous avons indiqué les effets du sommeil
les plus généraux et les plus constans : ce
que nous venons de dire de ceux du repos est
applicable au sommeil avec plus d'étendue
encore. Dans les diverses circonstances , ce
dernier peut agir très-différemment sur tous
les organes , mais particulièrement sur le
cerveau. Sans doute plusieurs maladies guérissent plus facilement lorsqu'on parvient à
procurer du sommeil ; il en est même quelques-unes dont on peut le regarder comme
le seul et véritable remède. Mais il est aussi
des maladies qu'il aggrave; et quelquefois il
peut leur faire prendre un cours entièrement
fatal. On le voit également, tour-à-tour, ou
redonner une vie nouvelle à l'organe pensant,
et rendre toutes ses opérations plus parfaites ;
ou l'affoiblir , l'engourdir et faire tomber
toutes les fonctions intellectuelles dans la
langueur.

Par exemple, les hommes très-sensibles et
qui reçoivent beaucoup d'impressions, ont,
en général, besoin de beaucoup de sommeil.
Les veilles prolongées font éprouver à leur
intelligence, le même affoiblissement et la
même altération qu'éprouvent toujours en
pareil cas, les forces musculaires. Mais quand

l'excessive sensibilité dépend de l'inertie de l'estomac, alors le sommeil, en augmentant cette inertie, affoiblit directement tout l'organe cérébral, et par conséquent dérange toutes les opérations de la pensée et de la volonté. Aussi dans certaines maladies nerveuses, les accès paroissent-ils ordinairement au réveil : quand ils restent long-temps au lit, les malades sentent leur état devenir de jour en jour, plus grave; et pour les guérir, il suffit quelquefois de les laisser moins dormir. Mais ces cas sont encore de ceux qui, pour être déterminés avec certitude, demandent beaucoup de sagacité de la part du médecin : car la foiblesse et l'inertie de l'estomac ne sont quelquefois qu'apparentes; elles peuvent tenir à son extrême sensibilité primitive, ou accidentelle : or dans cette dernière circonstance, c'est au contraire par un plus long sommeil, sur-tout par celui qui succède aux repas, que l'on combat efficacement le vice des digestions, et les désordres nerveux qu'il peut avoir occasionnés.

Pour faire sentir combien il est important de tracer de bonnes règles d'hygiène, relativement à l'emploi du sommeil, et combien il est nécessaire de se faire des idées justes de ses effets, soit qu'on le considère comme un restaurant journalier et nécessaire des forces, soit qu'on veuille le ranger parmi les moyens médicaux et l'approprier au traitement de certaines maladies : je me borne aux observations suivantes; et je les énonce sommairement, sans entrer dans aucun détail touchant les nombreuses conséquences pratiques qu'on peut en tirer ; ces conséquences ne tenant à notre sujet, qu'indirectement et de loin.

1°. Le sommeil n'est point un état purement passif : c'est une fonction particulière du cerveau, qui n'a lieu qu'autant que, dans cet organe, il s'établit une série de mouvemens particuliers; et leur cessation ramène la veille, ou les causes extérieures du réveil le font cesser immédiatement.

2°. Un certain degré de lassitude, ou de foiblesse des fibres musculaires semble favoriser le sommeil : le sentiment de force et d'activité qui sollicite ces fibres au mouvement, est en effet par lui-même un stimulant direct pour le système nerveux. Mais quand cette lassitude et cette foiblesse passent certaines limites, le sommeil ne peut plus avoir lieu : et des faits très-multipliés et très-concluans ont fait voir aux médecins que, pour le produire, il faut alors employer des moyens tout contraires à ceux qui réussissent ordinairement; c'est-à-dire substituer aux relâchans et aux sédatifs directs, des stimulans actifs et des toniques vigoureux.

3°. Dans l'état sain, le sommeil ne répare pas les forces, seulement par le repos complet qu'il procure à certains organes, et par la diminution d'activité de tous : c'est sur-tout en transmettant du centre cérébral, à toutes les parties du systême, une nouvelle provision d'excitabilité, qu'il produit ses effets salutaires. Car lorsqu'il se borne à suspendre les sensations et les mouvemens extérieurs, son efficacité restaurante n'est plus la même: et dans quelques états de maladie, où l'organe nerveux ne se trouve plus capable de reproduire la somme d'excitabilité qui s'épuise sans cesse dans son propre sein, le sommeil fatigue les membres, au lieu de les reposer; il use les forces musculaires, au lieu de les réparer.

4°. L'afflux plus considérable du sang vers la tête que le sommeil détermine, ou qui produit le sommeil, ne peut manquer d'affoiblir beaucoup, sur-tout lorsque celui-ci dure long-temps, des vaisseaux formés de tuniques naturellement débiles et dépourvues de points d'appui qui les soutiennent : leur distension va toujours alors en croissant, et finit par comprimer, d'une manière funeste, les fibriles pulpeuses ; en un mot, elle y suffoque le principe de tout mouvement.

5°. Le sommeil, mettant le cerveau dans un état actif, il s'ensuit que sa répétition trop fréquente, et sur-tout son excessive prolongation, doivent énerver cet organe, comme le fait toute autre fonction quelconque, à l'égard de celui, ou de ceux qui lui sont propres, lorsque sa durée, ou son énergie va au-delà des forces qui doivent l'exécuter. Ainsi le trop de sommeil n'engourdit et n'oppresse pas seulement le centre cérébral, comme nous l'avons observé déjà plusieurs fois : il le débilite encore d'une manière directe, il use immédiatement et radicalement les ressorts vitaux.

6°. Tous les organes dont le sommeil fait cesser l'action, ne s'endorment point à-la-fois. L'organe de l'ouïe veille encore, par exemple, long-temps après que celui de la vue ne reçoit plus de sensations. Dans les états comateux, l'on voit quelquefois l'odorat, mais plus souvent le goût, ou le tact, sentir vivement encore, quand la vue et l'ouïe ne donnent plus aucun signe de sensibilité. Il en est de même des différentes parties, dont le sommeil ne fait que rallentir les fonctions et modérer l'activité propre : les poumons, l'estomac, le foie, les organes de la génération ne s'endorment, ni en même temps, ni au même degré. On peut en dire encore autant des fibres musculaires elles-mêmes : certains mouvemens continuent à s'exécuter dans les premiers temps du sommeil : certaines contractions acquièrent même plus de force, à mesure qu'il devient plus profond (1). Si dans le sommeil régulier, la force tonique persistante des muscles s'endort pour l'ordinaire, avec celle de contraction ; dans quelques affections soporeuses maladives, où les mouvemens musculaires ne s'exécutent point spontanément, les fibres retiennent avec une force tonique très-durable, le degré de contraction que les assis-

______

(1) Celles, par exemple, des muscles fléchisseurs des bras et des mains, comme l'a très-bien observé l'illustre Barthès.

tans veulent leur donner. Observons en outre que les impressions qui peuvent être reçues alors, soit par les extrémités sentantes internes et externes, soit par les fibres pulpeuses elles-mêmes, et dans le sein du système nerveux, sont capables d'éveiller sympathiquement certaines parties correspondantes du cerveau, et de rendre par-là, le sommeil incomplet. En effet, telle est la véritable cause des rêves; et c'est aussi dans une discordance analogue d'action entre les diverses parties du cerveau, qu'il faut chercher la cause des différens délires.

Mais cette influence réciproque du cerveau et des autres organes, pendant le sommeil, n'est la même, ni chez tous les individus, ni dans toutes les circonstances : les effets ne s'en manifestent, ni au même degré, ni dans le même ordre de succession. Il faut donc observer ces effets à part, chez chaque individu et dans chaque circonstance particulière : et cette étude, faite suivant l'esprit qui doit la diriger, ne fournit pas seulement des règles plus sûres touchant l'emploi du sommeil; elle peut encore éclaircir beaucoup le caractère distinctif de certains tempéramens et de certaines maladies; elle jette

même un jour tout nouveau sur des phénomènes regardés comme inexplicables jusqu'aujourd'hui.

§. XIV.

LES observateurs de tous les siècles, ont
considéré le travail, non-seulement comme
le conservateur des forces corporelles et de
la santé, comme la source de toutes les richesses particulières, ou publiques; mais aussi
comme le principe du bon sens et des bonnes
mœurs, comme le véritable régulateur de
la nature morale. Les hommes laborieux se
distinguent par les habitudes du bon sens,
de l'ordre, de la probité. Celui qui peut se
procurer une ample subsistance, ou même de
la richesse, par des moyens dont l'emploi le
fait honorer de ses semblables, ne va point
recourir à des moyens répréhensibles, qui le
mettroient nécessairement en état de guerre
avec la société, et dont l'emploi devient toujours périlleux : celui dont le temps et les
forces sont consacrés à des occupations régulières, n'a plus assez d'activité pour tourner
son imagination et ses desirs vers des objets
dont la poursuite trouble l'ordre public :
enfin celui dont l'esprit s'exerce à des com-

binaisons, ou à l'invention de procédés qui ne peuvent devenir profitables qu'autant qu'ils sont sagement conçus, ne peut manquer de faire prendre à son esprit une direction constante vers la raison et vers la vérité. Chez le même peuple, les personnes habituellement occupées, se distinguent sans peine de celles qui ne le sont pas. Entre les différens peuples, ceux qui croupissent dans l'indolence, semblent à peine appartenir à la même espèce, que ceux dont l'industrie développée anime et met en mouvement un grand nombre d'individus : et la supériorité de ces derniers est toujours en raison directe de l'étendue et de l'importance de leurs travaux. Il faut cependant observer que, de même qu'une activité vagabonde n'est pas le véritable amour et le véritable esprit du travail, chez les particuliers ; de même aussi le caractère remuant et hasardeux n'est pas celui de la véritable industrie, chez les nations : et si de mauvaises lois peuvent altérer les fruits des plus utiles travaux, dans le sein d'un peuple ; certains vices dans les rapports commerciaux, ou politiques des peuples différens, peuvent produire divers genres de corruption nationale, dont le bon sens et le caractère moral des individus ne tardent pas eux-mêmes à se ressentir.

Puisque vivre n'est autre chose que recevoir des impressions, et exécuter les mouvemens que ces impressions sollicitent; puisque l'exercice de chacune des facultés qui nous sont données pour satisfaire nos besoins, est une condition sans laquelle l'existence demeure toujours plus ou moins incomplète ; puisque enfin chaque mouvement devient, à son tour, le principe ou l'occasion d'impressions nouvelles, dont la répétition fréquente et le caractère varié doivent agrandir de plus en plus le cercle de nos jugemens, ou tendre sans cesse à les rectifier : il est évident que le travail, en donnant à ce mot sa signification la plus générale, ne peut manquer d'avoir une influence infiniment utile sur les habitudes de l'intelligence , et par conséquent aussi sur celles de la volonté. Et si l'on étoit dans l'usage de considérer les idées et les desirs sous leur véritable point de vue , c'est-à-dire comme le produit de certaines opérations organiques particulières, parfaitement analogues à celles des fonctions propres aux autres organes , sans en excepter même les mouvemens musculaires les plus grossiers ; la distinction reçue entre les travaux de l'esprit et ceux du corps, ne s'offriroit point à nous dans ce moment : nous les embrasserions également tous sous le même mot ; et l'influence dont je viens de parler n'en seroit que plus étendue encore à nos yeux! Mais alors, comme je l'ai fait remarquer ailleurs en cherchant à déterminer le sens du mot *régime*, elle le seroit trop pour l'objet qui nous occupe dans ce moment : nous aurions dit plus que cet objet ne demande ; et par la trop grande généralité de nos preuves, nous n'aurions prouvé réellement que ce qui ne sauroit être contesté.

En effet, si toutes les opérations intellectuelles étoient comprises sous ce nom commun de *travaux*, il ne seroit pas sans doute nécessaire de faire voir que les travaux influent sur les dispositions et sur les habitudes morales. Aussi n'est-ce point là, ce que nous prétendons établir. Nous restreignons donc ici le sens du mot *travail*. Nous ne désignons par ce mot, que la partie manuelle et mécanique des occupations de l'homme, dans les divers états de société. Car en traitant des effets du régime, c'est sur-tout, c'est même uniquement de cette classe de travaux qu'il importe dans ce moment, de reconnoître l'influence sur l'état moral. Et quant à l'utilité générale du travail, dont il vient d'être question, elle n'a pas non plus besoin de nouvelles preuves. Qui pourroit n'en être pas convaincu ?

Mais les différens travaux particuliers ont, suivant leur nature, des effets moraux très-remarquables ; et ces effets, ordinairement utiles, peuvent cependant quelquefois être pernicieux. Or, voilà ce qu'il seroit essentiel de bien déterminer, non-seulement afin d'accumuler les exemples qui constatent ces rapports continuels du physique et du moral; mais encore, et principalement, afin d'indiquer un nouveau sujet de recherches et de méditations au moraliste philosophe, dont les travaux doivent toujours éclairer ceux du législateur.

On peut, dans la distinction des travaux, considérer d'abord ceux qui s'exécutent en plein air et ceux qui s'exécutent dans les lieux fermés : ensuite ceux qu'on appelle sédentaires, parce que l'ouvrier est assis : enfin ceux qui, soit en plein air, soit dans des lieux clos, demandent que l'ouvrier reste habituellement debout. Mais la principale distinction semble établie par la nature elle-même, entre les travaux pénibles, auxquels il faut appliquer des forces musculaires considérables, et les occupations plus douces, qui n'exigent que de foibles mouvemens. Il est vrai qu'en même temps, pour se faire une idée complète des effets que les différens travaux peuvent produire à la longue, sur les habitudes, il faut encore tenir compte, 1°. de la nature des instrumens qu'ils exigent; 2°. de celle des matériaux qu'ils façonnent; 3°. du caractère des objets dont les personnes qui s'y livrent, sont ordinairement environnées.

Dans les ateliers clos, sur-tout dans ceux où l'air se renouvelle avec difficulté, les forces musculaires diminuent rapidement; la reproduction de la chaleur animale languit; et les hommes de la constitution la plus robuste, contractent le tempérament mobile et capricieux des femmes. Loin de l'influence de cet air actif et de cette vive lumière, dont on jouit sous la voûte du ciel, le corps s'*étiole*, en quelque sorte, comme une plante privée d'air et de jour; le système nerveux peut tomber dans la stupeur; trop sou-

vent il n'en sort que par des excitations irrégulières. D'ailleurs, la monotonie des impressions qui lui sont transmises, ne peut manquer de rétrécir singulièrement le cercle de
ses opérations. Ajoutez que si le nombre des
ouvriers est un peu considérable, l'altération
progressive de l'air agit d'une manière directe et pernicieuse, d'abord sur les poumons, dont le sang reçoit son caractère
vital, et bientôt sur le cerveau lui-même,
organe immédiat de la pensée. Ainsi donc,
sans parler des émanations malfaisantes que
les matières manufacturées, ou celles qu'on
emploie dans leurs préparations, exhalent
souvent, presque toutes les circonstances
se réunissent pour rendre ces ateliers également mal-sains au physique et au moral.

On sait combien facilement presque tous
les genres de corruption se répandent parmi
des personnes renfermées et entassées. Mais
cet effet est généralement regardé comme
purement moral : prétendre le rapporter en
grande partie, à des causes physiques, ce
seroit risquer de soulever contre soi, des
oppositions qu'il est sur - tout nécessaire
d'éviter dans des recherches de la nature de
celles qui nous occupent. Je ne m'arrêterai

donc pas à quelques vues, qui naissent pourtant d'une manière bien naturelle de l'ensemble des observations recueillies dans ces mémoires. Je dirai seulement qu'on n'a pas moins de peine à corriger par le renouvellement de l'air, par l'introduction libre de la lumière et l'exacte observation de la propreté, les inconvéniens physiques des ateliers clos, qu'à prévenir les désordres moraux qui s'y développent, par des réglemens sévères, et par la prompte répression des abus.

Il y a cependant plusieurs avantages notables, attachés aux travaux qui s'exécutent dans des lieux fermés et couverts. D'abord les ouvriers y sont à l'abri de plusieurs maladies, produites par l'intempérie des saisons, et sur-tout par les alternations brusques de température de l'atmosphère. On sent que cette circonstance seule a, dans ses conséquences, une étendue analogue au nombre et à l'importance de ces maladies. Mais en outre, par l'effet plus direct des travaux qui permettent qu'on abrite les ateliers, la sensibilité du système nerveux augmente; l'individu devient sensible à des impressions plus délicates; et, toutes choses égales d'ail-

leurs , les dispositions physiques particulières, dont paroît dépendre immédiatement
l'instinct social , acquièrent plus de développement et d'intensité.

Les travaux exécutés en plein air , ont
des effets utiles d'un autre genre. Ils impriment un plus grand sentiment de vie et
de force aux organes moteurs ; ils multiplient
les objets et diversifient considérablement
le caractère des impressions ; ils trempent
le corps , et fournissent souvent une plus
ample matière aux opérations de l'intelligence : et s'ils n'entretiennent point dans le
systême nerveux, une sensibilité trop vive et
pour ainsi dire, minutieuse, ils le tiennent du
moins dans un éveil constant , par des sensations dont la variété même attire et fixe nécessairement son attention.

Aussi les hommes voués à ces travaux, dif-
fèrent-ils des précédens, par plus de courage,
plus de détermination , plus de fermeté ;
par une tournure de caractère et d'esprit
qui se prête mieux aux diverses circonstances ; par plus d'aptitude à trouver des
expédiens dans toutes les situations ; par
plus d'indépendance et de fierté. Mais il est
des réflexions que le sentiment et l'exercice

habituel de la force empêchent de naître, des connoissances morales qu'ils nous empêchent d'acquérir. En général, ces hommes ne feront point ces réflexions; ils n'acquerront point ces connoissances : on leur trouvera de l'âpreté dans les manières, de la grossièreté dans les goûts; et, tout demeurant égal d'ailleurs, leurs dispositions et leurs penchans auront quelque chose de moins social.

Mais, je le répète, une différence bien plus importante entre les divers travaux, est celle qui se tire du degré de force nécessaire pour chacun d'eux. C'est par-là sur-tout, qu'ils modifient puissamment les habitudes des organes. Les travaux qui demandent de grands mouvemens, s'exécutant tous debout, ou dans des attitudes forcées, dirigent vers l'ensemble du système musculaire, ou vers certaines divisions particulières des muscles, une plus grande somme de forces vivantes. Ainsi l'équilibre entre l'organe sentant et les organes moteurs, se trouve rompu. D'ailleurs, l'épuisement matériel ressenti par les derniers, exigeant une plus fréquente et plus ample réparation, l'activité de l'estomac et de tous les organes qui concourent à l'assimilation des alimens, se trouve considérablement accrue; et dès-lors, celle du centre cérébral diminue dans la même proportion.

Les travaux qui ne demandent, au contraire, que de foibles mouvemens; ceux en particulier que l'on exécute assis, énervent promptement, faute d'exercice, les forces des muscles. En conséquence, la sensibilité du systême nerveux devient plus vive: ordinairement même elle devient irrégulière. Il s'ensuit donc, tantôt des impressions multipliées, sur - tout du genre de celles qui viennent des extrémités sentantes internes, ou qui naissent dans le sein même de l'organe nerveux; tantôt des désordres hypocondriaques et spasmodiques, maladies propres aux hommes sédentaires, et qu'on pourroit presque toujours rapporter à l'inaction du corps, ou plutôt à des occupations où les organes internes agissent seuls, et qui ne sont accompagnées d'aucun mouvement extérieur. Or, dans ces deux circonstances, qui du reste se réunissent ordinairement et se confondent, toutes les dispositions morales sont changées; et bientôt il se forme des habitudes particulières, qui présentent différentes séries de phénomènes, quelquefois très-étonnans, souvent singuliers, toujours nouveaux et curieux.

En établissant ainsi l'extrême prédominance du système musculaire dans le premier cas, et celle du système nerveux dans le second, nous supposons que les travaux corporels violens ne sont point interrompus par des intervalles réguliers de méditation sédentaire ; ni les travaux sédentaires, qui ne demandent que peu de forces motrices, par des exercices violens suffisamment répétés et prolongés. Dans cette hypothèse, qui se trouve réellement conforme au plus grand nombre de cas particuliers, on peut observer encore que le temps matériel nécessaire pour la réflexion, manque aux personnes occupées dès premiers travaux, et qu'ordinairement ils sont du nombre de ceux pour lesquels elle est moins indispensable ; tandis que les seconds, au contraire, lui laissent toujours un certain espace, et que souvent même ils la provoquent et la cultivent directement.

Au reste, nous ne croyons pas devoir entreprendre l'histoire circonstanciée des changemens divers qui peuvent survenir dans l'état moral, en vertu de ce genre particulier de cause : ce seroit se perdre dans des détails, précieux sans doute, mais dont l'exposition complète appartient à d'autres sujets. Il nous suffit de prouver que des changemens ont, et doivent avoir lieu ; que ces changemens ont, et doivent avoir un certain caractère général ; et que les moyens de les prévenir, ou de les seconder ne peuvent être cherchés ailleurs que dans l'étude attentive et réfléchie de cette même cause qui leur a donné naissance.

Enfin, la circonstance qui paroît modifier le plus profondément l'effet moral direct des différens travaux, est celle qui se rapporte au caractère des instrumens qu'ils employent, et à la nature des objets qu'ils présentent habituellement auxsens. On a remarqué dans tous les pays, que les hommes livrés aux métiers les plus dégoûtans de la société, contractent bientôt des mœurs analogues aux sensations qui leur sont familières ; que ceux qui pratiquent des arts périlleux, associent presque toujours à l'audace, ou à l'insouciance, dont ils ont besoin dans tous les momens, tantôt des idées superstitieuses habituelles, tantôt des systêmes de conduite peu réfléchis, et souvent les unes et les autres à-la-fois. Les hommes qui manient conti-

nuellement les armes, pourroient-ils manquer de prendre des habitudes de commande-
ment et de despotisme? Le sentiment et l'exercice d'une force puissante ne doivent-ils pas
y faire rapporter toutes les idées et toutes
les passions, même les idées de justice, et les
passions qui n'ont que le bien pour objet?
Les hommes employés par état à verser le
sang des animaux, et qui le voyent chaque
jour, couler à flots sous leurs yeux, se font
remarquer en général (1), par des mœurs
dures, impitoyables, féroces. L'on sait qu'il
y a des pays où, pour différens actes sociaux,
la législation les sépare, en quelque sorte,
des autres citoyens.

La manière dont les chasseurs se servent
des armes meurtrières, est sans doute très-
différente : aussi leurs habitudes et leurs penchans ne sont-ils pas ceux des bouchers. Mais
leur genre de vie, particulièrement l'habitude de donner la mort, les endurcit nécessairement jusqu'à un certain point : et les

―――――――――――――――――

(1) Je suis loin de nier les exceptions particulières
qu'on peut opposer à cette règle : mais la règle n'en
est pas moins constante ; elle est même reconnue pour
telle, chez tous les peuples civilisés.

fatigues qu'ils supportent ordinairement , ainsi que les dangers qu'ils bravent quelquefois, peuvent être , pour les hommes qui se destinent à la guerre , un excellent apprentissage qui les prépare à d'autres fatigues et à des dangers plus grands.

Les peuples chasseurs, indépendamment des difficultés qu'ils éprouvent à se procurer leur subsistance , puisent dans l'usage habituel des armes et dans leur état non interrompu de guerre avec les autres animaux, ces penchans cruels , qui se développent ensuite si facilement dans l'occasion, contre les hommes eux-mêmes (1). Mais comme leurs chasses ne consistent pas seulement dans des attaques de vive force ; qu'ils employent aussi pour saisir les animaux, toute sorte d'embûches et de piéges , leur caractère se compose des habitudes de l'audace et de

---

(1) Les peuples chasseurs deviennent facilement anthropophages. Quelques voyageurs prétendent qu'il est peu de sauvages d'Amérique qui n'ayent souvent mangé de la chair humaine. Au reste , l'essai de cette espèce d'aliment paroît dénaturer tous les penchans primitifs. L'anthropophage inspire dans les pays peu fertiles en gibier, une terreur générale. On voit dans le Voyage de Hearne , que les habitans des bords de la

celles de la ruse : leurs mœurs présentent la réunion de la perfidie et de la cruauté.

La nature sombre et farouche qui s'offre sans cesse aux regards de ces peuples, contribue sans doute beaucoup à confirmer la dureté de leurs penchans. Quelles douces impressions l'homme pourroit-il recueillir au sein de ces forêts ténébreuses couvertes de neiges, ou de ces brouillards presque éternels? au milieu de ces marais fétides, qu'enveloppent incessamment de meurtrières exhalaisons? à l'aspect de ces rocs hérissés, dont les torrens furieux rongent et minent les bases? L'aspect continuel de ces tableaux de destruction; la lutte contre les animaux féroces, qui viennent sans cesse disputer à l'homme l'empire de ces âpres lieux; enfin, les intempéries d'un ciel inclément et des saisons qui ne se succèdent que pour amener de

---

baie d'Hudson, et en général, tous ceux de la partie polaire de l'Amérique, se défient de l'homme qui a goûté une fois de la chair humaine, comme d'une bête féroce. Il suffit qu'un sauvage y passe pour avoir été poussé par la faim à cette fatale extrémité; il devient bientôt l'objet d'une espèce de poursuite générale, et il ne peut manquer de périr misérablement.

nouveaux désastres ; tout, en un mot, n'y concourt-il point à nourrir dans le cœur, des sentimens malheureux et des projets sanguinaires? à l'endurcir contre la pitié, comme contre la peur ? à étouffer et à glacer presque toutes les émotions sympathiques de l'humanité ?

On observe des habitudes et des penchans analogues, chez les peuples pêcheurs, surtout chez ceux qui bordent les côtés des mers glaciales : et cela doit être encore ainsi. Peut-être même le caractère furieux de l'élément dont ils tirent leur principale nourriture, les dangers qu'ils affrontent pour la conquérir, les objets funestes qu'ils ont sans cesse sous les yeux, l'austérité du froid et les impressions pénibles de tout genre, doivent-ils les rendre plus sauvages et plus féroces encore. Quant à leur intelligence, quoique les travaux habituels auxquels ils sont livrés, exigent beaucoup de combinaisons, elle ne paroît cependant pas aussi développée, toutes choses d'ailleurs égales, que celle des peuples pasteurs : ce qui peut tenir, en écartant les causes directement morales, dont nous ne devons pas tenir compte ici, tantôt à la trop grande facilité de se procurer leur subsis-

tance; tantôt à certaines maladies particulières que sa nature fait éclore, ou développe;
tantôt enfin au climat, c'est-à-dire au concours de toutes les circonstances physiques,
qui caractérisent le local où sont fixées leurs
habitations.

Certaines traditions, prétendues histo-
riques, les fictions des poetes, les rêveries
même de quelques philosophes ont repré-
senté la vie pastorale comme le modèle des
vertus et du bonheur. Mais ces brillans tableaux ne sont que des illusions démenties
par tous les faits. Les peuples purement pasteurs n'ont été de tous temps, et ne sont encore aujourd'hui que des hordes de brigands,
et de pillards. Dans leur vie vagabonde, ils
regardent tous les fruits de la terre comme
leur appartenant de droit : ils n'ont aucune
idée, ni de la propriété territoriale, dont les
lois primitives sont la base ou la source de
presque toutes les lois civiles; ils ignorent sur-
tout ces conventions postérieures, qui sont
venues bientôt dans les sociétés agricoles et
commerçantes, consacrer indistinctement
et d'une manière égale, tous les genres de
propriété. Dans leur séparation forcée des
autres peuples, les peuples pasteurs s'habi-

tuent à traiter en ennemi tout ce qui leur est étranger. Cette haine générale et constante de leurs semblables fomente nécessairement dans leurs cœurs, des sentimens iniques, cruels et malheureux. C'est uniquement sur quelques coins de terre favorisés de la nature, et d'ailleurs très-bien cultivés; c'est au sein de quelques fortunés vallons, dont les habitans riches et tranquilles pouvoient donner un soin particulier à l'éducation de leurs troupeaux, que la vie pastorale, tournant les esprits vers la culture de la poésie, ou vers l'observation des astres, put réellement donner aux goûts de l'homme social, plus d'élégance, à ses mœurs plus de pureté : encore même faut-il retrancher des images sous lesquelles on aime à se représenter les pasteurs babyloniens, et ceux de l'Arcadie, ou de la Sicile, tout ce que l'enthousiasme des poètes bucoliques n'a pas craint d'ajouter à la vérité de la nature, et tout ce que l'imagination des lecteurs ajoute encore elle-même ordinairement aux inventions de ces poètes. Peut-être alors ces charmantes peintures pourroient-elles se rapporter à quelques objets véritables. Mais, au reste, ce n'est point de cette manière qu'il faut aujourd'hui louer la campagne : la vie pastorale n'est pas la vie qu'on y retrouve, n'est pas celle qu'on doit vouloir y retrouver; et de faux tableaux ne peuvent qu'en faire méconnoître les véritables charmes à ses habitans.

Les peuples agriculteurs ne sont point seulement ceux dont la subsistance est le mieux assurée ; ils sont encore, et par la même raison, ceux qui jouissent d'un état social plus stable, chez lesquels on trouve plus de bon sens, plus de vertus. Lorsqu'ensuite le commerce vient effacer peu à peu les préjugés, et multiplier les lumières; lorsqu'il éveille tous les talens, en offrant à l'homme industrieux de nouvelles sources de richesses, à l'homme riche de nouveaux moyens de jouissance ; qu'en rendant le premier tous les jours plus indépendant du second, il fait naître et développe toutes les idées, tous les sentimens, toutes les habitudes de la liberté : alors, dis-je, la nature humaine voit s'ouvrir devant elle une belle et vaste carrière d'amélioration, de bonheur véritable : alors il ne reste plus au philanthrope qu'un vœu à former ; c'est que la consolidation d'un gouvernement soumis à l'influence de la raison publique, fasse toujours passer immédiatement dans les lois, tous les progrès réels des idées ; que les législateurs et les premiers magistrats de la nation soient toujours aussi soigneux à recueillir les fruits des lumières, et à les propager elles-mêmes de plus en plus, que les despostes et les charlatans le sont à les étouffer, à les calomnier. Et, pour le dire en passant, cette seule considération suffit pour montrer quels sont les avantages d'un système de gouvernement fondé sur l'égalité et la liberté : c'est donc bien en vain que les tyrans, et les déclamateurs qu'ils tiennent à leurs gages, s'efforcent de renverser, ou de flétrir ces principes éternels.

Sans doute dans les différens états de société, les causes morales s'entremêlent toujours aux causes physiques, pour produire les effets remarqués par les observateurs : mais la nature des travaux déterminant celle des habitudes journalières, ils sont par conséquent du nombre des circonstances qui méritent ici le plus d'attention. Au reste, il nous a suffi de prouver qu'ils exercent leur part d'influence sur les dispositions morales des individus, et, par une suite nécessaire, sur celles des nations.

Mais il est temps de terminer ce long Mémoire : je regarde d'ailleurs comme inutile d'entrer dans aucune particularité touchant certains travaux, dont on peut à chaque instant observer les effets. Tels sont, par exemple, ceux qui s'exécutent au sein des bois , ou des montagnes, et dans l'éloignement de toute habitation : on sait que leur pratique long-temps prolongée, imprime aux idées et aux mœurs un caractère grossier, dur, sauvage. Tels sont encore ceux des verreries et des forges, qui tout-à-la-fois, exigent de puissans mouvemens musculaires, et mettent le cerveau dans une espèce de bouillonnement continuel. Car de cette dernière circonstance, s'ensuivent la plupart des effets de l'ivresse fréquente (1), combinés avec ce caractère violent, que fait naître le sentiment ou l'usage d'une grande force corporelle. Tels sont enfin ceux qui donnent directement naissance à certaines maladies , lesquelles, à leur tour , ont le pouvoir de changer entièrement l'état moral.

____

(1) Je fais même ici totalement abstraction du goût que ces travaux inspirent pour les boissons fermentées et les esprits ardens, dont ils transforment bientôt l'usage en besoin.

On peut citer pour exemple de ce genre, les travaux qui nécessitent le maniement et l'emploi journalier du mercure, des chaux de plomb, de cobalt, &c.

Encore moins croirai-je devoir insister sur l'influence morale des différens travaux, en tant qu'elle résulte du caractère des objets qu'ils offrent le plus habituellement aux sens.

Ce n'est pas sans doute la même chose d'être retenu par la nature de ses occupations, au sein des grandes villes, ou dans le fond des solitudes (1); d'habiter sur les rocs qui bordent une mer agitée, ou parmi des plaines riches et tranquilles; dans des souterrains obscurs, ou sous les doux rayons du jour et du soleil; au centre des déserts brûlans de l'Afrique, ou sur les glaces du Spitz-

---

(1) Georges Zimmermann, en traitant des effets *de la Solitude*, a très-bien déterminé ses avantages et ses inconvéniens. Il a fait voir que, suivant les circonstances, elle pouvoit développer des talens et des vertus sublimes, produire une folie, tantôt stupide, tantôt furieuse, ou nourrir des sentimens atroces et destructeurs; créer des grands hommes, ou des scélérats; verser sur les plaies du malheureux, le baume consolateur de la mélancolie, ou livrer des cœurs passionnés à tous les tourmens de l'enfer.

berg et du Groenland. Dans des circonstances
si diverses, ni les objets, ni les impressions
qu'ils font sur nous, ni le résultat de ces
impressions ne peuvent se ressembler : on
ne peut, ni s'occuper du même genre d'idées,
ni se livrer aux mêmes penchans, ni contracter les mêmes habitudes. Cette vérité si
simple, doit être sensible, je pense, sans plus
ample explication : et quoique le tableau de
ces différens effets pût nous présenter encore plusieurs remarques intéressantes, nous
abandonnerons à la sagacité du lecteur, ce
nouvel examen, sans doute maintenant superflu pour notre objet.

CONCLUSION.

Ainsi donc le régime, c'est-à-dire l'usage
journalier de l'air, des alimens, des bois-
soins, de la veille, du sommeil, et des divers
travaux, exerce une influence très-étendue
sur les idées, sur les passions, sur les habitudes, en un mot, sur l'état moral.

Par conséquent, il importe beaucoup que
l'hygiène en détermine et circonstancie les
effets; qu'elle tire de leur observation raisonnée, des règles applicables à toutes les
circonstances et propres à perfectionner la

vie humaine; qu'enfin, la vraie philosophie montre nettement la liaison de ces effets avec ceux qu'on appelle purement *moraux*, pour les faire concourir plus sûrement les uns et les autres, au seul but raisonnable de toutes les recherches et de tous les travaux, à l'amélioration de l'homme et à l'accroissement de son bonheur.

NEUVIÈME MÉMOIRE.

De l'influence des climats sur les habitudes morales.

INTRODUCTION.

Plus nous avançons dans les recherches dont j'ai osé, citoyens, tracer le plan sous vos auspices, et plus nous voyons avec évidence, que les questions qu'elles ont pour but d'éclaircir, étroitement liées entr'elles, rentrent les unes dans les autres; qu'il n'en est aucune qu'on puisse traiter complétement, sans toucher plus ou moins à toutes; et que toutes empruntent de chacune des lumières, des matériaux et même des solutions.

La question de l'influence morale des climats paroît être celle qui prouve le mieux ces rapports intimes : c'est ce que je me propose de faire voir dans ce Mémoire; ou plutôt tel est le résultat de l'examen dont je vous demande de vouloir bien parcourir avec moi les principaux objets.

Mais il faut commencer par se faire une idée juste de cette question elle-même, et tâcher de la poser avec plus de précision qu'on ne l'a fait jusqu'à ce jour.

Après avoir suivi pas à pas les voyageurs et les naturalistes, dans les descriptions qu'ils nous ont données des différentes régions de la terre, si l'on veut embrasser ce vaste tableau, comme d'un coup-d'œil, pour en rapprocher et comparer les parties les plus remarquables, on ne peut s'empêcher d'être également frappé et des dissemblances et des analogies qui s'y rencontrent. Chaque latitude a son empreinte, chaque climat a sa couleur. Mais les différens êtres que la nature y a placés, ou qu'elle y reproduit chaque jour, ne sont pas seulement appropriés aux circonstances physiques de chaque latitude et de chaque climat ; ils ont encore une empreinte, et pour ainsi dire une couleur commune. La nature des eaux se rapporte à celle de la terre ; celle de l'air dépend de l'exposition du sol, de la manière dont il est arrosé , de la direction des fleuves et des montagnes, de la combinaison des gaz et des autres exhalaisons qui s'élèvent dans l'atmosphère; les productions végétales imitent les qualités de la terre et des eaux ; elles se plient aux différens états de l'air. Enfin les animaux, dont la nature est encore plus souple, modifiés et façonnés sans relâche, par le genre des impressions qu'ils reçoivent de la part des objets extérieurs, et par le caractère des substances que le local fournit à leurs besoins, sont, en quelque sorte, l'image vivante du local, de ses productions végétales, des aspects qu'il présente, du ciel sous lequel il se trouve placé. Et l'homme, le plus souple de tous les animaux, le plus spécialement doué de toute espèce de faculté d'imitation, le plus susceptible de recevoir toutes les empreintes imaginables, diffère si sensiblement de lui-même dans les divers climats, que plusieurs naturalistes croient pouvoir regarder la race humaine comme subdivisée en plusieurs espèces distinctes. D'autre part, l'analogie physique de l'homme avec les objets qui l'entourent, et qu'il se trouve forcé d'approprier à ses besoins, est en même temps si frappante, qu'à la simple inspection, l'on peut presque toujours assigner la nature et la zone du climat auquel appartient chaque individu. « Il est en » effet parmi les hommes, dit Hippocrate, » des races, ou des individus qui ressemblent

» aux terreins montueux et couverts de fo-
» rêts : il en est qui rappellent ces sols lé-
» gers qu'arrosent des sources abondantes ;
» on peut en comparer quelques - uns aux
» prairies et aux marécages, d'autres à des
» plaines sèches et dépouillées » (1).

Ce grand homme ajoute : « Les saisons dé-
» terminent les formes : or les saisons diffè-
» rent entr'elles ; la même saison diffère d'elle-
» même dans les divers pays ; et les formes
» des êtres vivans retracent toutes ces diver-
» sités ».

En parlant de certains peuples situés aux
confins de l'Asie et de l'Europe, vers les
Palus Méotides, et comparant leurs habitudes extérieures avec celles des Asiatiques
et des Egyptiens, il dit encore : « La nature
» sauvage du pays qu'ils occupent, et les
» brusques mutations des saisons auxquelles
» ils sont exposés, établissent entre les indi-
» vidus qui composent ces peuplades, des

____

(1) Si je ne me suis pas servi de la traduction du
citoyen Coray, c'est que j'avois écrit ce Mémoire
avant qu'elle parût. Personne, au reste, ne rend
plus de justice que moi, aux travaux de ce savant célèbre, dont j'honore autant la personne, que j'admire la sagacité de sa critique et sa vaste érudition.

» différences qui n'existent pas chez les na-
» tions dont nous venons de parler ».

Ailleurs, après avoir décrit un canton
particulier de la Scythie, il termine en ces
mots : « Vous voyez que les saisons n'y su-
» bissent aucun grand et soudain changement;
» qu'elles y gardent, au contraire, une marche
» uniforme, et se rapprochent beaucoup les
» unes des autres : voilà pourquoi les formes
» des habitans y sont peu variées. C'est des
» mêmes alimens qu'ils se nourrissent ; c'est
» des mêmes vêtemens qu'ils se couvrent l'hi-
» ver et l'été : ils respirent, dans tous les
» temps, le même air humide et aqueux ; ils
» boivent les mêmes eaux, qui ne sont que
» de la neige, ou de la glace fondue.... En
» conséquence, ils sont gras et charnus ; ils
» ont des articulations grosses, mais foibles,
» et toutes les cavités humides, sur-tout le
» bas - ventre.... L'embonpoint et le poli
» des chairs font que les divers individus s'y
» ressemblent beaucoup ; les hommes aux
» hommes, et les femmes aux femmes ».

Voulant comparer le sol de l'Asie et celui
de l'Europe, il s'exprime ainsi dans un premier passage : « Si les Asiatiques, énervés de
» mollesse, sans activité, sans courage, sont

» moins belliqueux que les Européens ; et
» s'ils ont des mœurs plus douces, c'est en-
» core dans l'influence du climat et dans la
» marche des saisons, qu'il faut en chercher la
» cause. En Asie, les mutations alternatives
» du froid et du chaud ne sont jamais grandes
» ni brusques : par-là, jamais les forces vitales
» ne sont comme frappées de stupeur ; jamais
» le corps n'y sort tout-à-coup de son assiette
» naturelle. Or ces puissantes commotions
» augmentent la chaleur animale, fomentent
» les dispositions colériques, aiguisent la pru-
» dence ; toutes qualités qu'un état monotone
» et permanent ne développe pas au même
» point. Car ce sont les changemens qui ex-
» citent l'esprit de l'homme, et qui ne lui
» laissent aucun repos ».

Dans un autre endroit, il reprend la comparaison de ces deux parties du monde. « En
» Europe, les hommes diffèrent beaucoup,
» et pour la taille, et pour les formes, à cause
» des grandes et fréquentes mutations de
» temps qui ont lieu dans le courant de l'an-
» née. De fortes chaleurs, des hivers rigou-
» reux, d'abondantes pluies, des sécheresses
» opiniâtres, des vents impétueux, en un
» mot toutes les températures y règnent tour-

» a-tour, et s'y remplacent sans cesse..... Voilà
» pourquoi toute l'apparence extérieure des
» Européens diffère d'une ville à l'autre....Les
» effets du climat s'observent également dans
» leurs mœurs. Ces circonstances produisent
» des caractères plus énergiques, plus indis-
» ciplinés. Les perpétuelles commotions amè-
» nent une rudesse moins sociable ; elles per-
» mettent difficilement à la douceur et à l'ur-
» banité de passer dans les habitudes. Par la
» même raison, les Européens doivent être
» plus courageux que les Asiatiques. Je le
» répète, un état de choses toujours le même
» engendre l'inertie : la variété, au con-
» traire, excite le corps et l'esprit au tra-
» vail ».

C'est d'après ces observations et d'autres
analogues, dans le détail desquelles je crois
inutile d'entrer, qu'Hippocrate avoit déjà,
de son temps, établi la doctrine de l'influence des climats sur les habitudes morales
des peuples.

Quelques philosophes modernes, en em-
pruntant ses opinions, leur ont donné de
nouveaux développemens : peut-être aussi
leur ont-ils donné trop d'extension ; du moins
est-il certain qu'ils ont franchi les limites

dans lesquelles ce grand observateur avoit cru devoir se renfermer.

D'autres philosophes, également recommandables par les vérités utiles qu'ils ont répandues, ont pris occasion de-là, d'attaquer le fond même de la doctrine : ils ont traité cette influence de chimère, et rejeté , sans modification , les conséquences qu'Hippocrate, et sur-tout ses derniers partisans, en avoient tirées.

Ces deux opinions contraires, plus particulièrement débattues depuis le milieu du dix-huitième siècle, ont eu leurs apôtres et leurs adversaires : l'une et l'autre sont encore un objet de litige entre des hommes d'ailleurs très-éclairés.

Il semble donc qu'on peut regarder la question comme indécise. Elle ne le seroit point sans doute si l'on recueilloit les voix : le plus grand nombre des observateurs partage l'opinion d'Hippocrate et de Montesquieu. Mais celle d'Helvétius a pour elle encore des penseurs distingués. Ainsi , quand cette question n'entreroit pas nécessairement dans le plan de mon travail, elle mériteroit d'être discutée de nouveau : et parmi celles qui intéressent immédiatement l'état social lui-même, et que la plus haute philosophie a pu seule élever, peut-être n'en est-il aucune qui soit plus digne de votre attention et de votre examen.

§. II.

QUAND on manque des faits nécessaires pour résoudre une question, rien n'est plus naturel que de la voir rester indécise : il faut même réprimer obstinément cette impatience et cette précipitation, que l'homme n'éprouve que trop souvent au milieu des plus importantes recherches, et qui le poussent à conclure avant d'avoir rassemblé tous les motifs de la conclusion : il le faut absolument, supposé toutefois qu'on mette quelque importance à la vérité. Mais quand les faits relatifs à une question ont été rassemblés ; quand ils ont été déjà considérés sous différens points de vue, par des hommes capables de les bien circonscrire et d'en tirer toutes les conséquences : si cette question n'est pas éclaircie, c'est qu'on ne l'a pas bien saisie elle-même : elle seroit résolue, si elle étoit bien posée. Or, personne n'a prétendu nier que les faits qui se rapportent à la question de l'influence morale des climats n'ayent été recueillis, et même soigneusement discutés, Les penseurs qui, dans ce débat, se décident pour la négative, comme ceux qui soutiennent l'affirmative, établissent également qu'on a tous les moyens de conclure, et qu'on le peut en toute sûreté. Il faut donc que les termes de la question présentent encore du vague; qu'elle ne soit pas énoncée avec la précision convenable : il faut, en un mot, qu'elle soit mal posée; et certes, rien n'est plus nécessaire, dans toute discussion, que d'écarter ce nuage des termes, et d'éclaircir cette confusion de langage, dans laquelle se perd toujours le fil du raisonnement.

Si, par exemple, certains écrivains n'ont entendu par le mot *climat*, que le degré de latitude, ou celui de froid et de chaud propre à chaque pays, il est évident qu'ils ne pouvoient jamais tomber d'accord dans leurs conclusions, avec ceux qui donnent, à ce mot, un sens plus étendu : et peut-être, en effet, quelques philosophes ont-ils attaché une trop grande importance à la simple action du froid et du chaud. Mais ce n'est plus maintenant de cela qu'il s'agit : en les combattant on ne s'est point borné à montrer qu'ils avoient poussé jusqu'à l'extrême, des vues justes au fond; on a prétendu renverser tout le système qui résulte de ces vues ; et l'on a cru pouvoir nier formellement que les différences de l'homme moral dans les divers pays, pussent dépendre en rien de l'influence des causes physiques propres au local.

Revenons donc à la définition d'Hippocrate; ou plutôt, car il ne s'amuse point à faire des définitions scholastiques , cherchons dans la manière dont il a considéré ce sujet, quel sens il attache au mot *climat*.

Le titre même de son ouvrage pourroit, en quelque sorte, lui seul, nous faire connoître l'esprit dans lequel il se propose d'écrire : son ouvrage est intitulé : *Des Airs , des Eaux et des Lieux*. Hippocrate entend donc attribuer les effets dont il va rendre compte, non - seulement à la température de l'air, mais à toutes ses autres qualités réunies; non-seulement au degré de latitude du sol, mais à sa nature, à celle de ses productions, à celle des eaux dont il est arrosé. Dans le corps de l'ouvrage, l'auteur s'attache à décrire exactement toutes les particularités qui peuvent frapper l'observateur dans la distinction des différens pays , et qui tiennent essentiellement à chacun d'eux. Il considère comme élémens nécessaires de la question, tous les objets importans propres à chaque sol, à chaque situation, toutes les qualités constantes et majeures, par lesquelles ces objets peuvent affecter les sens et modifier la nature humaine : et l'on n'aura pas de peine à sentir que cette signification du mot *climat*, est la seule complète. Le climat n'est donc point resserré dans les circonstances particulières des latitudes, ou du froid et du chaud : il embrasse, d'une manière absolument générale, l'ensemble des circonstances physiques attachées à chaque local ; il est cet ensemble lui-même : et tous les traits caractéristiques par lesquels la nature a distingué les différens pays, entrent dans l'idée que nous devons nous former du *climat*.

Maintenant, que faut-il entendre par *habitudes morales ?* Et comment ces habitudes peuvent-elles naître et se développer ? Car pour bien démêler les circonstances susceptibles d'influer sur leur production, il faut connoître les lois, ou l'ordre suivant lequel elle peut et doit avoir lieu.

Si l'on considère les habitudes morales, dans un peuple tout entier, comme l'ont fait Hippocrate et Montesquieu, l'on trouvera sans peine qu'elles ne sont autre chose que la série ordinaire de ses affections ou de ses penchans, de ses idées ou de ses opinions, de ses déterminations ou des actes qui résultent, et de ses opinions, et de ses penchans. L'on voit encore avec la même évidence, que ces habitudes ne peuvent se former autrement que celles des individus ; c'est-à-dire, qu'elles sont le produit nécessaire des impressions que ce peuple reçoit chaque jour, des idées ou des jugemens que ces impressions font naître, des volontés instinctives ou raisonnées que ces mêmes impressions et ces jugemens développent de concert.

C'est donc en résultat, dans le genre et le caractère des impressions, qu'il faut chercher la véritable cause déterminante du genre et du caractère des habitudes. Mais les impressions se rapportant aux objets qui les produisent et aux dispositions des organes sensibles sur lesquels s'exerce l'action de ces objets, l'on voit évidemment qu'elles doivent différer, et suivant la nature de ces derniers, et suivant l'état des parties sensibles qui en reçoivent les impressions.

Ainsi l'on peut poser la question d'une seconde manière : 1°. la nature des objets

est-elle la même dans les différens climats?
2°. S'il est constant que les objets n'y sont
pas les mêmes, la sensibilité ne doit-elle
point subir des modifications en présence et
par l'action continuelle de ces objets différens?

Nous voilà, ce me semble, plus avant dans
le sujet.

Il s'agit donc de déterminer d'abord, si le
caractère des objets, et les objets eux-mêmes,
sont véritablement identiques dans les différens climats.

Mais cela pourroit-il faire une question?
Tous les faits n'ont-ils pas prononcé dès long-
temps, et ne prononcent-ils pas encore chaque
jour, sur ce point? et personne s'est-il jamais
avisé de soutenir que les objets fussent les
mêmes, aux bords du Sénégal ou de l'Ama-
zone, que dans le Groënland ou sur les bords
désolés du Spitzberg?

Il s'agit de déterminer en second lieu, si
l'influence des objets extérieurs et des substances qui s'appliquent journellement au
corps, peuvent ou ne peuvent point en modifier la sensibilité; si dans le fait, la sensibilité reste toujours et par-tout la même;
si toujours et par-tout, non-seulement elle

est susceptible des mêmes impressions, mais s'il est de sa nature de ramener les impressions diverses, à un certain caractère commun, que les adversaires d'Hippocrate, pour être entièrement conséquens, doivent regarder comme inséparable de la nature humaine, ou comme essentiel à son développement, nonobstant la variété des circonstances extérieures (1).

Quoique d'après cette énonciation plus détaillée et plus exacte, le second membre de la question paroisse aussi peu susceptible de débat que le premier (car s'il étoit vrai que les choses se passassent comme nous venons de l'établir par supposition, les hommes seroient absolument incapables de recevoir aucune éducation quelconque); il faut convenir cependant qu'ici, la discussion, pour être complète, exige l'examen de plusieurs questions subsidiaires, et que l'on n'y peut obtenir une solution qui enlève toute prise aux subtilités, qu'en considérant l'homme vivant et sensible sous tous ses points de vue principaux, et en pénétrant dans les

______

(1) C'est ici véritablement le point le plus délicat et le plus décisif de la question.

causes intimes dont les lois même de l'existence demandent qu'il éprouve l'action.

Mais il suffit de jeter un coup-d'œil sur
les différens objets que cette discussion doit
embrasser, pour se convaincre qu'elle nous
feroit revenir sur plusieurs points éclaircis
dans les précédens mémoires. Il faudroit nous
arrêter encore sur les mêmes faits, et reprendre les mêmes chaînes de raisonnemens.

§. III.

Nous avons prouvé (du moins telle est
ma conviction) que les tempéramens, le régime, la nature des travaux, celle des instrumens qui leur sont propres, le genre et
le caractère des différentes maladies influent
puissamment sur les opérations de la pensée,
de la volonté et de l'instinct, puisqu'ils sont
capables de changer l'état de la sensibilité
des différens organes, état dont ces opérations dépendent toutes également. Si maintenant nous pouvons démontrer, de plus,
que la détermination des tempéramens, celle
du régime, la nature des travaux et par conséquent celle des instrumens qu'ils exigent;
enfin que le genre, le caractère et la marche
des maladies sont soumis à l'action des di-

verses circonstances physiques propres à chaque local : il s'ensuivra clairement que le climat, d'après l'exacte définition du mot, influe en effet sur la formation des habitudes morales. Car celles-ci ne sont à leur tour, comme on vient de le voir tout à l'heure, que l'ensemble des idées et des opinions, des volontés instinctives ou raisonnées, et des actes qui résultent des unes et des autres, dans la vie de chaque individu.

Personne ne peut ignorer que la nature animale est singulièrement disposée à l'imitation. Tous les êtres sensibles imitent les mouvemens sur lesquels leur observation a pu se fixer ; ils s'imitent sur-tout eux-mêmes, c'est-à-dire, qu'ils ont un penchant remarquable à répéter les actes qu'ils ont exécutés une fois : il les répètent d'autant plus facilement et d'autant mieux, qu'ils les ont exécutés plus souvent ; enfin ils les répètent aux mêmes heures et dans le même ordre de succession, par rapport à d'autres mouvemens que certaines analogies, ou la simple habitude ont coordonnés avec ces actes, dans leur souvenir. Cette tendance se montre plus évidemment encore dans les déterminations automatiques des animaux, que dans celles où le raisonnement a quelque part. Les fonctions purement physiques et dont la conservation de la vie dépend plus spécialement, commencent et finissent toutes à des époques et dans des intervalles de temps déterminés : et si les périodes ne sont pas les mêmes pour tous les individus, l'exactitude des retours, toujours conforme dans chaque cas particulier, aux rapports établis entre le premier et second acte qui constitue la fonction, entre le second et chacun des suivans, n'en démontre qu'avec plus d'évidence la généralité de la loi. Ainsi, quoique la faim, le besoin du sommeil, celui des différentes évacuations, &c. ne reviennent pas pour tous les individus aux mêmes heures, il est constant que, dans un genre de vie fixe et régulier, chacun d'eux les éprouve périodiquement. Cela se voit encore avec la même évidence, dans le rithme des fièvres d'accès et dans la marche des maladies aiguës, où les forces qui restent à la nature sont suffisantes pour en assujettir le cours à de constantes lois. Et c'est, comme nous l'avons dit si souvent, sur ce penchant physique à l'imitation, sur cette puissance de l'habitude, qu'est fondée toute celle de l'éducation, par conséquent la perfectibilité, commune à toute nature sensible, et dont l'homme sur-tout, placé sur le globe, à la tête de la classe entière des animaux, paroît éminemment doué.

Mais l'empire des habitudes ne se borne pas à ces profondes et ineffaçables empreintes qu'elles laissent chez chaque individu : elles sont encore, du moins en partie, susceptibles d'être transmises par la voie de la génération. Une plus grande aptitude à mettre en jeu certains organes, à leur faire produire certains mouvemens, à exécuter certaines fonctions, en un mot, des facultés particulières, développées à un plus haut degré, peuvent se propager de race en race (1) : et si les causes déterminantes de l'habitude première ne discontinuent point d'agir pendant la durée de plusieurs générations successives, il se forme une nouvelle nature acquise, laquelle ne peut à son tour être changée, qu'autant que ces mêmes causes cessent d'agir pendant long-temps, et sur-tout que des

____

(1) George le Roi, dans ses lettres sur les animaux, observe que quoique le chien n'arrête point naturellement, les excellentes chiennes d'arrêt font des petits qui, très-souvent, arrêtent sans leçon préalable, la première fois qu'on les met en présence du gibier.

causes différentes viennent imprimer à l'économie animale, une autre suite de déterminations.

Des impressions particulières, mais constantes et toujours les mêmes, sont donc capables de modifier les dispositions organiques, et de rendre leurs modifications fixes dans les races. Or les impressions les plus constantes et les plus invariables sont incontestablement celles qui tiennent à la nature même des lieux, que toute l'industrie de l'homme ne peut changer, que ses caprices ne peuvent altérer : et nous avons vu dans un autre mémoire, que c'est incontestablement encore dans certaines dispositions organiques, qu'il faut chercher la cause des divers tempéramens. Si donc, les impressions sont assez différentes dans les différens climats, pour agir sur l'état même des organes, les tempéramens présenteront nécessairement de notables variétés.

Sans sortir d'un climat donné, l'on observe que les saisons ont une grande influence sur l'état de l'économie animale. Douée de son caractère propre, chaque saison détermine dans les corps, un ordre de mouvemens particuliers ; elle y laisse en fuyant des empreintes d'autant plus marquées et plus durables, que son action s'est exercée sans mélange, plus fortement, ou plus long-temps : et si la saison qui la remplace ne venoit à son tour imprimer d'autres mouvemens, ces empreintes deviendroient de plus en plus ineffaçables; les déterminations qui s'y rapportent se tranformeroient en habitudes; une nature nouvelle prendroit la place de la nature primitive, ou, pour parler plus exactement, les dispositions organiques seroient modifiées proportionnellement à la cause agissante, et dans les limites entre lesquelles il leur est permis de flotter en différens sens.

Les anciens médecins qui vouloient trouver par-tout des analogies, s'étoient efforcés de rattacher leur système des humeurs à celui des élémens, et celui des tempéramens à l'un et à l'autre. Les faits semblent prouver qu'ils avoient été plus heureux en établissant certains rapports entre les saisons, les climats, les âges et les tempéramens, ou dispositions organiques propres à ces diverses circonstances générales, et à chacune de leurs nuances particulières. Ils avoient observé que les humeurs ou les fluides qui, suivant leur opinion, s'agitent dans le corps, d'après les lois d'une espèce de flux et de reflux, sont susceptibles de divers mouvemens extraordinaires. Elles se gonflent, disoient-ils, et se soulèvent; elles se portent avec une sorte de fureur d'un lieu vers un autre. Dans certains climats, dans certaines saisons, à certaines époques de la vie, ces mouvemens naissent en quelque sorte d'eux-mêmes; ils s'exécutent avec plus de force. Il existe entre les humeurs et ces circonstances, des rapports sensibles, dont la connoissance est indispensable à l'étude de l'homme et à la pratique de la médecine. Le sang et les maladies inflammatoires sont propres à l'adolescence, au printemps, aux pays où cette saison prédomine. La jeunesse, l'été, les pays chauds et secs, engendrent la bile et les maladies bilieuses. Dans l'âge mûr et pendant l'époque qui va se confondre avec la vieillesse, dans l'automne, dans les lieux dont l'air est humide, grossier et la température variable, règnent l'atrabile et les affections qui en dépendent. Enfin la pituite froide et les maladies catharrales sont propres à la vieillesse, aux pays humides et froids, à l'hiver.

§. IV.

QUOIQUE les anciens, en rapportant les tempéramens aux humeurs, ne remontassent point jusqu'aux dispositions organiques, dont l'état des humeurs tire lui-même sa source, ils ne pouvoient errer en tirant des conclusions qui n'étoient que le résumé le plus exact des faits. Aussi ces fidèles observateurs ne faisoient-ils point difficulté d'établir des analogies directes entre les tempéramens, les climats et les âges, mais sur-tout entre les saisons et les tempéramens.

Au printemps, disoient-ils encore, on se trouve, en quelque sorte, plus jeune et plus près du tempérament sanguin. Dans l'été, l'on est plus bilieux, et l'on a plus de dispositions aux maladies où la bile joue le principal rôle. En automne, la mélancolie prédomine ; les maladies atrabilaires, et les affections qui les accompagnent, se développent alors particulièrement. En hiver enfin, les hommes foibles et les vieillards se trouvent encore plus vieux : c'est le temps des maladies rhumatiques, pituiteuses, catharrales ; jusqu'à ce que l'action du froid, s'associant aux impressions qu'amène le retour du soleil vers notre tropique, ait fait reparoître les dispositions inflammatoires , compliquées avec les dégénérations muqueuses qu'elles traînent quelque temps à leur suite.

Je ne me sers ici des mots propres d'aucun des médecins anciens ; mais c'est leur véritable doctrine, particulièrement celle d'Hippocrate, que je résume, sous le point de vue qui convient à notre sujet.

Mais l'influence des saisons n'est pas la même dans tous les climats : les saisons ne sont pas par-tout également distinctes les unes des autres. Dans quelques pays, on ne connoît que l'hiver et l'été : dans d'autres, les temps variables de l'automne règnent depuis le commencement de l'année jusqu'à la fin. La zone équatoriale éprouve à peine quelque diminution passagère dans les chaleurs : les zones polaires sont à-peu-près éternellement engourdies par le froid : enfin, quelques heureux coins du globe jouissent d'un printemps presque continuel.

Mais en sortant de ces généralités, relatives aux causes locales qui peuvent influer sur l'économie vivante, ou sur certaines dispositions organiques , on trouve que les détails, c'est-à-dire les faits particuliers eux-

mêmes, offrent un ensemble bien plus con-
cluant, ainsi que plus positif.

Il suffit de jeter un coup-d'œil sur le tableau
des différens climats, pour voir sous combien de formes variées, dépendantes des circonstances qui leur sont propres, la puissance de la vie semble prendre plaisir à s'y
développer. Dans chaque importante division de notre globe, dans chaque grande
variété d'une de ces divisons, prise au hasard,
combien d'animaux qui ne se rencontrent
pas ailleurs! Quelles diversités de structure,
d'instinct, d'habitudes! Que de traits nouveaux ils offrent à l'observation, soit dans la
manière de pourvoir à leurs besoins, soit
dans le genre et dans le caractère de leurs
facultés primitives, soit enfin dans la tournure et dans la direction que prennent, et
ces facultés et ces besoins! Or, ces habitudes
particulières, ces familles nouvelles, ces
formes mêmes, variables dans les familles,
dépendent souvent de la nature du sol, de
celle de ses productions : et s'il est des végétaux qu'on ne peut enlever à leur terre na-
tale sans les faire périr, il est aussi quelques
races vivantes qui ne peuvent supporter aucune transplantation, qu'il est impossible de

dépaïser, sans tarir la source qui les renouvelle, et même quelquefois sans frapper directement de mort les individus.

Ces faits, trop généralement connus pour
être contestés, montrent déjà sans équivoque, quel est l'empire du climat sur les
êtres animés et sensibles. Mais cet empire
se marque plus fortement, et sur-tout d'une
manière plus relative à la question qui nous
occupe, dans les changemens que le climat
fait subir aux mêmes races; puisque non-seulement il modifie à l'infini leurs qualités, ou
leurs dispositions intimes, mais qu'il peut
encore quelquefois, effacer de leur structure extérieure et de leurs inclinations, ou
de leur naturel, les traits qu'on avoit cru les
plus distinctifs. Le cheval, le chien, le
bœuf, sont très-différens d'eux-mêmes dans
les diverses régions du globe : dans l'une,
audacieux, sauvages, farouches; dans l'autre,
doux, timides, sociables : ici, l'on admire
leur adresse, leur intelligence, la facilité avec
laquelle ils se prêtent à la culture que l'homme
veut leur donner; là, malgré les soins les plus
assidus, ils restent stupides, lourds, grossiers, comme le pays lui-même, insensibles
aux caresses, et rebelles à toute éducation.

La taille de ces animaux, la forme de leurs membres, leur physionomie, en un mot toute leur apparence extérieure dépend bien évidemment du sol qui les a produits, des impressions journalières qu'ils y reçoivent, du genre de vie qu'ils y menent, et sur-tout des alimens que la nature leur y fournit.

Dans certains pays, le bœuf naît sans cornes; dans d'autres endroits, il les a monstrueuses. Sa taille, et le volume total de son corps, prennent un accroissement considérable, dans les terreins humides et médiocrement froids : il se rappétisse sous les zones glaciales et dans les lieux très-secs. Sous certaines latitudes, son poil se transforme en une laine longue et fine, ou son dos est chargé d'une, et même quelquefois de deux bosses charnues. Enfin, pour ne pas multiplier les exemples, on peut distinguer les races de chevaux par une grande diversité de caractères, propres aux différens pays qui leur ont donné naissance : et depuis le chien d'Islande ou de Sibérie, jusqu'à celui des régions équatoriales, on peut observer une suite de formes et de naturels différens, dont les nuances les plus voisines semblent s'effacer l'une l'autre, en

se confondant par des gradations insensibles.

Je n'ajouterai plus ici qu'une seule remarque : c'est que dans certains pays, les
chiens n'aboyent point du tout; dans quelques autres, ils sont exempts de la rage :
et comme ceux qu'on y transporte des pays
étrangers, perdent dans le premier cas, la
voix avec le temps, et deviennent, dans le
second, du moins autant qu'on peut en juger
d'après une assez longue expérience, incapables de contracter l'hydrophobie, nous
sommes en droit de conclure de-là, que ces
changemens dans la nature du chien, dépendent uniquement du climat, ou des circonstances physiques, propres aux différens
pays qui en ont fourni les observations.

Ainsi, l'on voit évidemment pourquoi les
différentes races d'animaux dégénèrent pour
l'ordinaire, mais quelquefois aussi se perfectionnent, quand elles sont transplantées
d'un pays dans un autre; et comment leur
nouvelle patrie finit, à la longue, par les
assimiler aux espèces analogues, qui naissent
et s'élèvent dans son sein, à moins que
l'homme ne puisse les tenir constamment
rapprochées de leur nature primitive, par

des soins particuliers de régime et d'éducation (1).

§. V.

Nous l'avons dit déjà bien des fois, la sensibilité de l'homme est, par rapport à celle
de toutes les espèces animales connues, la
plus souple et la plus mobile ; en sorte que
tout ce qui peut agir sur les autres créatures vivantes, agit en général d'une manière encore plus forte sur lui. Mais, en
outre, une grande multitude de faits relatifs à différens ordres de phénomènes, nous
ont prouvé que si la nature humaine est
susceptible de se plier à toutes les circonstances, c'est que toutes la modifient rapidement, et l'approprient aux nouvelles impressions qu'elle reçoit. Il est donc peut-être
inutile de vouloir faire sentir, que puisque
le climat exerce un empire étendu sur les
animaux, l'homme ne peut sans doute être
le seul qui résiste à toute influence de sa
part : car c'est évidemment aux qualités même

____

(1) *Voyez* l'excellent écrit de Huzard sur les haras,
et ceux de Daubenton, de Gilbert, de Tessier, &c.
sur l'éducation des bêtes à laine.

qui caractérisent et constituent la supériorité de son organisation, que tient cette dépendance de tant de causes diverses dont il
semble être quelquefois le jouet.

Mais à quelque sévérité de déduction qu'on
se soit efforcé d'assujétir l'analogie, ses conclusions peuvent laisser encore de l'incertitude, ou des nuages dans les esprits. Revenons
donc aux preuves plus directes ; c'est-à-
dire, revenons aux faits : et quoiqu'il fût
assurément aussi fastidieux que superflu de
les tous recueillir, jetons au moins un coup-
d'œil rapide sur ceux qui sont, à l'égard du
reste, des espèces de résultats généraux.

On sait que les formes extérieures de
l'homme ne sont pas les mêmes dans les
différentes régions de la terre. La couleur
de la peau, celle des poils qui végétent dans
son tissu, leur nature ou leur intime disposition, les rapports des solides et des fluides,
le volume des muscles, la structure même
et la direction de certains os, ou de quelques-unes de leurs faces ; toutes ces circonstances, dis-je, présentent des variétés chez
les habitans des divers climats : elles peuvent
servir à faire reconnoître la latitude, ou
la nature du sol auquel ils appartiennent.

Chaque nation a ses caractères extérieurs, qui ne la distinguent pas moins peut-être que son langage. Un Anglais, un Hollandais, un Italien, n'ont point la même physionomie qu'un Français; ils n'ont point les mêmes habitudes de corps. Sur le territoire habité par chaque nation, s'il se rencontre de grandes variétés de sol, on en retrouve toujours la copie, si je puis m'exprimer ainsi, dans certaines variétés analogues, ou dans certaines nuances de structure, de couleur, de physionomie propres aux habitans respectifs des divers cantons. Les hommes de la montagne ne ressemblent pas à ceux de la plaine : il y a même des différences notables entre ceux de telle et de telle plaine, de telle et de telle montagne. Les habitans des Pyrénées ont une autre apparence que ceux des Alpes. Les rians et fertiles rivages de la Garonne ne produisent point la même nature de peuple, que les plaines non moins fertiles et non moins riantes de la Loire et de la Seine : et souvent dans le même canton, l'on remarque d'un village à l'autre, des variétés qu'une langue, des lois, et des habitudes d'ailleurs communes, ne permettent d'attribuer qu'à des causes inhérentes au local.

En considérant les grandes différences qui s'observent dáns les formes du corps humain, et même dans la structure, ou dans la direction des os qui leur servent de base, quelques écrivains ont pensé que des êtres si divers, quoique appartenans au même genre, ne pouvoient appartenir à la même espèce, et que, pour expliquer le phénomène, il étoit nécessaire d'admettre plusieurs espèces primitives distinctes les unes des autres, et dont les traits caractéristiques sont fixes et indélébiles comme ceux de la nature elle-même. J'avoue que je ne partage point leur opinion : celle de Buffon, qui regardoit les variétés que l'homme présente dans les différens climats, comme accidentelles, et comme l'ouvrage de ces climats eux-mêmes, me paroît beaucoup plus vraisemblable : 1°. parce que d'un climat à l'autre, on voit les races qui leur sont propres, s'unir par une chaîne d'intermédiaires, dont les nuances ou les dégradations insensibles se confondent toujours au point de contact : 2°. Parce que la même latitude présente souvent divers climats, c'est-à-dire de grandes variétés, dans l'ensemble des circonstances physiques propres à chaque canton ; et qu'alors, non-seulement chaque nature de sol produit sa race particulière, mais que, si par hasard quelques cantons ressemblent exactement à des régions éloignées, les hommes des uns paroissent être formés sur le modèle de ceux des autres, et que l'analogie de climat triomphe même de l'influence du voisinage et de cette confusion du sang et des habitudes qu'amène inévitablement la fréquence des communications : 3°. Parce qu'on observe chaque jour, dans les pays dont le climat a des caractères prononcés, qu'au bout d'un petit nombre de générations, les étrangers reçoivent plus ou moins son empreinte : (le fait attesté par plusieurs voyageurs, touchant ces familles portugaises établies dans les îles du Cap-Verd, depuis la fin du quinzième siècle tout au plus, lesquelles dans cet espace de temps, que nous devons regarder ici comme très-court, sont devenues presque entièrement semblables aux Nègres indigènes du pays et à ceux du continent voisin ; ce fait, dis-je, semble fournir une preuve directe contre la théorie de la diversité des espèces) : 4°. Enfin, parce que les défenseurs de cette théorie sont obligés, pour la soutenir, de se livrer à une foule de conjectures. J'ajoute que presque tous leurs argumens sont négatifs ; et que la ténacité de quelques caractères propres à certaines races, qui paroissent résister à leur transplantation et à leur dissémination parmi les autres peuples, ne prouve absolument rien. En effet, les observations et les expériences nécessaires pour rendre cette remarque solide et concluante n'ont point été faites : la courte durée des individus permet trop rarement d'apprécier au juste la part que peut avoir le temps, dans toutes les opérations de la nature ; et rien cependant ne seroit plus nécessaire ; car disposant à son gré de cet élément, comme de tous les autres moyens, la nature l'emploie aussi bien qu'eux tous, avec une étonnante prodigalité.

Mais, au reste, la question de la variété des espèces dans le genre humain, est presqu'entièrement étrangère à celle de l'influence du climat sur le tempérament : l'une pourroit demeurer indécise, sans qu'il en rejaillît le moindre doute sur les preuves dont la réalité de cette influence est appuyée ; et quoique les deux effets paroissent devoir être regardés comme dépendans des mêmes causes, ils sont loin d'être tellement inséparables,

qu'ils ne puissent avoir lieu que simultanément.

L'influence du climat sur le tempérament,
ou l'analogie générale des tempéramens avec
les climats respectifs, est une pure question
de fait extrêmement simple. Il s'agit donc de
voir, dans l'histoire physiologique et médicale des divers peuples, si tous les pays présentent absolument les mêmes habitudes
physiques chez les hommes sains et malades ;
si lorsque les circonstances qui constituent
le climat diffèrent assez pour avoir des caractères distincts, ces habitudes ne diffèrent
pas dans un ordre correspondant ; et si ,
lorsque les dernières se ressemblent , les
premières ne se rapportent pas à celles-ci ,
suivant des règles faciles à saisir par l'observation.

§. VI.

E n examinant l'influence du régime sur
les idées et sur les penchans, nous avons
passé successivement en revûe toutes les
causes partielles, mais principales, qui concourent aux effets de ce qu'on doit entendre
par ce mot de *régime*. Nous avons vu que
l'air, suivant son degré de température, et

suivant le caractère des substances dont il est chargé, les alimens et les boissons suivant leur nature, les travaux suivant les facultés qu'ils exercent, en un mot, que tous les corps ou tous les objets qui peuvent agir sur l'homme, et lui donner des impressions particulières, ont en même temps la puissance de modifier son état moral. Mais nous avons vu aussi que c'est en changeant les dispositions et les habitudes des organes, que ces impressions influent sur les actes de la pensée et de la volonté, dont l'état moral se compose : et quand les habitudes et les dispositions des organes deviennent fixes, elles forment, de leur côté, ce qu'on désigne par le mot *tempérament*.

Cependant nous avons dit ailleurs, qu'il y a dans les tempéramens, un fond dépendant de l'organisation primitive, dont le genre de vie peut bien déguiser momentanément l'action, mais qui résiste avec force à toute cause contraire, et qui ne semble pas pouvoir être entièrement effacé. Ceci demande quelque explication.

Nous avons dit, en effet, et l'expérience journalière prouve que la base des tempéramens originels bien prononcés, est intimement identifiée avec l'organisation elle-même: mais en même temps nous n'avons point oublié d'observer qu'il y a des tempéramens *acquis*. Les circonstances de la vie peuvent faire éprouver des modifications à tout ce qui n'est pas cette base, et changer entièrement les tempéramens plus indéterminés ; et nous avons senti la nécessité de nous en occuper à part. Il n'y a donc point ici de contradiction véritable. Dans tous les tempéramens, les caractères accessoires peuvent, en général, être altérés : dans un assez grand nombre, tout, jusqu'à leur base, peut subir d'importantes modifications. Enfin, quelquefois le tempérament lui-même est susceptible de changer complétement de nature; il peut même arriver alors, qu'indécis originairement, il se place, par l'effet de certaines causes extérieures accidentelles, au nombre de ceux dont les caractères ont une forte empreinte. Observons en outre, que lorsque ces causes sont insuffisantes pour opérer d'une manière décisive sur les individus, elles n'en exercent pas moins une puissante influence sur les races : car des causes fixes et constantes, comme l'est en particulier le climat, agissent sans relâche sur les générations successives, et toujours dans le même sens ; et les enfans recevant de leurs pères, les dispositions acquises, aussi bien que les dispositions originelles, il est impossible que les races échappent à cette influence de causes qui s'exercent durant des espaces de temps illimités, quelque foible qu'on suppose leur action à chaque instant.

Mais, je le répète, les faits prononcent bien plus directement sur toutes les questions de ce genre ; et les faits sont ici très-positifs et très-nombreux.

Nous avons vu qu'Hippocrate, en peignant les habitudes morales d'une peuplade répandue dans le voisinage des Palus Mœotides, et d'une horde de Scythes fixée dans un canton dont le climat offre des caractères particuliers, fait découler ces habitudes de celles du tempérament, et celles du tempérament de l'ensemble des circonstances physiques locales, à l'action desquelles les corps se trouvent constamment soumis. Les observations de ce grand homme frappent toujours par leur grande exactitude : on peut vérifier encore de nos jours, dans tous les climats analogues, celles dont nous parlons en ce moment ; et les règles qu'il en a tirées sur les modifications que les mêmes natures de terrein ne manquent point de faire subir à l'homme, sont parfaitement identiques avec les résultats des faits que nous pouvons nous-mêmes observer et recueillir.

Voici comment il peint les rives du Phase, et le naturel de leurs habitans : L'Europe offre encore des régions entières dont Hippocrate semble avoir emprunté les traits principaux de sa description.

« Passons, dit-il, aux habitans du Phase.
» Leur pays est humide, marécageux, chaud,
» couvert de bois. Des pluies abondantes
» l'arrosent sans cesse, ou plutôt l'inondent
» avec violence. Les demeures des hommes
» sont établies au sein même des marais : ils
» s'y construisent, avec des roseaux et du
» bois, des cabanes dont les frêles fonde-
» mens plongent dans les eaux. Rarement
» vont-ils dans les villes et dans les mar-
» chés voisins. Des troncs d'arbres, grossière-
» ment creusés, leur servent de barques:
» ce sont leurs seuls moyens de communica-
» tion; c'est avec ce secours qu'ils naviguent
» çà et là, sur les nombreux canaux qui
» coupent leur territoire. Des eaux stag-
» nantes, putréfiées par le soleil, et que les

» seules pluies renouvellent, sont leur unique
» boisson.

» Ajoutez que le Phase est lui - même le
» fleuve le plus inerte et le plus lent dans
» son cours. Les fruits et les plantes que ses
» bords nourrissent, ne reçoivent jamais un
» entier et convenable développement. Ils
» ont peu de ces qualités propres qui doivent
» caractériser chaque espèce en particulier,
» et qui lui donnent son genre spécifique de
» salubrité. L'humidité qui règne par-tout,
» retient ces plantes et ces fruits, dans un
» état d'imperfection : ils ne sauroient par-
» venir à la maturité requise. L'air enfin se
» charge de brouillards infects, exhalés des
» marais ; et l'horizon se trouve comme in-
» vesti de malfaisantes vapeurs.

» Par l'action de toutes ces causes réunies,
» les habitans du Phase forment un peuple
» particulier : ils ont des traits distinctifs qui
» les caractérisent. Leur taille est haute,
» surchargée d'embonpoint. Leurs articula-
» tions et leurs vaisseaux semblent perdus
» dans une mauvaise graisse. Tout leur corps
» est pâle ; ou plutôt ils approchent, quant à
» la couleur de la peau, des personnes qui
» ont la jaunisse : et comme l'air qu'ils res-

» pirent est impur, nébuleux et très-hu-
» mide, ils ont la voix la plus rauque qui
» puisse sortir d'une bouche humaine. Ils sont
» d'ailleurs remarquables par une extrême
» lenteur dans tous leurs mouvemens, et par
» un défaut presqu'absolu d'activité ».

Pour ne rien oublier dans la peinture du
climat, auquel il attribue ces habitudes physiques et morales, habitudes qui sont évidemment celles que nous avons dit dans un
autre Mémoire, appartenir au tempérament,
où les fluides en général, et particulièrement les fluides muqueux, prédominent,
Hippocrate revient bientôt après sur ses pas,
pour ajouter ce qui suit :

« Le climat du Phase n'éprouve que peu
» de variations, par rapport à la température
» de l'air. Les saisons de l'année, les retours
» périodiques du froid et du chaud y marchent
» régulièrement et sans transitions subites.
» Les vents du sud y soufflent presque con-
» tinuellement. Il en est un qui semble par-
» ticulier au pays : on l'appelle *Cenchron.*
» Ce vent est quelquefois très-violent; la
» chaleur qu'il répand dans l'air, accable et
» résout les forces. Le vent du nord s'y fait
» rarement sentir : et lorsqu'il souffle par

» hasard, il est foible, peu vif, peu péné-
» trant ».

Hippocrate a donc déterminé le genre de climat qui produit le tempérament appelé *pituiteux*. Mais comme il parle d'un pays presque sauvage, où la culture et l'industrie n'avoient fait encore presqu'aucun progrès, on peut demander si les causes regardées par lui, comme essentiellement inhérentes au local, ne sont pas du nombre de celles que l'industrie de l'homme peut combattre avec succès, et réduire à l'impuissance. Les faits répondent encore à cette difficulté.

L'art exerce sans doute un empire très-étendu sur le sol : il peut quelquefois transformer des marécages en fécondes prairies, des coteaux arides en vignobles rians, des forêts ténébreuses et malsaines en plaines salubres, couvertes de riches moissons. Cependant il est impossible de citer un climat bien caractérisé, qui n'ait pas résisté constamment à tous les progrès de la société civile, et à tous les travaux d'amélioration qu'elle fait entreprendre. Les traits qui distinguent un pareil climat, sont tellement identifiés avec ceux qui en caractérisent les terres et avec la disposition du sol ; ils ont été si fortement imprimés par la puissante main de la nature, que les efforts de l'homme s'épuisent en vain pour les effacer. Quelque changement qui puisse s'opérer à la surface de la terre, ses qualités intimes, sa latitude, l'abondance ou la rareté des eaux, le voisinage ou l'éloignement des mers et des montagnes, le caractère et la direction des fleuves, lui conservent toujours ses principales propriétés originelles : et soit immédiatement et par lui-même, soit médiatement et par le genre ou par les qualités particulières de ses productions, le climat exerce toujours son influence sur le tempérament, comme on peut s'en convaincre par l'exemple des habitans de la ci-devant Belgique et de ceux de la Batavie, dont les derniers, sur-tout, se rapprochent par plusieurs traits essentiels, de ces peuples du Phase qu'Hippocrate a peints avec tant de vérité.

§. VII.

Dans le mémoire sur l'influence du régime, nous avons vu que les climats froids et âpres augmentent la force musculaire ; qu'ils émoussent au contraire, et cela dans le même rapport, les forces sensitives. Leur

effet direct est donc de développer cette espèce de tempérament, qui se manifeste par
la grande prédominance de la faculté de mouvement sur celle de sensation. Et l'on voit
sans peine, que les choses doivent être nécessairement ainsi ; sans quoi l'homme auroit
dans ces climats, ou trop de sensibilité pour
pouvoir résister aux impressions extérieures,
ou trop peu de puissance d'action pour fournir à ses besoins. Car d'un côté, toutes les
impressions y sont fortes, et presque toutes
seroient pénibles pour des corps mal aguerris;
de l'autre, la subsistance de chaque personne
y demande un grand volume d'alimens, et
tous les besoins directs y sont en général,
plus multipliés et plus impérieux.

Suivant Hippocrate, les habitans de certains pays montueux et de quelques autres
terreins dont l'âpreté forme le caractère principal, ont à-peu-près les mêmes habitudes de
tempérament, et les mêmes mœurs que ceux
des pays très-froids.

« Il y a, dit-il, des pays montueux et des
» terreins hérissés, dépourvus d'eaux, où
» les saisons ont une marche, et où leurs
» changemens suivent des lois toutes parti-
» culières. Une nature sévère y communique

» ses dures empreintes aux habitans. Les
» hommes y sont grands et vigoureux ; ils
» naissent tels ; et toutes les circonstances
» semblent avoir pour objet de les préparer
» aux plus rudes travaux. Mais de pareils tem-
» péramens enfantent des mœurs agrestes et
» nourrissent des penchans farouches ».

Dans le même mémoire, nous avons encore vu que les climats très-chauds produisent au contraire en général, ces habitudes de
tempérament où la sensibilité prédomine sur
les forces motrices : et non-seulement nous
sommes sûrs que cet effet est réel et constant ;
nous savons en outre, à quelles causes il doit
être rapporté. Car nous avons reconnu que
dans les climats brûlans, 1°. les forces, sans
cesse appelées à l'extérieur, n'ont point occasion d'acquérir ce surcroît d'énergie qu'elles reçoivent de leur concentration, ou plutôt de leur balancement alternatif et continuel entre le centre et la circonférence. 2°. Les
extrêmités nerveuses y sont plus épanouies
et par conséquent plus susceptibles de vives
impressions. 3°. L'extrême chaleur rendant
pénible toute action forte, invite à chercher
constamment le repos. 4°. Les hommes y recherchent d'autant plus avidement les sensa-

tions, qu'ils sont plus sensibles; que leur activité n'est point consommée en mouvemens musculaires; que la nature a véritablement placé près d'eux, les objets d'un plus grand nombre de sensations agréables. 5°. Enfin, tous leurs besoins sont infiniment plus bornés; et se sentant riches de la libéralité du sol et du climat, ces mortels favorisés par le sort, ont moins de motifs de secouer la douce paresse qui suffit à leur bonheur.

A ces raisons principales et directes, il faut joindre encore l'énervation musculaire qui résulte de l'abus des sensations, et sur-tout celle qui tient à la *prématurité* (s'il est permis de s'exprimer ainsi) des organes génitaux. En effet dans l'un et dans l'autre cas, qui se confondent pour l'ordinaire, la mobilité nerveuse devient excessive : et l'on sait que les desirs de l'amour, les caprices d'imagination qui s'y rapportent, les erreurs de sensibilité qui les entretiennent, survivent trop souvent à la faculté de satisfaire ces desirs ; état de désordre physique et moral, funeste par lui-même, mais capable d'ailleurs, de produire secondairement une foule de désordres nouveaux plus graves et plus funestes encore.

Hippocrate, que je ne me lasserai point de citer dans ce mémoire, avoit observé chez les Scythes, une espèce particulière d'impuissance, commune sur - tout parmi les gens riches. Il crut pouvoir en chercher la cause, 1°. dans l'exercice du cheval , auquel les chefs de ces peuplades se livroient habituellement, et dans certaines saignées abondantes, faites à la veine qui rampe derrière l'oreille : car ils abusoient, selon lui, de ce remède, pour le traitement d'un genre particulier de fluxion articulaire, dépendant du même exercice, du moins encore suivant l'opinion de cet illustre médecin. J'avoue que malgré toute mon admiration pour lui, je ne vois là, qu'une suite d'explications hypothétiques. L'exercice du cheval ne rend point impuissant : l'expérience de tous les siècles et de tous les pays l'a suffisamment démontré. La situation pendante des jambes ne rend point les hommes de cheval plus sujets que d'autres aux fluxions articulaires (1) : c'est encore ce

------

(1) L'exercice du cheval, lorsqu'il est continuel et violent, dispose aux varices ; il cause souvent des anévrismes : mais ce double effet tient à d'autres causes que celles dont Hippocrate fait mention.

qui demeure bien prouvé par les faits. Enfin, les saignées abondantes peuvent affoiblir beaucoup la constitution : mais elles n'agissent point d'une manière spéciale, sur tel ou tel organe; et toutes les saignées, de quelque veine qu'on tire le sang, produisent, à peu de chose près, les mêmes effets généraux.

Ici, contre son ordinaire, Hippocrate va chercher bien loin ce qui venoit s'offrir naturellement à lui. Il n'avoit pas manqué d'observer qu'en général, les Scythes étoient une race peu sensible aux plaisirs de l'amour. « Les desirs vénériens, dit-il, se font sentir » chez eux, assez rarement, et n'ont que peu » d'énergie : aussi ce peuple tout entier est-il » peu propre à la génération ». On voit qu'il en étoit des Scythes, comme de toutes les hordes errantes, dont la vie est précaire, qui supportent de grandes fatigues, et qui vivent exposées à toutes les intempéries d'un ciel rigoureux, sans qu'une nourriture animale abondante renouvelle constamment leurs corps épuisés. Parmi eux, les gens riches pouvoient se procurer plus facilement de belles esclaves pour leurs plaisirs : ils ne laissoient pas le temps à leurs languissans desirs de se former ; ils devoient donc être plutôt énervés que les autres : rien encore de plus naturel. Les circonstances sociales qui fournissent aux hommes trop de moyens de satisfaire leurs passions , ne nuisent souvent pas moins en effet à leur véritable bonheur, que les climats où la nature semble aller au-devant de tous les besoins, n'altèrent et n'affoiblissent leur énergie et leur activité.

§. VIII.

Le tempérament, caractérisé par l'aisance et la liberté de toutes les fonctions, par la tournure heureuse de tous les penchans et de toutes les idées, se développe rarement et mal, dans les pays très-froids et dans les pays très-chauds. Dans les uns , les résistances extérieures sont trop puissantes, et les impressions trop souvent pénibles : dans les autres , la bile contracte des qualités trop stimulantes; l'énervation des organes génitaux est trop précoce; les forces centrales sont trop constamment débilitées par leur distraction et leur dispersion continuelles; enfin trop souvent un estomac foible produit des affections nerveuses, qui font naître à leur tour, les habitudes de la crainte et de l'abattement.

Les climats tempérés, les terreins coupés
de coteaux, arrosés d'eaux vives, couverts
de vignobles ou d'arbres à fruits, et dont le
sol, tout-à-la-fois fertile et léger, est naturellement revêtu de verdure et de doux ombrages, sont les plus propres à développer dans
les individus et à fixer dans les races, le tempérament heureux dont nous parlons. Il est
encore sûr que l'usage modéré du vin peut imprimer à la longue, une partie des habitudes
physiques et morales dont ce tempérament se
compose. Un air serein, une heureuse température, la présence continuelle d'objets rians,
des alimens succulens et doux, mais stimulans
et fins, en secondant ce premier effet, ne sauroient manquer de faire prendre au systême
toutes ces favorables habitudes : et pour peu
que les institutions sociales laissent le climat
exercer en paix son influence pendant quelques générations, un pays tel que celui qui
vient d'être décrit, est toujours habité par
une race d'hommes dont la tournure d'esprit, les passions ou les goûts ont ordinairement le même caractère, et se manifestent
par des traits analogues ou correspondans.

Sans doute le passage suivant d'Hippocrate
ne doit pas être regardé comme entièrement

relatif à ces pays et à ces hommes : mais on voit que le caractère du terrain dont il parle, et celui qu'il attribue à ses habitans, sont parfaitement conformes l'un à l'autre, et qu'ils constatent les vues qui viennent d'être exposées. « Les habitans des lieux élevés, » sans être trop inégaux et montueux, d'où » les vents balayent incessamment toutes les » vapeurs malfaisantes, et que de belles et » vives eaux arrosent sur tous les points, » sont, dit-il, en général d'une haute taille ; » ils diffèrent peu les uns des autres : leur » esprit est calme ; leurs sentimens sont » doux ».

On vient de voir que la chaleur exalte la bile : jointe à la sécheresse, elle produit cet effet bien plus promptement et bien plus fortement. Ainsi donc les climats chauds et secs doivent être féconds en tempéramens bilieux, c'est-à-dire en hommes chez lesquels le système hépatique, et l'humeur qu'il a pour fonction d'élaborer, prédominent particulièrement (1). Mais ces climats ne sont pas les seuls qui les enfantent : Hippocrate déter-

____

(1) Ce tempérament est encore caractérisé par la prédominance du système sanguin, dont le volume

mine avec son exactitude ordinaire, les caractères principaux du pays le plus propre
à produire cette même espèce de tempérament.

Voici comment il s'exprime.

« Dans un pays nu, ouvert de toutes parts,
» hérissé de rocs arides et brûlé par des étés
» ardens, que suivent des hivers rigoureux,
» les hommes sont secs, musculeux, robus-
» tes, velus; ils ont les articulations fermes
» et bien prononcées. Ardens à former des
» entreprises, ils sont industrieux à les met-
» tre en exécution. Quant à leurs mœurs,
» elles sont dures et presque sauvages : leur
» cœur s'ouvre rarement aux sentimens doux.
» Ils sont présomptueux, colères, opiniâtres.
» Ils cultivent les arts avec intelligence, et
» paroissent apporter en naissant, toutes les
» qualités militaires ».

Les anciens avoient observé que les hommes du tempérament mélancolique , dont
les caractères principaux sont le resserrement de la poitrine, l'extrême rigidité des

---

de la poitrine , joint à la production d'une plus
grande quantité de chaleur animale, favorisent beaucoup le développement.

solides, l'embarras dans la circulation des humeurs, la sensibilité particulière des organes génitaux, &c. sont en même temps, les plus sujets aux maladies atrabilaires; c'est-à-dire, à ces maladies dont le symptôme dominant est une bile épaisse, poisseuse, noirâtre, ou profondément verte, qui farcit les intestins, s'attache à leurs parois villeuses, se porte quelquefois sur certains organes dont elle dénature les fonctions et les humeurs, quelquefois aussi se répand dans toutes les parties du corps, et les teint d'une couleur obscure, ou les couvre de tumeurs hideuses et d'ulcères rongeans extrêmement malins. Ils avoient en outre, observé que ces maladies sont plus communes dans les pays chauds, mais où la température de l'air est variable, que dans les régions glacées, ou dans celles qui n'éprouvent, ni des chaleurs brûlantes, ni des froids rigoureux. Enfin ils avoient vu que, si les tempéramens mélancoliques semblent primitivement disposés aux maladies atrabilaires, ces maladies, de leur côté, ne tardent pas d'imprimer à l'économie animale les habitudes de ce même tempérament : et l'on peut regarder comme une règle générale, que les effets moraux, directement résultans pour l'ordinaire, de certaines dispositions organiques, ont la propriété de déterminer ces dispositions, lors même qu'ils sont produits par des causes qui n'ont primitivement avec elles, aucune espèce de rapport.

En lisant avec attention les écrivains anciens de médecine, l'on voit que les maladies atrabilaires, et sur-tout les altérations qu'elles peuvent occasionner dans l'état des deux systêmes, lymphatique et cutané, s'observoient autrefois bien plus fréquemment qu'aujourd'hui. Les raisons de cette différence ne sont pas, à beaucoup près, toutes immédiatement physiques. Le perfectionnement de la police (1) et la destruction de quelques erreurs de régime, qui l'un et l'autre sont dus aux lumières et à l'augmentation de l'aisance générale, chez les peuples modernes, doivent être regardés comme les principales de ces raisons (2). Mais il est encore

______

(1) Ainsi que nous l'avons observé déjà plusieurs fois.

(2) Peut-être faudroit-il ici mettre en première ligne, l'assainissement des terres, résultat des progrès de l'agriculture, et de l'hydrographie appliquée à la direction des fleuves et à la construction des canaux.

vrai que l'état du sol et de quelques-unes
de ses productions, la direction et même
l'emploi d'une certaine partie de ses eaux,
leur caractère en tant qu'il dépend de leur
direction, la nature des exhalaisons qui
s'élèvent de la terre ou des eaux, et par
conséquent aussi l'état de l'air; en un mot,
que le climat lui-même peut, du moins
à quelques égards, et jusqu'au point indiqué ci-dessus, être modifié par la main
de l'homme. Voilà ce qu'une active et savante industrie a réellement opéré dans quelques pays, dont la nature inhospitalière sembloit rejeter également la race humaine, et
celles des animaux dociles dont nous avons
fait les instrumens de nos besoins ; mais où
le courage, la constance et cette énergie qui
n'est propre qu'à la liberté, se sont créé des
sources artificielles de richesses et de bonheur. Voilà même encore ce qui rend si importante l'étude des effets de tout genre,
qui peuvent être produits par les diverses
circonstances locales purement physiques ;
afin que ces causes, une fois bien connues et
bien déterminées, on puisse ou trouver, ou
perfectionner les moyens d'améliorer les circonstances favorables, et de remédier autant

qu'il est possible, à celles dont les résultats sont pernicieux.

Nous avons dit que les anciens rappor-toient le tempérament mélancolique à l'au-tomne, saison pendant laquelle les maladies atrabilaires sont en effet plus fréquentes, et qui, d'ailleurs, semble particulièrement propre à faire naître les affections de l'ame essentielles à ce tempérament. Ils avoient aussi très-bien vu que des nourritures grossières peuvent produire, ou du moins aggraver con-sidérablement quelques-uns de ses phéno-mènes principaux. Ils n'ignoroient pas enfin qu'un climat sombre et sévère fait contracter à l'ame des habitudes tristes, et que ces habitudes occasionnent souvent des engor-gemens de la rate et du foie, d'où naissent à leur tour, de profondes affections hypocon-driaques, qui, transmises pendant quelques générations, amènent graduellement toutes les dispositions propres au tempérament mé-lancolique, et le fixent enfin dans les races par des empreintes qui ne s'effacent plus.

D'après les observateurs modernes, et sur-tout d'après les médecins praticiens qui nous ont donné des recueils d'histoires de mala-dies, sans dessein d'établir aucune théorie particulière, nous avons deux remarques à faire sur les vues des anciens. D'abord l'automne est d'autant plus fertile en maladies atrabilaires, et il laisse des traces d'autant plus funestes de ses ravages, qu'il succède à des chaleurs plus sèches et plus ardentes, et qu'il est lui-même plus humide, sur-tout plus froid et plus variable. En second lieu, les climats nébuleux et sombres ne produisent des effets complétement analogues à ceux de l'automne, qu'autant que leur influence se trouve secondée par des vices de régime, notamment par l'abus des nourritures grossières et difficiles à digérer : comme, à leur tour, ces nourritures causent rarement les mêmes désordres dans la constitution, à moins que les circonstances locales n'agissent dans le même sens.

Ainsi donc, en se renfermant dans les faits le mieux constatés, l'on doit réduire l'action du climat sur la production du tempérament mélancolique, à ces points simples.

1°. Dans les pays chauds, mais où la chaleur est fréquemment et brusquement interrompue par des froids humides, ou par des vents aigus et glacés, ce tempérament sera très-commun.

2°. Il le sera moins, mais il le sera cependant encore, dans les pays où la nature est comme couverte d'un voile de brouillards, et qui ne présentent que des objets sombres, monotones et décolorés : il le sera sur-tout si le caractère des alimens secondant l'influence de ces impressions, en fortifie les résultats. Mais on remarque alors que le tempérament, quoique bien caractérisé par les dispositions constantes qui le constituent, ne l'est que rarement par les formes extérieures ; et par conséquent, on pourroit ne le croire qu'accidentel et passager.

3°. Certaines erreurs de régime en général, et l'abus de quelques mauvais alimens en particulier, peuvent aussi contribuer à produire le tempérament mélancolique : mais l'action de ce genre de causes est insuffisante, si le climat ne lui prête une force nouvelle, et n'achève de caractériser des effets, qui restent quelquefois assez long-temps incertains; l'énervation de l'estomac et l'altération des humeurs qu'elle occasionne, pouvant porter plusieurs désordres très-différens dans la constitution.

§. IX.

COMME l'influence du climat sur la production des maladies, tient par plusieurs côtés, à son influence sur la formation des tempéramens, je crois que le petit nombre de considérations qui suffisent pour fixer les idées sur ce point, trouve ici naturellement sa place. En effet, d'une part, il est peu de maladies très-marquées, dont les caractères ne se rapportent plus ou moins, à ceux de quelque tempérament : de l'autre, l'extrême de tout tempérament quelconque est un état maladif ; de sorte que l'on voit souvent tour-à-tour, naître l'un de l'autre, la maladie et le tempérament. Mais de plus, l'influence du climat sur les dérangemens de l'économie animale, est trop notoire, pour avoir besoin d'être prouvée en elle-même. Il est peu de personnes qui puissent ignorer que certaines maladies sont endémiques dans différens pays, et qui ne soient même convaincues que ces maladies dépendent, dans chacun d'eux, des circonstances locales : et dans tous ces cas particuliers, soit que la cause ait été déterminée, soit qu'elle reste encore incertaine, on l'attribue toujours à la nature du

sol et au caractère des lieux. Ainsi donc,
sans négliger entièrement le fond de la question, ce qui paroît ici le plus essentiel, est
d'examiner si les maladies dont l'influence
sur l'état moral est incontestable et directe,
ne sont pas du nombre de celles qui se trouvent à leur tour, le plus soumises à l'influence du climat; et si les meilleurs observateurs de tous les siècles ne les ont pas,
en effet, attribuées unanimement à certains
pays particuliers.

D'abord, il est bien reconnu que le scorbut
et toutes les dégénérations d'humeurs qui s'y
rapportent, sont plus communs dans les régions humides et froides, sur les côtes des
mers polaires, au sein des bois entrecoupés
d'étangs et de marais, que dans les pays
chauds ou tempérés, secs, découverts, arrosés d'eaux vives. Il est également reconnu
que les bas-fonds, les terreins où l'argile retient les eaux près de la surface du sol, les
lieux voisins des marais, ou dans les environs desquels pourrissent des matières végétales amoncelées et mêlées avec quelques
substances animales, fourmillent de fièvres
intermittentes et rémittentes, qui se rapprochent les unes des autres, par différentes

particularités de leur type, et qui sont plus ou moins graves, suivant le caractère de l'année, la saison et les diverses circonstances relatives à l'individu.

Dans d'autres pays au contraire, les fièvres intermittentes sont extrêmement rares : il en est même où quelques-uns des types de ces fièvres sont absolument ignorés : par exemple, suivant l'assertion des médecins d'Edimbourg, et notamment de Cullen, l'on n'a jamais observé la fièvre quarte en Ecosse.

On sait encore que certains engorgemens glanduleux, certaines coliques, certaines affections rhumatismales, certaines éruptions psoriques règnent exclusivement dans quelques endroits particuliers : et quoiqu'on ne puisse pas toujours en assigner la raison précise, comme cependant on les rencontre ailleurs beaucoup plus rarement, ou qu'elles y sont moins prononcées, on est suffisamment en droit de les imputer à la nature, ou à l'état du sol, des eaux, de l'air, en un mot au climat. Enfin, d'autres maladies, telles que le trismus ou tetanos des enfans nouveaux-nés, le dragoneau ou vena medinensis, le malis furialis ou furie infernale de Linné, les crinons décrits par Etmuiler et Horstius,

les bêtes rouges des Savanes de la Martini-
que, l'yaw ou pian, la plique polonaise,
&c. &c., paroissent tellement affectées à
certaines régions de la terre, qu'on ne les
observe dans d'autres, que lorsqu'elles y sont
transportées par les malades eux-mêmes, ou
lorsqu'elles sont comme le pian, de nature
contagieuse : et alors il arrive presque toujours, qu'elles dégénèrent en peu de temps
dans ce nouveau climat, qui ne leur est
pas propre; quelquefois même l'expatriation
du malade suffit pour les dissiper entièrement (1).

(1) Hippocrate, en comparant les diverses expo-
sitions où peut être située une ville, trouve qu'il doit
en résulter des différences notables dans les dispositions physiques et morales de ses habitans, quand même
d'ailleurs la latitude et la nature du sol seroient à-peu-
près semblables. « Si, dit-il, cette ville est garantie des
» vents du Nord, et battue au contraire, des vents
» chauds qui soufflent entre l'Occident et l'Orient,
» les hauteurs qu'elle a derrière elle, et qui la cou-
» vrent, lui versent des eaux abondantes, presque
» toujours chargées de sels. Ces eaux sont nécessaire-
» ment froides l'hiver, et chaudes l'été : d'où s'en-
» suivent des inconvéniens que n'éprouvent pas les
» villes plus heureusement situées à l'égard des vents
» et du soleil. Mais ces inconvéniens seront plus

§. X.

Parmi les maladies qui troublent immédiatement les opérations de l'intelligence et
de la volonté, l'on doit placer les inflammations du centre cérébral, sur-tout ses inflammations lentes, dont l'effet moins marqué d'abord, devient par la suite, plus fixe
et plus tenace. Il ne s'agit point ici d'expliquer comment agissent ces inflammations,
qui, pour l'ordinaire, portent uniquement
sur quelques points isolés de ce centre, ou
même sur quelque portion particulière des

» graves encore pour celles qui boivent des eaux de
» marais ou de lacs, que le soleil ni les vents ne
» peuvent corriger. »

Après avoir fait une longue énumération des maladies qui s'observent dans ces deux circonstances, et
noté les modifications que le caractère et la marche des
saisons peuvent leur faire subir, Hippocrate ajoute :
« Ces maladies doivent être regardées comme dépen-
» dantes du sol. S'il survient quelque épidémie, elles
» auront assez d'influence sur elle, pour lui commu-
» niquer leur caractère.

» Mais les choses se passent autrement dans les
» villes situées à l'exposition contraire, c'est-à-dire,
» dans celles qui sont tournées au Nord, et battues
» par les vents glacés, sur-tout par ceux qui soufflent

membranes qui l'enveloppent : mais il est
prouvé par une multitude de faits incontes-

» entre le levant et le couchant d'été. Ces vents aigus
» et secs sont les seuls qui s'y fassent sentir. Ceux qui
» sont plus chauds et plus mous, tels que l'auster,
» y sont entièrement inconnus. »

Voici, suivant Hippocrate, ce qui résulte de-là.

« Les eaux dont on fait usage dans ces villes, sont
» froides et dures, souvent douceâtres. Les hommes
» sont secs et robustes ; ils ont le bas-ventre resserré,
» indocile : chez eux la bile domine sur la pituite :
» ils ont la tête saine et forte. »

Ici, l'auteur entre encore dans le détail des maladies
qui leur sont familières, et qui toutes se trouvent parfaitement analogues à leur tempérament, lequel, à
son tour, est conforme au climat.

Il parle ensuite d'une ville tournée à l'Orient.

« Son séjour, dit-il, est plus sain que celui des
» villes tournées vers le Nord, ou vers le Midi. En
» effet, le froid et le chaud y sont tempérés. Les eaux
» que frappent les premiers rayons du soleil, sont
» limpides, agréables à l'odorat, molles et bienfai-
» santes : car l'action de cet astre, sur-tout à l'heure
» de son lever, les épure et les corrige ; et l'air sur
» lequel la lumière matinale agit avec plus de force,
» s'y trouve en quelque sorte, pénétré des principes
» vivifians qu'elle verse en abondance dans l'atmo-
» sphère.

» Les habitans d'une ville placée dans cette expo-
» sition, sont en général plus vifs et plus alertes ; ils

tables, qu'elles peuvent produire des dérangemens d'esprit, soit aigus, soit chroniques, et

» ont un teint mieux coloré, plus animé ; tout, jus-
» qu'au son de leur voix , se ressent de l'influence
» qu'exerce sur eux un local favorable. Sensibles et
» prompts , ils sont susceptibles de sentimens pas-
» sionnés : mais un instinct heureux les dirige et les
» ramène au sang-froid de la sagesse. Ces alternatives ,
» ou ce passage continuel et rapide d'un état à un
» état tout différent , mais également naturel , rend
» chez eux toutes les fonctions de la vie plus com-
» plètes et plus parfaites. Je ne doute pas que leur su-
» périorité sur la plupart des autres hommes, ne soit
» due en grande partie à ce que , dans un terrein si
» bien situé, toutes les productions sont plus nourris-
» santes, ou plus savoureuses ; qu'elles y contractent ,
» par la culture , des qualités inconnues par-tout
» ailleurs. Comme dans la ville dont je parle , le froid
» et le chaud se balancent et se tempèrent mutuelle-
» ment , il ne naît dans son sein que peu de maladies ;
» et quoique le caractère s'en rapproche de celui des
» maladies qu'on observe dans les villes exposées aux
» vents chauds, elles sont en général assez douces,
» et présentent rarement des symptômes funestes et
» malins ».

Enfin, passant à la dernière des principales expo-
sitions qu'il a voulu décrire Hippocrate établit qu'une
ville tournée à l'Ouest, et que les vents d'Orient ne
sauroient atteindre , mais qui se trouve ouverte de
toutes parts aux vents chauds, et qui peut en même

plus ou moins complets, suivant le siége, le caractère et le degré d'intensité qu'elles ont elles-mêmes. Or ces faits prouvent également que les maladies dont nous parlons, sont comme propres à certains pays, et que si des causes morales peuvent les développer quelquefois dans d'autres pays très-différens des premiers, les causes physiques dont elles dépendent le plus souvent, se rapportent toutes, ou presque toutes, au climat ou au genre de régime qu'il détermine. Il faut en

---

temps, être effleurée de côté, par les vents froids du Nord, est dans une situation très malsaine et très-défavorable à tous égards.

Il en donne ensuite les raisons. 1°. Les eaux n'y peuvent être bonnes et limpides; leur transparence et leurs autres qualités premières étant altérées par les brouillards du matin, qui régnent tous les jours, se dissipent avec peine, et ne permettent au soleil de se montrer, que lorsqu'il est au haut de l'horizon. 2°. Les chaleurs y deviennent insupportables en été, par la longue présence du soleil, dont l'action, continuant depuis le matin jusqu'au soir, ne laisse en quelque sorte aucune prise à la fraîcheur des nuits. 3°. Les vents d'Ouest ont toujours une tendance marquée à prendre le caractère de ceux d'automne; et dans l'exposition donnée, tous les changemens que peut subir la température de l'air, depuis le degré

dire autant de l'inflammation de la matrice et des ovaires, ou de la *nymphomanie*, et de celle des organes génitaux chez les hommes, ou du *satyriasis*. Ces dernières maladies qui changent si profondément tout l'état moral des individus, qui même peuvent effacer entièrement des habitudes que la pudeur sembloit avoir identifiées avec l'instinct; ces maladies, d'après les plus exacts et les plus

du matin jusqu'à celui du soir, se font sentir tour-à-tour, et se remplacent brusquement.

On voit quelle importance Hippocrate attachoit, non-seulement au climat pris dans son ensemble, mais à chacune des circonstances, qu'il en regarde comme les parties constitutives. J'ai voulu citer ici ces passages, par la raison même que les observations qu'ils renferment, portent, pour la plupart, sur des nuances fines et délicates. On verroit encore mieux avec quel scrupule il examine toutes les circonstances, si nous le suivions dans le détail des effets qu'il attribue aux différentes eaux : mais ses vues, sur ce point, quoique curieuses et piquantes, ne fournissent que peu de lumières véritables pour l'examen du fond de la question. Des preuves trop minutieuses, ou dont l'application peut paroître fondée sur des apperçus trop subtils, ne doivent pas être employées à soutenir une opinion surabondamment établie d'ailleurs.

sages observateurs , appartiennent , pour ainsi dire , exclusivement à certains climats : elles sont très-communes dans les pays chauds et secs ; elles ne s'observent presque jamais dans les pays humides et froids.

En Italie , et dans quelques-uns de nos dé-partemens méridionaux , les phthisies pulmonaires dépendent ordinairement de l'inflammation lente des organes de la respiration. Mais quand la maladie est avancée, elle devient ordinairement contagieuse ; ce qui fait qu'on ne peut plus alors la rapporter au genre des phlogoses : et même elle est si souvent héréditaire , que les enfans d'un père ou d'une mère qu'elle a fait périr , vivent dans des transes continuelles , jusqu'à ce qu'ils aient atteint l'époque où les dispositions inflammatoires se calment , et où le poumon se trouve raffermi par la durée même de ses fonctions.

Dans les pays humides et froids , l'inflammation lente du poumon ne s'observe que rarement , et même sa véritable inflammation aiguë est loin d'être aussi commune que les théoriciens paroissent l'avoir imaginé. La phthisie y tient, pour l'ordinaire, à d'autres causes , telles que les engorgemens du foie ou

du mésentère, certaines affections stomacales consomptives , des tubercules , des dégénérations muqueuses du poumon. Dans
tous ces cas , elle ne paroît point contagieuse (1) : il est même rare qu'elle fasse des
impressions assez profondes sur tout le systême , pour devenir héréditaire ; si ce n'est
dans le cas de tubercules , dont *les causes
prédisposantes*, pour parler le langage des
médecins, peuvent en effet se transmettre
des pères aux enfans.

Or ces maladies produisent des changemens notables dans l'état moral ; et ces changemens sont très-différens , selon qu'elles
prennent tel ou tel caractère , qu'elles suivent telle ou telle marche, qu'elles ont telle
ou telle terminaison.

Dans les phthisies purement inflammatoires, si-tôt que la fièvre lente est bien établie, le malade paroît éprouver une heureuse
agitation de tout le système nerveux : il se

____

(1) Il n'est cependant pas démontré que dans son
dernier période, la phthisie tuberculeuse ne puisse se
communiquer par une véritable contagion. Plusieurs
observations me font même pencher fortement pour
l'opinion contraire.

berce d'idées riantes, et se repaît d'espérances chimériques. L'état de paix, et même quelquefois de bonheur, dans lequel il se trouve, se joignant aux impressions inséparables de la défaillance progressive, qu'il ne peut s'empêcher d'appercevoir en lui-même, lui inspirent tous les sentimens bienveillans et doux, plus particulièrement propres à la foiblesse heureuse. Presque toujours, en effet, le méchant est devenu tel, ou par la conscience pénible d'un état habituel de mal-être, ou par celle d'une force, en quelque sorte, trop considérable ; car une telle force, lorsqu'elle n'est pas soumise à la réflexion, devient facilement malfaisante, en se laissant emporter au hasard, par une aveugle activité.

Dans les phthisies causées par des engorgemens hypocondriaques, ou par des affections stomacales, qu'accompagne presque toujours une disposition vaporeuse et spasmodique, les malades ne nourrissent, au contraire, que des idées sombres et désolantes. Bien loin de porter des regards d'espérance dans l'avenir, ils n'éprouvent que craintes, découragement, désespoir : ils sont moroses, chagrins, mécontens de tout ; et

ils répandent sur les personnes qui les soi-
gnent, tous ces sentimens pénibles dont ils
sont habituellement tourmentés.

C'est dans les pays où les eaux sont dures
et crues, l'air âpre, les alimens grossiers,
que tantôt le système lymphatique, tantôt
le tissu cellulaire, s'engorge et s'endurcit
profondément, de manière à produire une
suffocation graduelle de la vie, ou de plusieurs
de ses plus importantes fonctions. Nous avons
vu, dans un des Mémoires précédens, un
exemple de la suffocation générale de la vie
causée par l'endurcissement du tissu cellulaire : je l'ai cité comme l'extrême d'un état
qui s'offre souvent à l'observation, dans certains pays, mais que le célèbre Lorry note
comme rare parmi nous. Or les altérations
qu'éprouvent alors les fonctions du cerveau,
sont ordinairement proportionnées au degré
de la maladie; et même elles peuvent à peine
être distinctement apperçues, tant que la maladie est encore dans son premier période,
ou qu'elle reste à son premier degré. L'imbécillité des cretins ne dépend pas d'une autre
cause : elle est évidemment l'effet d'un engorgement général du système lymphatique, et
de l'altération des sympathies qui lient les

fonctions de certains viscères du bas-ventre,
à celles de tout le système cérébral. Mais quand
les engorgemens lymphatiques se trouvent
joints à des vices dans les matériaux mêmes,
ou dans le travail de l'ossification , quelquefois la compression que le volume augmenté des viscères du bas-ventre et de la
poitrine exerce sur les gros vaisseaux, faisant
porter une plus grande quantité de sang
vers la tête, les os qui forment sa cavité,
cèdent à cette nouvelle impulsion, le cerveau prend plus de volume et d'activité, et
toutes les facultés morales se développent de
la manière la plus étonnante. Ce phénomène
doit alors être regardé comme un symptôme,
ou plutôt comme un résultat de la maladie.
Cependant il faut convenir qu'il n'a pas toujours lieu : assez souvent, comme je l'ai dit
ailleurs, les enfans rachitiques sont, ou deviennent imbécilles, par l'effet même de l'état
où se trouvent chez eux, la lymphe et tous
les principes que la nature emploie à la formation des os ; et, pour avoir de l'esprit, il
ne suffit pas toujours que les membres soient
contournés et l'épine du dos de travers.

Nous avons également vu que les affections
scorbutiques, tout en altérant profondément

les forces musculaires et le travail de la sanguification, ne portent cependant presque
aucune atteinte aux fonctions du cerveau.
Les malades conservent toute leur connoissance jusqu'au dernier moment : tout l'organe nerveux paroît s'isoler du reste du systême; et, sauf cette aversion pour tout mouvement, qui caractérise le dernier période de la
maladie, on diroit que le cerveau et les autres
parties du corps n'y conservent d'autre communication entr'eux, que ce qu'il en faut
précisément pour que la vie ne cesse pas.
Mais ces affections n'ont point partout le
même caractère. Quoique plus communes
dans les pays humides et froids, on les observe aussi dans les climats tempérés : elles
s'y compliquent même avec beaucoup d'autres maladies chroniques, dont tantôt elles
prennent le caractère, et auxquelles tantôt
elles impriment leurs traits les plus distinctifs. Dans ces derniers climats, elles ne dépendent point des mêmes causes que dans
les premiers : elles n'ont ni la même marche,
ni le même genre d'influence sur le moral .
elles ne guérissent point par le même traitement. C'est, pour l'ordinaire, dans l'affoiblissement primitif du système nerveux, ou

dans l'imperfection de la digestion stomachique, qu'il faut alors en chercher la cause.
Leurs progrès sont lents, et n'ont rien de régulier. En s'associant aux maladies spasmodiques et vaporeuses , elles en empruntent
la tournure inquiète et les désordres d'imagination. Enfin , les remèdes qui guérissent
le scorbut presqu'aigu des pays froids, aggravent souvent le scorbut plus chronique
des pays chauds, ou tempérés.

§. XI.

Le tempérament caractérisé par la prédominance de fluides sur les solides, et par la
surabondance des matières muqueuses incomplétement animalisées , paroît être celui
sur lequel l'action du climat est le plus remarquable. Il y a des pays entiers où ce
tempérament est comme endémique. Leurs
anciens habitans en offrent les profondes
empreintes : les habitans, nouveaux le contractent au bout de peu de générations :
quelquefois même il se développe et se marque chez les individus qui sembloient en
être le plus éloignés ; et cette première impression se transmet, et devient plus distincte de père en fils.

La nature du terrein, celle des eaux, l'état habituel de l'atmosphère, le caractère que ces circonstances réunies impriment à toutes les productions : telles sont les causes qui rendent le tempérament muqueux si commun dans certains pays. Quand ces mêmes circonstances, c'est-à-dire un sol humide et marécageux, mais gras et fertile, des eaux stagnantes et chargées de matières étrangères, une atmosphère brumeuse et sombre, des alimens aqueux, mais abondans et nourrissans : quand, dis-je, ces circonstances agissent de concert, sur des corps débiles ou mal disposés ; mais aussi, quand elles agissent avec un certain degré de force, sur des corps d'ailleurs très-sains, elles déterminent en eux, des altérations d'humeurs ou de fonctions, qui se rapportent au tempérament muqueux, et qui n'en sont que l'extrême ou l'excès. En effet, c'est alors que l'on voit paroître en foule les affections rhumatismales lentes, les catharres de toute espèce, les dégénérations pituiteuses, les œdématies et les épanchemens lymphatiques qui les terminent, &c. &c. et nous savons que ces maladies impriment à toutes les idées, à tous les sentimens, leur caractère froid, inerte et sans détermination.

Les observations recueillies par les médecins des pays chauds, prouvent également qu'il s'y développe des maladies qui sont exclusivement propres à ces pays : elles prouvent, en outre, que les maladies qui leur sont communes avec les autres régions de la terre, présentent sous les climats brûlans, des phénomènes entièrement nouveaux.

Toutes les fois qu'à la chaleur du sol se joint son humidité, et qu'en même temps l'atmosphère est habituellement chargée de brouillards, les maladies aiguës penchent toutes vers le caractère des lentes malignes ; les maladies chroniques se rapprochent de celles dont le scorbut et les œdématies putrides forment la base : elles tiennent ou du moins elles tendent toutes à l'énervation de tous les mouvemens vitaux, à la dissolution de toutes les humeurs. Quand, au contraire, la sécheresse de la terre et de l'air n'oppose aucun obstacle à l'action d'un soleil embrasé, les maladies aiguës, tantôt prennent le véritable caractère inflammatoire ; tantôt et plus souvent, elles paroissent se couvrir de ce caractère extérieur, comme d'un symptôme superficiel, pour voiler le fond bilieux dont elles dépendent alors pour l'ordinaire : tantôt enfin des vomissemens noirâtres y font reconnoître, ou la vraie atra-bile des anciens, c'est-à-dire la bile altérée par une excessive concentration, ou d'abondantes hémorragies internes ; car le sang dégénéré dans les intestins, prend toujours cette couleur obscure. Les maladies chroniques dépendent presque toutes dans les pays chauds et secs, d'inflammations lentes, d'engorgemens hypocondriaques, ou de dégénérations atrabilaires introduites dans toutes les humeurs. Or, les changemens que ces divers états physiques impriment à l'état moral, ont été déjà déterminés, soit dans ce Mémoire, soit dans les précédens.

En général, les maladies des climats brûlans paroissent intéresser particulièrement le système nerveux. C'est dans ces climats, qu'on observe le plus fréquemment, des affections spasmodiques profondes qui troublent tout l'ordre des fonctions, et même celui des sensations. C'est-là, et l'on peut même dire, là presque uniquement, que les extases et les catalepsies s'observent dans toute leur intensité : enfin, c'est encore là, que toutes les mala-

dies, sans exception, tendent à devenir convulsives, et qu'on peut suivre dans tous ses
degrés, cette prédominance de la faculté de
sentir sur la puissance de mouvement.

Mais nous savons d'avance quels sont les
effets moraux de ce défaut d'harmonie entre
les principales forces, ou les principales fonctions, et de ces dispositions habituelles du
système, qui le rendent suscepible de toutes
les bizarreries et de tous les écarts.

Je termine donc ici, ce que j'avois à dire
touchant l'influence du climat sur la production des maladies. Non-seulement la réalité de cette influence, considérée en général,
reste prouvée pour tout homme de bonne-foi;
mais il est encore évident qu'elle s'exerce
d'une manière particulière sur les maladies
elles-mêmes, capables d'influer à leur tour,
le plus directement sur les fonctions qui constituent le système moral.

Cependant il me paroît indispensabled'ajouter quelques remarques, relatives aux modifications qu'exige le traitement des mêmes maladies dans les différens climats, rien n'étant
plus propre à faire reconnoître, en quelque
sorte, au doigt et à l'œil, les changemens que
leur action prolongée peut introduire dans

l'état de l'économie animale. Mais pour éviter de nous perdre dans des détails minutieux, nous ne sortirons point des généralités les plus sommaires.

§. XII.

Si l'histoire naturelle a besoin d'une bonne géographie physique, la science de l'homme a besoin d'une bonne géographie médicale. Quoique ce dernier travail soit plus incomplet encore que le premier, les faits rassemblés par les médecins observateurs peuvent cependant fournir déjà plusieurs résultats précieux.

Baglivi rendant compte du succès de ses traitemens, et cherchant à tirer de son expérience, des règles plus sûres de pratique, croyoit devoir ajouter par restriction : *vivo et scribo in aëre Romano.* Bien loin de penser comme beaucoup de théoriciens audacieux, qui non contens d'avoir établi les préceptes les plus généraux sur quelques observations isolées, veulent encore appliquer à tous les pays, ce qu'ils ont à peine expérimenté dans un seul, Baglivi reconnoissoit que, d'une ville à l'autre, on est forcé souvent de varier ses moyens de curation, et qu'il n'y a pas plus de médecine universelle pour tous les climats, que pour toutes les maladies. Mais il faisoit entrer dans les motifs de cette opinion, confirmée par des observations ultérieures mieux faites encore peut-être, depuis lui, plusieurs considérations délicates trop éloignées de notre objet. Or, nous voulons nous renfermer dans ce que la question présente de plus général.

La sensibilité subit des dégradations continues, depuis son extrême en excès dans les régions équatoriales, jusqu'à son extrême en défaut sous les zones polaires. L'homme des climats brûlans est affecté des plus légères irritations : l'homme des pays glacés ne peut être excité que par les stimuláns les plus vifs et les plus forts.

Le premier passe rapidement de sensations en sensations : il parcourt dans le même instant, toute l'échelle, si l'on peut s'exprimer ainsi, de la sensibilité humaine. Chez lui, du spasme à l'atonie, il n'y a qu'un pas. Il faut sans cesse, et tour-à-tour, le calmer par des tempérans, ou le ranimer par des aromatiques, par des spiritueux : et pour peu que ses incommodités deviennent graves, il faut à chaque instant, consolider et maintenir les forces de la vie, par des toniques, dont un des effets directs est en même temps, de prévenir leurs écarts, soit en plus, soit en moins. Les partisans des causes finales remarqueront avec plaisir, que les remèdes dont on a besoin de se servir le plus fréquemment dans les pays chauds, y semblent répandus par la nature, avec une singulière profusion. Mais ils regretteront avec nous, de trouver cette règle si souvent en défaut, relativement aux remèdes qu'exigent plusieurs maladies, communes à tous les climats, ou particulières à quelques-uns.

L'habitant des pays glacés n'est pas susceptible de recevoir autant d'impressions à-la-fois : il les reçoit plus isolées, plus lentes, plus foibles. Mais les déterminations de ses organes sont plus durables ; de nouveaux objets, c'est-à-dire de nouvelles impressions, les changent, ou les intervertissent plus difficilement. Elles se maintiennent avec constance, parce qu'elles ont commencé sans précipitation ; elles s'exécutent avec régularité, parce qu'elles ne sont pas troublées par de nouvelles déterminations survenues tout-à-coup.

Ici, loin d'exiger qu'on les modère ou qu'on les fixe, les mouvemens veulent être sans cesse provoqués, ranimés, soutenus. Or,

voilà ce que produisent très-bien les vives sensations du froid, l'exercice violent qu'il rend
nécessaire, et l'usage des nourritures animales
et des liqueurs spiritueuses, dont le climat lui-
même, fait un besoin pour l'homme du Nord.

Si les maladies s'y forment plus lentement;
si elles ne se manifestent qu'après avoir long-
temps miné les forces : elles sont aussi plus
rebelles, elles exigent des secours plus actifs
et plus constans. Leur nature catharrale et
ténace, ne cède qu'aux fondans héroïques :
les dissolutions putrides générales qu'elles
entraînent après elles, ne peuvent être corrigées que par les anti-scorbutiques les plus
âcres : les purgatifs et les vomitifs doivent
être violens et donnés à haute dose : les su-
dorifiques doivent se rapprocher de la nature
des poisons. Aussi quand on veut les trans-
porter dans nos contrées plus méridionales,
les remèdes des pays froids ont-ils besoin
d'être employés avec une extrême circonspection. Avant que Sanchez indiquât à Van-Swieten le sublimé-corrosif (1), comme un moyen
très-efficace dans le traitement des maladies
vénériennes, cette préparation mercurielle

____

(1) Ou muriate suroxygéné de mercure.

étoit employée dans celui des obstructions et des maladies de la peau, par les Russes d'Asie et les Sibériens. Les médecins allemands ont essayé les solanum, les ciguës, la laitue vireuse : l'aconit même est assez familièrement employé dans le Nord : on y a tenté jusqu'à l'arsénic (1), mitigé par les alkalis fixes, dans le traitement des fièvres intermittentes; et quoique les essais de ce dernier poison paroissent avoir été par-tout malheureux, ces expériences que quelques médecins français n'ont pas craint de repéter dans nos climats, ont été bien plus funestes encore et bien plus promptement mortelles.

Enfin, si l'on veut chercher des faits analogues chez un peuple grossier, où les pratiques vulgaires ne peuvent être dues aux théories, souvent si vaines, des hommes de l'art, qu'on jette les yeux sur le voyage de Linné en Laponie : on y trouvera que cet immortel Naturaliste vit les habitans du pays

---

(1) Russel, médecin de la compagnie anglaise des Indes, affirme, dans une bonne histoire qu'il a donnée des serpens du Bengale, que les naturels du pays employent avec succès contre la morsure des espèces les plus dangereuses, l'arsénic combiné avec l'opium et avec divers aromates stimulans.

manger dans la soupe, les jeunes pousses d'aconit, comme nous mangeons ici les pointes d'asperges ou les choux ; et les personnes auxquelles il voulut faire quelques observations sur cette prétendue imprudence, ne répondirent qu'en riant, à ses graves conseils. On verra de plus, dans le même ouvrage, que les Lapons se purgent familièrement avec l'huile de tabac, et qu'ils employent à large dose ce terrible remède, dans le traitement de certaines coliques auxquelles ils sont très-sujets.

§. XIII.

Si nous n'avons pas perdu de vue la signification du mot *régime*, qui se trouve à la tête du Mémoire précédent, et celle du mot *climat*, qui se trouve à la tête de celui-ci, nous n'aurons pas de peine à comprendre que le climat doit influer sur le régime ; et que si dans l'ensemble des pratiques de la vie, dont le régime se compose, il en est quelques-unes que l'art peut rendre presque indépendantes des localités, le plus grand nombre sont déterminées par des causes qui tiennent au sol, à sa latitude, à la nature des eaux, à l'état de l'air.

Le climat influe de deux manières différentes sur le régime : 1°. par la nature ou
le caractère des alimens qu'il fournit : 2°. par
le genre des habitudes qu'il fait naître ; habitudes dont on ne peut méconnoître la source
lorsqu'elles sont, comme il arrive assez souvent, nécessaires à la conservation des races
et au bien-être des individus, dans un local
donné.

Nous n'avons pas sans doute besoin de
prouver longuement que la nature et le
caractère des alimens fournis par le sol, diffèrent suivant les climats. Parmi les végétaux et les animaux employés à la nourriture de l'homme, il en est qui sont spécialement propres à certains pays ; on ne
les trouve point ailleurs. Quant à ceux qui
sont communs à presque tous les pays ha-
bités, l'aliment qu'ils tirent eux-mêmes,
soit du sol, et de ses productions, soit de
l'air et des eaux, les différencie souvent de
la manière la plus remarquable d'une vallée,
ou d'un coteau à l'autre, dans le même canton. Enfin, la nature des eaux, et l'état
de l'air, varient essentiellement par rapport
aux divers terreins. Or, ces dernières causes
agissent plus puissamment encore sur l'or-

ganisation souple de l'homme, que sur celle des autres animaux : et quand les circonstances locales quelconques sont assez puissantes pour modifier le caractère des végétaux et des fruits, on est très-sûr qu'aucune nature vivante n'échappe à leur action. Ainsi, les alimens (et sous cette dénomination générique, nous comprenons, avec toutes les substances qui peuvent servir à la nourriture de l'homme, l'air toujours indispensable au soutien de la vie, et l'eau, sans laquelle aucun pays ne peut conserver d'habitans); ainsi, dis-je, les alimens dont nous connoissons l'influence sur les plus importantes fonctions de l'économie animale, sont très-différens dans les différens pays : et le climat leur imprime des caractères que nous avons aussi reconnus capables de modifier profondément cette influence; caractères qui les rendent eux-mêmes plus, ou moins favorables à l'action de tout le système en général, ou seulement à certaines fonctions en particulier.

Depuis que les relations commerciales des peuples policés ont pris une activité constante, les productions de chaque pays sont devenues plus ou moins communes à tous les autres. Par conséquent, peut-on nous dire, l'influence que le climat est capable d'exercer sur le régime, est loin d'être analogue, ou proportionnelle à celle qu'il exerce en effet sur la nature et sur les qualités des productions de la terre. Je ne nie point les importans résultats de cette communication, tous les jours croissante, entre les différentes régions du globe, de cet heureux échange des biens que la nature leur accorde, ou que l'industrie y crée par de savans efforts. Mais le plus grand nombre des productions naturelles d'un pays ne sont point susceptibles d'être transportées au loin : il faut nécessairement les consommer sur les lieux qui les ont vu croître. Celles même qui peuvent être plus facilement déplacées, et qui se conservent assez long-temps, pour que le commerce puisse entreprendre d'aller les répartir dans d'autres climats, sont, en général, consommées en bien plus grande abondance, par les peuples qui les récoltent directement, que par ceux qui les achètent à grands frais, dans des marchés lointains. Car la classe pauvre, qui malheureusement est par-tout la plus nombreuse, ne peut faire un usage habituel des objets de consommation venus

de l'étranger : ou si quelquefois elle s'en
procure la jouissance, ce ne peut être qu'un
extraordinaire pour elle ; le fonds de sa nourriture se compose toujours de productions
qui naissent à ses côtés.

Ainsi, par exemple, le vin, qui se transporte assez facilement, et dont on fait un
usage journalier dans plusieurs pays qui n'en
produisent pas, agit pourtant d'une manière
moins générale et moins uniforme sur leurs
habitans, que sur ceux des pays de vignobles,
particulièrement des cantons qui produisent
plutôt une grande abondance de vin, que des
vins précieux et recherchés.

Quoique l'opium puisse se retirer des différentes espèces de pavots, répandues presque
en tous lieux par la nature, les espèces quï
croissent dans les régions brûlantes de l'Asie
et du nord de l'Afrique, le fournissent en
plus grande quantité et plus actif. Ainsi donc
son usage, dont l'abstinence du vin (1) fait
d'ailleurs un besoin plus vif pour tous les
Musulmans, n'est véritablement populaire

---

(1) Suivant le témoignage de Lechevalier, depuis
que l'usage du vin devient plus commun en Turquie,
la consommation de l'opium diminue journellement.

que dans les pays où ses récoltes ont pu devenir facilement une des richesses du sol, et dans ceux qui en sont très-rapprochés par le voisinage et par des communications continuelles. On peut, par conséquent, à juste titre, regarder l'influence de l'opium comme locale et dépendante du climat. Or, les observateurs les plus réservés ne balancent pas à croire que cet abus continuel d'une substance qui met le cerveau et tout le système dans un état si particulier, entre pour une part considérable, comme cause déterminante, dans les habitudes physiques et dans les mœurs des Orientaux.

Ainsi encore, le café que les deux Indes nous envoyent, et dont l'usage est si général parmi nous, se consomme bien plus largement et plus généralement dans les pays qui le produisent, ou dans ceux qui en sont très-voisins. Quoique sans doute on ne puisse plus resserrer ses effets dans l'enceinte d'un ou de plusieurs pays, distincts de tous les autres; quoique même, en transportant en Europe son usage journalier, on y ait aussi transporté, pour ainsi dire, une partie du climat nécessaire à l'arbrisseau qui le produit, le café n'en demeure pas moins encore lui-même une preuve que la puissance des localités résiste à tous ces rapprochemens artificiels, et qu'il est toujours très-différent pour un objet de consommation quelconque, fût-il devenu de première nécessité, d'être produit sur les lieux, ou de venir d'un pays lointain.

Hippocrate, comme nous l'avons déja vu, s'est occupé très en détail, des eaux et de leurs effets sur l'économie animale. Après avoir parlé des eaux qui croupissent dans les endroits marécageux, et de celles que versent les rochers élevés, il établit, en répétant ce qu'il avoit dit ailleurs, que les sources tournées vers le soleil levant, sur-tout vers celui d'été, sont les meilleures; que leurs eaux sont plus limpides, plus légères, et leur odeur plus agréable. Il ajoute que les plus mauvaises sont les eaux salines et dures, qui cuisent difficilement les légumes et les viandes. Enfin, je crois devoir noter particulièrement ici, qu'il rapporte la fréquence de quelques affections maniaques dans certains pays, à l'usage inconsidéré des mauvaises eaux dont ces mêmes pays sont arrosés.

Voici, du reste, en peu de mots, à quoi se réduisent les considérations qui semblent résulter sur ce point, des faits les plus directs

Les eaux qui sortent du sein de la terre, ou qui roulent long - temps à sa surface, s'imprègnent des substances qu'elle contient. Ainsi, tantôt elles sont salines, tantôt sulphureuses, tantôt chargées de fer, de cuivre, ou de différentes espèces d'air. Les eaux vraiment minérales, c'est-à-dire celles qui contiennent une quantité notable de substances métalliques ou salines; celles même de source, de puits, de fontaine, de rivière, qui ne sont jamais entièrement dégagées de ces substances, ont les unes et les autres, sur l'économie animale, une action qui favorise, ou dérange plus ou moins, les fonctions de la vie et l'équilibre de la santé.

D'après les observations les plus constantes, nous savons que les eaux dures et crues peuvent causer des engorgemens lymphatiques; que les eaux stagnantes et vapides, émoussent la sensibilité, énervent les forces musculaires, disposent à toutes les maladies froides et lentes. Il est également notoire que dans plusieurs pays, d'ailleurs fertiles et riches, les habitans sont forcés à s'abreuver de ces mauvaises eaux. Les incommodités qu'elles produisent, ne tardent pas à faire sentir leur action dans tous les points du système : la langueur passe bientôt des organes aux idées, aux penchans, en un mot, au moral. Cette influence est donc évidemment soumise aux localités.

Je prends un autre exemple. Parmi les substances minérales dont les eaux et les productions de la terre peuvent être chargées, il n'en est aucune peut-être, qui soit plus commune, et qui cependant agisse avec plus d'efficacité sur les corps vivans, que le fer : aucune n'est plus capable d'augmenter la vigueur générale des organes, de communiquer à l'ame ce degré d'énergie qui peut en être regardé presque toujours, comme l'effet immédiat. Une grande quantité de sources contiennent le fer, tantôt plus ou moins oxidé, tantôt en état salin, plus ou moins complet. Ce métal existe en nature dans les liqueurs des animaux et de plusieurs végétaux. Enfin, dissous par l'oxigène de l'air, et peut-être par l'air lui-même, il flotte quelquefois dans son sein, soutenu par sa combinaison, ou par son extrême ténuité. Ainsi, dans tous les pays dont le sol est très-ferrugineux, on le mange, on le boit, on le respire. Ici, l'influence du climat sur le régime, se retrouve et s'observe avec la dernière évidence, dans toutes les fonctions les plus importantes de la vie : elle est, en quelque sorte, l'ouvrage de tous les élémens.

§. XIV.

Il est difficile de séparer les habitudes d'un peuple de ses travaux. Dans plusieurs pays, quelques travaux ont été déterminés par les habitudes. Plus souvent encore les habitudes sont le produit nécessaire et direct des travaux auxquels se livre, ou la partie la plus nombreuse du peuple, ou celle qui exerce le plus d'influence dans la société.

Ainsi les mœurs, dans quelques pays, ont repoussé certains genres particuliers d'occupations : elles en ont, au contraire, encouragé d'autres ; elles ont pu même quelquefois transformer ces dernières occupations, en goûts passionnés, en besoins. Les Spartiates et les Romains avoient flétri, par de barbares institutions et par d'absurdes préjugés, tous les travaux de l'industrie et du commerce. Leurs arts grossiers, abandonnés aux mains les plus viles, ne pouvoient faire aucun progrès : ils étoient une espèce de désordre dans l'état. Plusieurs travaux des Egyptiens semblent avoir demandé, pour leur exécution, des mains esclaves : tous ceux des Grecs vouloient des mains libres : ceux des Phéniciens et des Carthaginois ne pouvoient convenir qu'à des négocians ingénieux, qui mettent avant tout, la richesse et les entreprises hardies , ou les efforts des arts par lesquels on peut l'acquérir ; à des esprits calculateurs , qui sûrs de rendre tributaires de leur industrie, toutes les nations un peu civilisées, en y portant de nouvelles jouissances et de nouveaux besoins, n'employent la force des armes , que comme un voyageur qui veut rendre sa route paisible, mais non comme un voleur qui rôde pour détrousser les passans : tandis que d'autre part , même en admirant l'énergie de l'ancienne Rome , et les grands caractères qui se formèrent dans son sein, on est forcé de convenir qu'elle ne fut qu'un grand repaire de voleurs publics , jusqu'au moment où l'oppression qu'elle avoit fait peser sur l'univers , vint retomber sur elle - même , et la rendit le théâtre et la victime de tous les désordres , de tous les excès et de toutes les fureurs.

L'union plus fraternelle introduite par l'esprit de secte , a souvent fait exécuter certains travaux que n'eussent point tentés les mêmes hommes dans des circonstances, d'ailleurs heureuses, mais différentes. C'est aux habitudes sédentaires de quelques peuples, que sont dus la création et le perfectionnement de certains arts tout-à-fait inconnus, ou beaucoup moins cultivés chez les nations qui mènent une vie active. Enfin, les Sauvages rejettent généralement les occupations paisibles et plus fructueuses des nations civilisées, pour continuer à vivre au milieu des fatigues et des hasards : rien n'est plus vrai. Mais s'ils semblent préférer leur existence pénible et précaire à tous les biens qu'un meilleur état social peut seul garantir, c'est uniquement à la puissance des habitudes, et non point assurément, comme l'ont avancé quelques déclamateurs, à la comparaison raisonnée des deux genres de vie, qu'il faut l'attribuer.

D'un autre côté, il est évident que les habitudes des nations, comme celles des individus, dépendent le plus souvent de la nature de leurs travaux. La grande différence qui se remarque entre les peuples Chasseurs et les peuples Pasteurs, entre ceux qui vivent de pêche et ceux qui cultivent la terre, entre des hordes errantes et des sociétés régulières,

attachées au sol qui les nourrit : cette grande
différence, dis-je, ne tient-elle pas essentiellement à celle de l'objet et du genre de
leurs occupations ? Les mœurs des nations
guerrières ne peuvent être celles des nations
agricoles ; les navigateurs entreprenans ne
ressemblent point à des artisans timides, fixés
dans leurs ateliers. Quelle en est la cause ?
N'est-il pas sensible qu'il faut la chercher
particulièrement, et l'on pourroit dire presque uniquement, dans la nature des travaux qui remplissent la vie des uns et des
autres ? De-là dépend donc aussi la nature
de leurs sentimens et de leurs idées : certaines impressions particulières, liées à ces
mêmes travaux, doivent nécessairement ramener pour eux chaque jour, et ces idées,
et ces sentimens. Le caractère pillard des
peuples Nomades, le caractère perfide et cruel
des peuples Chasseurs, enfin, le caractère
plus doux des agriculteurs, des commer-
çans, des artisans industrieux, dont l'aisance
et le bien-être sont plus assurés, se rapportent entièrement à la nature des soins respectifs auxquels ils se livrent, au genre de mouvement que ces soins exigent. S'ils se fussent
adonnés aux mêmes occupations que les Spar-

tiates, les Athéniens seroient devenus hautains et cruels : les entreprises de l'industrie et du commerce, la culture de la philosophie et des arts, auroient rendu les Spartiates aimables et polis comme les Athéniens : et si la férocité romaine ne s'adoucit jamais qu'imparfaitement par le commerce de la Grèce plus éclairée, et même par la culture des lettres, dans lesquelles ils furent presque ses rivaux, c'est qu'ils rejetèrent toujours avec dédain, les travaux de l'industrie manufacturière et du commerce, travaux les plus propres peut-être à civiliser rapidement une nation toute entière ; c'est qu'ils méprisèrent les arts où la main doit être employée, même ceux où elle ne fait qu'exécuter et rendre sensibles les créations du génie : et ils n'ont jamais en effet pu citer parmi leurs concitoyens, un seul sculpteur, un seul peintre, un seul architecte digne de l'être encore avec éloge, par la postérité.

Maintenant il ne s'agit plus que de savoir si les habitudes et les travaux, qui dépendent à différens degrés les uns des autres, sont eux-mêmes soumis à l'influence du climat : telle est, en effet, la dernière question. Mais cette question n'est-elle pas résolue d'avance? Du moins, pour écarter le petit nombre de difficultés subtiles dont on pourroit peut - être encore l'embarrasser, ne suffit-il pas de rappeler quelques considérations sommaires, ou quelques faits généralement connus?

Les habitudes d'oisiveté, d'indolence appartiennent aux pays chauds : le climat les détermine presque impérieusement. Les habitudes d'activité, de constance dans le travail appartiennent aux pays froids, ou tempérés. Dans les terreins fertiles, dont la température est douce, les sens épanouis par une nature riante et par la facilité de satisfaire les premiers besoins, sont toujours ouverts aux impressions agréables. Les travaux assidus, les habitudes régulières, les réflexions que ces travaux exigent, semblent étrangers à leurs habitans : le goût du plaisir, les affections vives, mais peu durables, forment le fond de leur caractère; et leur légéreté même rend leur amabilité plus générale et plus habituelle. Sur un sol, au contraire, où la nature offre peu de moyens de subsistance, dont le séjour ne peut devenir habitable qu'à grands frais, les hommes sont forcés à la constance dans leurs entreprises;

il faut qu'ils deviennent sobres, réfléchis,
industrieux : l'art et le labeur peuvent seuls
triompher des localités : les habitans ont besoin de subjuguer le climat, s'ils ne veulent
pas que le climat les dévore. Les fugitifs qu'on
vit aller chercher dans les lagunes du fond de
l'Adriatique, un asyle contre les dévastations
et contre la tyrannie, qui, sous différens noms,
désolèrent si long-temps toute l'Italie (1) ,
devoient absolument changer la face de ces
marais infects, ou périr moissonnés par les
maladies pestilentielles et par la misère. Le
sol de la Batavie devoit imprimer à ses habitans un esprit laborieux, attentif, patient,
soigneux jusqu'à l'excès ; il devoit faire
naître en eux, des habitudes d'ordre et de
parcimonie, les forcer à se créer des genres
d'industrie nouveaux, à s'emparer d'un grand
commerce : en un mot, il falloit que la Batavie couvrît son territoire de manufactures ,
et les mers les plus lointaines de vaisseaux ,
ou qu'elle rendît à l'Océan, ce même territoire que les soins les plus attentifs et les

____

(1) Ce fut lors de l'invasion de l'Italie par Atila ,
que commença cette émigration.

plus laborieux ont pu seuls arracher à ses en-vahissemens.

Mais, pour descendre à quelques faits un peu moins généraux, le caractère du sol, la nature de ses productions, la températu-re des lieux, et leurs rapports particuliers avec tout le voisinage, n'invitent-ils pas de préférence à la culture de certains arts? Ne la commandent-ils pas même, en quelque sorte? N'interdisent-ils point en même temps, celle de certains autres arts, dont on ne peut s'y procurer qu'avec peine et à grands frais, les matériaux, ou les instrumens? Sur les hautes montagnes, où croissent spontanément des herbages féconds, mais où la culture ne pourroit obtenir aucune autre récolte aussi profitable, les hommes doivent se borner à l'éducation des troupeaux : ils deviennent pasteurs; ils préparent le beurre, ils fabri-quent le fromage : et le commerce de ces produits de leur industrie, ou celui de leurs animaux eux-mêmes, est souvent le seul nœud qui les unisse aux habitans des vallons les plus voisins. Dans les plaines, où le labou-rage est plus facile, où les récoltes en grains, en légumes, en fruits, sont plus riches et plus variées, les hommes deviennent agri-

culteurs. Sur le penchant des heureux coteaux où la vigne prospère , ils deviennent
vignerons. Au fond des bois, ils mènent une
vie grossière ; et, pour ainsi dire, compag-
nons des bêtes farouches, ils deviennent,
comme elles, sauvages et cruels. Les bords
de la mer invitant à des pêches plus hasar-
deuses, en même temps que plus lucra-
tives, exercent le courage de leurs habitans,
leur fournissent plus de réflexions sur l'art
de braver les flots et les orages, développent en eux le goût des voyages lointains et
des aventures romanesques : enfin, et cette
circonstance seule suffit pour créer un genre
particulier et très-étendu de travaux, ces
mêmes bords offrent de nombreux entre-
pôts au commerce , et des asyles aux navigateurs.

Et pour ce qui regarde spécialement le
commerce, nous pouvons observer que la
nature de celui dont chaque peuple s'empare, est pour l'ordinaire déterminée par
la situation géographique du territoire, par
le genre de ses productions : conséquemment les effets moraux du commerce en général, peuvent être souvent rapportés au
climat.

Les pays qui fournissent à l'homme une nourriture facile, sur-tout quand la chaleur y vient encore augmenter le penchant à l'oisiveté qu'inspire l'abondance ; ces pays, dis-je, énervent les forces corporelles. Mais comme on y a plus de temps pour la réflexion, l'esprit se développe plus complétement, les mœurs sont plus douces et plus cultivées. Dans les pays froids, comme nous l'avons déjà dit plusieurs fois ailleurs, il faut des alimens plus abondans ; et la terre est souvent plus avare : mais aussi, de plus grandes forces musculaires y mettent en état de supporter les pénibles et longs travaux : ces travaux ou de violens exercices destinés à les suppléer, y sont même nécessaires au maintien d'une bonne santé. Ainsi donc, l'homme de ces pays sera supérieur à celui des pays chauds dans tous les travaux qui demandent un corps robuste : il lui sera souvent inférieur (et il le seroit toujours, si les autres circonstances étoient toujours égales), dans les travaux qui tiennent à la culture de l'esprit, particulièrement dans les arts d'imagination.

La seule exploitation des mines pourroit facilement nous fournir un article étendu

Les idées, les goûts, les habitudes des mineurs, leur vie toute entière, en un mot, diffère essentiellement de celle des autres hommes. Or, il est bien évident que cette différence dépend de la nature de leurs travaux, et que ces travaux eux-mêmes ne peuvent avoir lieu, que dans un sol riche en matières minérales; c'est-à-dire, qu'à leur tour, ils sont presque nécessairement déterminés par une circonstance qui fait partie du climat.

§. XV.

Mon intention n'est point de revenir ici sur l'influence morale des travaux, quoiqu'il fût très-facile d'appuyer de beaucoup de nouvelles preuves, ce que j'en ai dit dans le Mémoire précédent. Mais je crois convenable d'observer encore que tous les arts ne cultivent pas également tous les organes. Cette seule différence en met déjà nécessairement beaucoup dans leurs effets sur les habitudes. Il y a très-peu de travaux manuels, par exemple, qui distribuent le mouvement d'une manière égale dans toutes les parties du corps. Ordinairement ils exercent outre mesure celle qui leur est consacrée ; ils laissent les autres dans l'inaction. Tantôt ce sont les bras, tantôt ce sont les jambes qui se fortifient ; c'est tour-à-tour , l'oreille , l'œil, ou le tact qui se perfectionne. De là, dis-je , ces différences observées de tous temps , dans le cours des idées , dans les goûts habituels des artistes et des artisans divers. Lorsqu'un sens devient plus juste , ou lorsqu'il recueille plus de sensations , l'esprit porte des jugemens plus sûrs , ou les idées se multiplient sur les objets auxquels ce sens s'applique spécialement. Il est d'ailleurs bien certain que la plupart de nos penchans tiennent au développement de certains organes particuliers. La force des bras est loin de supposer toujours celle des jambes. Les correspondances du systême font que les changemens opérés dans une partie, tantôt se communiquent à tout le systême , tantôt uniquement à la partie la plus sympathique, soit pour augmenter, soit pour diminuer , soit enfin pour intervertir les fonctions. Si donc , par exemple , certains travaux éveilloient souvent l'attention des organes vénériens, ces travaux augmenteroient le penchant à l'amour, ou le goût de ses plaisirs ; ils feroient naître en foule et prématurément,

les idées et les habitudes qui se rapportent
à cette passion. S'il y avoit, au contraire,
des travaux dont l'effet constant fût de pro-
longer l'enfance des mêmes organes, ils em-
pêcheroient long -temps de naître, et dans
la suite ils pourroient affoiblir beaucoup les
dispositions morales fondées sur le développement physique qu'ils auroient suspendu.

Mais ceci nous ramène plus directement
encore à l'influence des climats.

En effet, certains pays hâtent évidemment,
et d'autres retardent l'explosion de la puberté. Dans les pays chauds, elle prévient
la terminaison de l'enfance : dans les pays
froids, elle se manifeste à peine au commencement de la jeunesse; et, pour l'ordinaire,
la force des organes du mouvement est alors
déjà consolidée, avant que les premiers desirs
vénériens se fassent sentir.

Nous avons fait observer ailleurs que cette
circonstance influe singulièrement sur toutes
les habitudes des peuples des pays chauds.
Comme les jeunes gens sont très - souvent
énervés, avant que le corps ait pris tout son
accroissement, les hommes languissent dans
un état d'impuissance précoce; et cet état
leur est d'autant plus importun, qu'autour

d'eux, tout respire la volupté, tout leur en retrace sans cesse les images, et va réveiller dans leur cœur éteint, les dernières étincelles du desir. Mais les sens ne se raniment pas toujours au gré de l'imagination. Voilà pourquoi l'usage, et par conséquent l'abus des drogues stimulantes, est presque général dans les pays chauds. Or, cet abus achève d'user des corps radicalement affoiblis : il les livre à tous les dégoûts, et à toutes les incommodités d'une vieillesse hâtive. Les maladies hypocondriaques les plus sombres, les penchans les plus bizarres et les plus égarés, l'immoralité la plus profonde, la cruauté la plus froide, en sont fréquemment le cortége fatal : et l'homme tout entier se trouve dénaturé par un enchaînement d'effets successifs, qui se rapportent tous à ce simple changement, introduit dans l'ordre du développement de certaines forces et de certains besoins.

Mais les résultats d'une puberté précoce sont peut-être encore plus remarquables et plus étendus chez les femmes, que chez les hommes : et par l'influence immédiate, ou médiate des femmes sur la vie domestique et civile, ils prennent un nouveau degré d'importance relativement aux hommes eux-mêmes. On peut en suivre la trace jusques dans les plus intimes élémens de l'ordre social.

Et d'abord, ces femmes qui deviennent pubères au sein de l'enfance , avant que leur éducation soit même commencée, peuvent-elles obtenir des hommes, un autre genre d'affection, que celui qui se fonde sur l'attrait direct et momentané du plaisir ? Leur sort n'est-il pas d'être sacrifiées à des maîtres impérieux; de devenir, tour-à-tour, les esclaves de leurs caprices, et les victimes de leurs dégoûts ? Pour que la femme soit la vraie compagne de l'homme ; pour qu'elle puisse s'assurer ce doux empire de la famille, dont la nature a voulu qu'elle régît l'intérieur, il faut que toutes ses facultés ayent eu le temps de se mûrir par l'observation, par l'expérience, par la réflexion : il faut que la nature lui ait fait parcourir toute la chaîne des impressions dont l'ensemble forme, si je puis m'exprimer ainsi, les provisions véritables du voyage de la vie. Sans cela, passant d'une adolescence prématurée à une vieillesse plus prématurée encore, il n'y a presque point d'intervalle pour elle, entre l'enfance du premier âge et celle du dernier : et dans toutes les deux, elle reste également étrangère aux vrais biens de la vie humaine ; elle n'en connoît que les longues amertumes et les douleurs : heureuse encore lorsque l'irréflexion et l'ignorance sont assez complètes chez elle, pour la dérober au sentiment de ses maux, ou pour l'aider à s'y résigner stupidement, en ne lui laissant pas même soupçonner que sa destinée puisse être plus douce dans d'autres pays.

Le retard de la puberté, lorsqu'il se prolonge trop avant dans la jeunesse, peut nuire sous quelques rapports, au développement des facultés intellectuelles. Mais il développe des corps vigoureux ; il conserve aux sentimens une énergie, et, pour ainsi dire, une fraîcheur particulière : or, ces avantages paroissent compenser amplement quelques inconvéniens partiels et passagers.

Je ne pèserai point sur ce double fait : il suffit de l'indiquer aux réflexions des penseurs. Ils n'auront pas de peine à voir quelle puissante influence le climat, par son action, sans doute très-incontestable à cet égard, peut indirectement exercer sur toutes les habitudes des individus et sur les bases même de l'ordre social.

§. XVI.

Si l'opinion de ceux qui rapportent la différence des langues à celle des climats, étoit
solidement établie, elle fortifieroit puissamment encore le résultat général des recherches
et de l'examen auxquels nous venons de nous
livrer. Depuis Locke, on avoit soupçonné
l'influence des langues sur les idées : depuis
Condillac, on sait que les progrès de l'esprit humain dépendent en grande partie de
la perfection du langage propre à chaque
science, et sur-tout de celui qui est commun à toute une grande nation. Ce philosophe, et quelques-uns de ses disciples
ont même voulu ramener uniquement à des
langues bien faites, chaque science en particulier, et la raison humaine en général.
Il est certain que les langues, plus ou moins
bien faites, à raison des circonstances qui
président à leur formation, et du caractère
des hommes qui les créent, paroissent gou-
verner bientôt les hommes, et par eux,
faire naître, ou subjuguer les circonstances
elles-mêmes. Ce fut le langage, comme le
disent des fables ingénieuses, qui jadis réunit
les hommes sauvages, adoucit leur férocité,

leur bâtit des villes et des remparts, les fixa dans l'enceinte de ces villes et dans l'état de société : en un mot, ce fut lui qui leur donna des lois. Le sage ne découvre des vérités nouvelles qu'en épurant son langage, en lui donnant plus de précision. Le sophiste ne déguise ses erreurs, qu'en laissant, ou donnant avec art, aux mots qu'il employe, des sens indéterminés. Un peuple dont la langue est bien faite, doit nécessairement, à la longue, se débarrasser de tous ses préjugés, porter le flambeau de la raison dans toutes les questions qui l'intéressent, compléter les sciences, agrandir les arts. Il doit donner des bases solides à sa liberté, accroître journellement ses jouissances et son bonheur. Un peuple dont la langue est mal faite, ne paroît guère pouvoir franchir certaines bornes dans les sciences et les arts ; il reste surtout nécessairement très en arrière par rapport au perfectionnement de la société. S'il veut avancer, c'est à tâtons qu'il le fait, et presque au hasard. En s'agitant pour secouer l'erreur, il ne fait souvent que s'éloigner encore plus de la vérité. Il faut que la lumière lui vienne de ses voisins, ou que des esprits éminens la fassent luire tout-à-coup à ses yeux, comme par une espèce de révélation : et ce n'est jamais alors sans que sa langue s'améliore considérablement , qu'il fait des progrès réels.

Voilà surtout ce qui fit des Grecs un peuple si supérieur , presque dès sa naissance , à tous les autres peuples connus de son temps. voilà pourquoi, si les brigands de Rome , en détruisant sa liberté , n'eussent bientôt fait dégénérer sa belle langue, ce même génie , qui avoit inspiré tant de chefs-d'œuvre de poésie et d'éloquence, qui déjà posoit les véritables bases de la philosophie rationnelle et de la morale ; ce même génie, dis-je , alloit marcher rapidement à tous les résultats utiles, à toutes les vérités : il alloit transformer en science, en art pratique, les sentimens profonds de ces ames, les plus libres dont puisse s'honorer l'espèce humaine ; et ses efforts auroient sans doute hâté de plusieurs siècles, les progrès de la véritable liberté.

Voilà aussi pourquoi les Chinois , qui , malgré cette éminente sagesse que quelques personnes leur attribuent, sont , à plusieurs égards, une nation tout-à-fait barbare, resteront éternellement soumis aux préjugés qui les gouvernent, ne feront aucune grande découverte, n'ajouteront rien peut-être à celles qui leur ont été transmises par quelqu'autre peuple inventeur. Car c'est surtout l'écriture qui fait prendre une forme régulière aux langues : c'est elle qui les perfectionne, en rendant plus sensibles leurs beautés et leurs défauts; en conservant à jamais, leurs formes les plus heureuses et les plus belles ; en élaguant par degrés, tout ce qu'elles ont de défectueux. Pour apprécier une langue, il suffit donc de connoître le mécanisme des signes qui la représentent à l'œil. Nos langues d'Occident, et les plus belles de l'Orient, reproduisent tous les mots avec un petit nombre de lettres diversement combinées. Dans la langue chinoise, presque chaque mot a son signe propre : l'étude de l'écriture exige donc un temps infini. Le vague et l'indétermination du sens des mots, passant tour-à-tour, du langage oral à l'écriture, et de l'écriture au langage oral, produisent une confusion dont les plus savans ont toutes les peines du monde à se tirer (1). Il est évident

____

(1) Les relations des derniers Voyageurs nous apprennent que les lois même, c'est-à-dire les ordres

qu'une pareille langue n'est bonne qu'à perpétuer l'enfance d'un peuple, en usant sans fruit, les forces des esprits les plus distingués, et en obscurcissant dans leur source même, les lumières de la raison.

Mais la différence des langues, qui sans doute ne sauroit être rapportée à un seul ordre de causes, dépend-elle véritablement, à plusieurs égards, de l'influence des climats? J'ai du penchant à le croire : mais j'avoue cependant que cela ne me paroît pas suffisamment prouvé. Quoique dans ces derniers temps, on ait fait d'heureuses recherches sur les antiquités et sur l'origine des peuples; quoique même l'on soit parvenu à déterminer avec assez d'exactitude, les points du globe d'où plusieurs d'entre eux sont partis, lors des émigrations qui les ont amenés sur leur territoire actuel, il est impossible d'affirmer positivement que la langue grecque, par exemple, appartient au Midi plutôt qu'au

du gouvernement, sont sujets, dans l'exécution, à être interprétés de plusieurs manières, par les différens mandarins; et cela arrive presque toujours, sans la moindre intention de la part de ceux-ci, de dénaturer l'ordre, ou de violer la loi.

Nord ; l'anglo-saxonne, mère de l'allemande et de l'anglaise, à l'Europe plutôt qu'à l'Asie. Ainsi, dans un travail, d'où les hypothèses doivent être bannies d'autant plus sévèrement, qu'il a pour objet d'établir des vérités d'une grande importance pour la science de l'homme, je ne me permettrai point d'appuyer ces vérités, d'argumens encore douteux.

Cependant il est difficile de ne pas penser que la nature des impressions habituelles a dû modifier l'instrument qui sert à les combiner et à les reproduire ; que leur caractère sombre ou riant, âpre ou doux, profond ou passager, doit se retrouver, à certain degré, dans leurs signes représentatifs. En un mot, l'homme qui vit sous un ciel heureux, sous des ombrages frais, au milieu des émanations des fleurs; qui n'entend habituellement que le chant des oiseaux et le murmure des sources vives et limpides, ne doit ni s'exprimer par les mêmes sons, ni les appuyer du même accent et des mêmes inflexions de voix, que l'homme qui vit entouré des horreurs d'une nature sauvage, qui se perd chaque jour, dans de noires et profondes forêts, dans les gorges de montagnes inaccessibles, hérissées de rocs et de neiges éternelles; qui n'entend que les mugissemens d'une mer irritée, ou les torrens qui tombent dans des abîmes sans fond. Des circonstances, des images, des sensations si différentes, ne peuvent manquer d'agir sur tous les organes humains éminemment imitateurs : et le phénomène inexplicable seroit que le langage, c'est-à-dire le tableau fidèle des impressions reçues, ne s'en ressentît pas. Il est bien certain que le climat influe sur l'état habituel et sur les dispositions des organes de la voix : or, ces dispositions et cet état pourroient-ils ne pas influer à leur tour, sur le choix des sons, et le choix des sons sur le caractère général du langage?

Aussi n'a-t-on pas manqué d'observer des traits d'analogie entre les langues et le climat des nations qui les parlent : on a vu, ou l'on a cru voir que certains sons, certains accens, certaines aspirations, et les proportions différentes entre le nombre des consonnes et celui des voyelles peuvent servir à distinguer les langues propres aux différentes latitudes, ou plutôt aux différentes circonstances physiques, prises toutes dans leur ensemble, et considérées dans les cas où leur influence doit avoir le plus d'intensité. Mad. de Staël a même essayé de tracer, dans un ouvrage plein d'idées profondes et de vues neuves, la ligne de démarcation entre la littérature du Nord et celle du Midi, qu'elle regarde comme formant les deux grandes divisions de toute littérature connue : et quoiqu'on puisse ne pas être de son avis dans la préférence qu'elle donne à celle du Nord, il est impossible de nier qu'elle ne les ait caractérisées l'une et l'autre, avec autant d'exactitude que de talent.

Mais, je le repète, nous laisserons ici de côté, les preuves qui pourroient se tirer de la différence des langues sous les diverses latitudes, et de leur analogie dans des circonstances locales identiques, ou ressemblantes. L'influence du climat sur les habitudes morales de l'homme, est en quelque sorte surabondamment prouvée d'ailleurs ; et l'examen que nous venons de faire, j'ose le dire, avec une entière impartialité, ne me paroît pas pouvoir laisser, sur ce point, le moindre doute dans les esprits (1).

______

(1) Un ami très-éclairé m'observe que l'effet du climat n'est pas le même pour le riche que pour le

On se demandera peut-être comment une vérité si simple et si frappante a pu, dans un siècle de lumières, être méconnue par des hommes qui ont eux-mêmes contribué si puissamment aux progrès de la raison. Cela ne viendroit-il pas de ce que d'autres philosophes avoient établi d'une manière trop absolue, et comme fait général, la correspondance du caractère du climat avec celui du gouvernement? Car en effet, quand on vient aux applications particulières, de nombreux exemples prouvent qu'il n'y a rien de moins général que cette correspondance : par conséquent la doctrine sur laquelle son auteur prétend la fonder, pèche en quelque point, puisqu'un de ses principaux résultats est contredit par les faits. Mais aussi ce n'est point là, la vraie doctrine d'Hippo-

---

pauvre. Rien n'est plus vrai. Le climat agit encore très-inégalement sur les différentes classes d'artisans et d'ouvriers : son influence est même plus ou moins puissante, suivant les divers degrés de l'état social. Sur un sujet si fécond, il est impossible de dire tout. J'y reviendrai dans un autre ouvrage, dont le sujet sera *le Perfectionnement de l'homme physique*; et je traiterai ces nouvelles questions, plus en détail que je n'eusse pu le faire dans le Mémoire sur le Régime, ou dans celui-ci.

crate. Ce médecin-philosophe reconnoît que les habitudes morales d'un peuple sont le produit d'une foule de causes, très-distinctes les unes des autres : il attache dans leur évaluation comparative, autant d'importance aux institutions sociales, que l'a pu faire Helvétius lui-même ; et nous en allons voir la preuve dans une dernière citation de son Traité *des airs, des eaux et des lieux*. Mais Hippocrate pensoit que l'action du climat doit être comptée pour beaucoup ; il la regardoit comme une de ces forces constantes de la nature, dont les effets sont toujours assurés à la longue, parce que l'homme ne peut guère leur opposer que des résistances partielles, et transitoires comme lui-même : et les moyens employés pour la combattre, venant à cesser d'agir, cette action reprend toute sa force, et reproduit bientôt des phénomènes qui n'étoient, pour ainsi dire, que suspendus. Cette considération, nécessaire aux médecins et aux moralistes, ne l'est pas moins aux idéologistes et aux législateurs. Ces derniers la négligeront sans doute quand il s'agira de coordonner ces lois éternelles et générales, dont les motifs communs à tous les temps et à tous les lieux, sont placés par la nature, dans l'organisation même de l'homme et dans les dispositions constantes de la sensibilité : mais ils pourront y puiser des lumières, pour le choix de certaines institutions, qui ne sauroient être les mêmes, ni produire les mêmes effets dans tous les pays.

Voici le passage d'Hippocrate dont je viens de parler. L'auteur, après avoir décrit le climat de l'Asie, et déterminé les effets moraux qui, selon lui, ne peuvent manquer d'en résulter, poursuit en ces mots :

« Mais ici, les institutions politiques ont » secondé puissamment l'action des circon- » stances locales ; elles en ont singulièrement » aggravé les mauvais effets.

» La plus grande partie de l'Asie vit sous la » domination des rois. Or, des hommes qui » n'ont point contribué aux lois par lesquelles » ils sont régis ; qui ne s'appartiennent point » à eux-mêmes ; dont la tête est courbée sous » un joug despotique, n'ont aucun motif de » cultiver les arts militaires : ils ont, au con- » traire, de trop bonnes raisons de ne point » paroître belliqueux. Rien de commun entre » eux et leurs chefs ; ni les travaux et les » dangers, que les premiers supportent seuls,

» ni les avantages et la gloire qui devroient
» en revenir aux uns comme aux autres ,
» mais auxquels le simple soldat n'a pres-
» qu'aucune part. Lorsque ces malheureux
» esclaves, forcés de quitter leurs foyers ,
» leurs femmes, leurs enfans et leurs amis,
» vont chercher dans les camps, les fatigues
» et le carnage, toutes les victoires obtenues
» par leurs efforts, ne servent qu'à grossir les
» richesses de leurs maîtres avides : et pour
» eux , les périls, les blessures , la mort
» sont les seuls fruits qu'ils en recueillent.
» Ainsi donc , indifférens sur les succès de la
» guerre, ils sont incapables de la soutenir :
» ils sont même absolument inhabiles à cul-
» tiver un sol où nulle jouissance certaine ,
» nulle espérance vraisemblable n'excite leur
» activité. De tels hommes laissent tomber
» en friche , et se dépeupler à la longue ,
» la terre ingrate qu'ils habitent; ou s'il se
» trouve parmi eux des ames douées par la
» nature, de quelque courage et de quelque
» énergie , elles maudissent et rejettent des
» lois qni ne méritent que leur haine.

» Un autre grand fait vient à l'appui de
» ce que j'avance. Les peuples les plus bel-
» liqueux de l'Asie sont des Grecs , ou des

» Barbares , qui , foulant aux pieds toute
» espèce de pouvoir despotique , conser-
» vent encore leur indépendance naturelle.
» Comme ils ne forment que des entreprises
» de leur choix, ils en recueillent tous les
» fruits. S'ils affrontent les dangers , c'est
» pour eux-mêmes, c'est pour eux seuls. Ils
» reçoivent donc toujours la récompense de
» leur courage ; et toujours ils portent la
» peine de leur lâcheté ».

Hippocrate compare encore sous ce point
de vue, les Européens aux Asiatiques. « Si
» les premiers, dit-il , ont une supériorité
» si marquée sur les derniers, c'est qu'ils ne
» vivent point, comme eux, sous des rois. Les
» peuples soumis aux volontés arbitraires
» d'un seul, sont nécessairement lâches. Des
» ames foulées et dégradées par la servitude,
» perdent bientôt tout ressort et toute vertu ».

DIXIÈME MÉMOIRE.

CONSIDÉRATIONS touchant la vie animale, les premières déterminations de la sensibilité, l'instinct, la sympathie, le sommeil et le délire.

PREMIÈRE SECTION.

§. I.

INTRODUCTION.

En commençant ce Mémoire, je crois devoir rendre compte de quelques changemens que l'exécution des premières et principales parties de mon travail m'a paru nécessiter dans celles qui restent encore à terminer. La première exposition du plan annonçoit que l'instinct, la sympathie, le sommeil et le délire seroient l'objet d'autant de Mémoires séparés, où mon intention étoit effectivement de développer la théorie de ces divers phénomènes. Liés par des relations nombreuses avec ceux qui constituent l'action de

la pensée et la formation des penchans, ils
m'avoient semblé ne pouvoir être expliqués
avec trop de soin, dans un ouvrage qui a
pour but de rattacher ces derniers phénomènes, aux loix de l'organisation et aux opérations immédiates de la vie. Mais en ras-
semblant les idées relatives à ces différentes
questions, je n'ai pas été long-temps à m'appercevoir que pour les rendre complètes,
pour en faire un corps de doctrine, il faudroit
entrer dans des détails beaucoup trop étendus ; que peut-être même elles exigeroient
un appareil de preuves, capable de faire,
en quelque sorte, perdre de vue notre objet
principal. C'eût été presqu'un autre ouvrage,
suite naturelle, il est vrai, mais non partie
nécessaire du premier. J'ai donc cru devoir
resserrer ce plan, trop vaguement circonscrit,
et me borner à réunir dans un seul cadre,
toutes les considérations par lesquelles ces
différentes questions particulières se trouvent liées avec notre véritable sujet. Ce sujet
n'est déjà que trop vaste par lui-même. Voulant n'y laisser, s'il est possible, rien d'obscur
et de vague, je me vois même forcé de revenir
encore sur les premières déterminations de
la sensibilité : car il faut se faire des idées

complétement justes de ces opérations fondamentales, pour bien entendre une foule
d'actes inapperçus et délicats, dont la cause
se confond avec l'organisation elle-même.

Ainsi, je traiterai sommairement dans ce
Mémoire, de la vie animale et des premières
déterminations sensitives : je reviendrai sur
l'instinct et sur les sympathies : enfin je
hasarderai, touchant la théorie du sommeil
et du délire, un petit nombre d'idées dont
on trouve le premier germe dans les doctrines
enseignées par les deux célèbres écoles de
Montpellier et d'Edimbourg ; mais dont la
justesse ne me semble pouvoir être vérifiée
et reconnue, que dans notre manière de concevoir l'action des extrémités sentantes et
du centre nerveux.

Je crois devoir aussi rappeler que dans le
Mémoire qui traite de l'influence morale des
tempéramens, j'avois annoncé quelques réflexions sur celle des tempéramens acquis ;
et je me proposois de mettre ces réflexions
à la suite du Mémoire sur l'influence du régime : mais comme les tempéramens acquis
dépendent en grande partie, des habitudes
intellectuelles et des passions, il m'a paru
plus convenable de déterminer d'abord en

quoi consiste la réaction du moral sur le physique, et de fixer la véritable étendue de son influence (1), avant de parler d'une forme accidentelle de l'économie animale , qui dépend du concours de plusieurs causes réunies, parmi lesquelles il faut compter pour beaucoup l'énergie de cette même réaction.

Tel est donc l'ordre définitif des dernières parties de ce travail.

§. II.

De la vie animale.

Les circonstances qui déterminent l'organisation de la matière sont couvertes pour nous, d'épaisses ténèbres : vraisemblablement il nous est à jamais interdit de les pénétrer. Quand même nous parviendrions à lever quelques coins du voile, c'est-à-dire à faire dépendre une partie des phénomènes propres aux corps organisés, d'autres phénomènes plus généraux déjà connus , nous nous retrouverions toujours dans le même embarras relativement au fait principal, qui ne peut reconnoître pour cause que les forces actives.

––––––––––––

(1) Ce sera l'objet du Mémoire onzième.

et premières de la nature, desquelles nous n'avons ni ne pouvons avoir aucune idée exacte. Cette considération ne doit cependant pas nous empêcher de multiplier les observations et les expériences : efforçons-nous, au contraire, d'éclaircir, dans les mystères de l'organisation, tous les points qui peuvent être du domaine des unes et des autres. Car une science a des fondemens inébranlables, lorsque toutes les déductions en peuvent être rapportées à des principes simples, fixes et clairs : elle est complète, lorsque les recherches et l'analyse ont invariablement déterminé dans ces mêmes principes, tout ce qui peut être soumis à nos moyens de connoître. Et même on peut être bien sûr que l'homme n'a jamais un besoin véritable de franchir les bornes prescrites à ses facultés ; ce qu'il ne peut apprendre lui est inutile : une vaine curiosité peut entraîner ses vœux au-delà de la sphère assignée à sa nature ; mais il ne lui importe sérieusement de savoir, que ce que peuvent saisir ses sens et sa raison.

Quelques difficultés que présentent les recherches relatives à ces opérations secrètes, par lesquelles la nature transforme les corps

les uns dans les autres, il n'en est pas moins
certain que le génie observateur et l'art expérimental ont déjà résolu sur ce point, plusieurs
questions importantes, ils ont porté leur
flambeau dans des obscurités qu'on pouvoit
regarder comme impénétrables. Pourquoi les
principes élémentaires dont se forment les
corps organisés ne seroient-ils pas un jour,
reconnus avec la même exactitude que ceux
qui, par exemple, entrent dans la composition
de l'air atmosphérique et de l'eau ? Pourquoi
les conditions nécessaires pour que la vie se
manifeste dans les animaux, ne seroient-elles
pas susceptibles d'être reconnues et déterminées, aussi bien que celles d'où résultent
la foudre, la grêle, la neige, &c. ; ou celles,
plus éloignées encore peut-être de la simple
observation, qui poussent différentes substances à former de rapides combinaisons
chimiques, et qui leur font contracter,
sous ces formes nouvelles, une foule de propriétés que dans leur état d'isolement, ces
substances ne possèdent pas (1)?

---

(1) Encore une fois, la cause générale des propriétés
de la matière, en vertu desquelles certaines circonstances données déterminent toujours certaines com-

J'avoue que dans le moment actuel, nous avons encore peu de lumières sur cet important objet. Cependant les considérations suivantes prouveront, je crois, que plusieurs des données du problême appartiennent à un ordre de phénomènes dont on a déjà dérobé les causes à l'obscurité qui les enveloppoit ; et les autres paroissent, d'après toutes les vraisemblances, devoir céder aux mêmes moyens méthodiques d'investigation.

Et d'abord, nous sommes dès aujourd'hui, suffisamment fondés à regarder comme chimérique, cette distinction que Buffon s'est efforcé d'établir, de la matière morte et de la matière vivante, ou des corpuscules inorganiques et des corpuscules organisés. Les végétaux peuvent vivre et croître par le seul secours de l'air et de l'eau, qui ne renferment, dans leur état naturel, que de l'oxigène, de l'hydrogène et de l'azote. En décomposant le gaz acide carbonique, qui, dans

binaisons, n'en resteroit pas moins inconnue : mais éclaircir les circonstances des phénomènes, est presque toujours ce que nous appelons les expliquer.

certaines circonstances, flotte à la surface de la terre, emporté par le mouvement de l'air, les végétaux s'en approprient le carbone, et laissent l'oxigène libre, comme des expériences directes l'ont montré clairement. Il paroît même qu'ils peuvent décomposer le gaz hydrogène sulfuré, quoique sa présence, surtout lorsqu'il est très-abondant, soit vraisemblablement plutôt nuisible qu'utile à plusieurs espèces de plantes : ils décomposent aussi l'hydrogène carboné, dont les funestes effets sur l'économie animale semblent particulièrement mitigés par la végétation, dans les endroits où de grands et beaux arbres environnent les marais qui l'exhalent : enfin les végétaux absorbent la lumière, ou du moins ils y puisent un élément qui doit entrer dans leur combinaison, et dont l'absence produit toujours directement, une débilitation sensible de leur vie particulière et de leurs propriétés.

Ces principes constitutifs qu'on retrouve, en quelque sorte, à découvert, dans les diverses parties des végétaux, suffisent souvent pour leur donner un développement complet, et pour produire dans leurs différentes parties, ces substances nouvelles qui, non-seulement fournissent un aliment immédiat aux animaux, mais qui tendent encore directement elles-mêmes à s'animaliser. Car l'expérience nous apprend qu'il n'est presqu'aucune substance végétale, qui, placée dans des circonstances convenables, ne donne naissance à des animalcules particuliers, dans lesquels la simple humidité suffit pour la transformer quelquefois au même instant. Ici, nous voyons avec évidence la nature qu'on appelle *morte*, liée par une chaîne non interrompue, avec la nature vivante; nous voyons les élémens inorganiques se combiner pour produire différens corps organisés; et des produits de la végétation, sortent la vie et le sentiment avec leurs principaux attributs. Ainsi donc, à moins qu'on ne suppose que la vie est répandue par-tout, et seulement déguisée par les circonstances extérieures des corps, ou de leurs élémens (ce qui seroit également contraire à l'hypothèse), il faut nécessairement avouer que, moyennant certaines conditions, la matière inanimée est capable de s'organiser, de vivre, de sentir.

Or, maintenant, quelles sont ces conditions? Sans doute nous les connoissons encore très-mal. Mais sont-elles en effet de na-

ture à rester toujours inconnues? Il est difficile de le penser, lorsqu'on voit que l'art peut,
non-seulement reproduire les végétaux, à
l'aide de plusieurs de leurs parties, qui, dans
l'ordre naturel, ne sont pas destinées à cette
fonction, mais encore reconnoître les circonstances capables de seconder ou de troubler
le succès : lorsqu'on voit qu'il peut dénaturer
leurs espèces, en faire éclore de nouvelles,
et créer des races particulières d'animaux;
c'est-à-dire, par des altérations déterminées
qu'il fait subir à certains corps, y développer de nouveaux principes de vitalité,
et faire naître, sous ses mains, des êtres (1)
qui n'ont point dans la nature, d'analogue
connu.

Mais ce que l'art produit par certains procédés, la nature le produit plus souvent encore par ses écarts. Sur les arbres malades,
se forment de nouvelles végétations qu'on n'y
découvre point dans l'état de santé parfaite;
il s'y développe différentes espèces de petits

----

(1) Par exemple, les anguilles du vinaigre, les vers
qui rongent les cartons et les reliures de livres, &c. &c.
toutes espèces qui se forment exclusivement dans des
matières, produites elles-mêmes par les seules combinaisons des arts.

insectes, dont elles sont la demeure, et dont
la formation dépend uniquement de la présence et même du caractère de la maladie.
On trouve sur les quadrupèdes, sur les oiseaux
et dans différentes parties de leurs corps,
des peuplades d'animalcules très-variés, que
l'on peut, à juste titre, regarder comme
des dégénérations de la substance même de
l'individu : chaque classe d'êtres vivans,
et chaque genre d'altération dont leurs fonctions vitales sont susceptibles, amènent au
jour des races inconnues, et qui sembloient
ne devoir jamais exister. Plusieurs parties
du corps de l'homme présentent journellement de ces générations fortuites, dues,
soit directement à la foiblesse des fonctions,
soit indirectement à la mixtion irrégulière
des humeurs. Il se forme souvent des vers
dans les intestins des enfans ; parce que leurs
organes encore débiles, sont ordinairement
incapables de compléter les digestions, et que
chez eux, le canal alimentaire est habituellement tapissé de matières muqueuses, auxquelles l'influence de la vie a déjà fait subir
un commencement d'animalisation. La même
chose arrive aux adultes dont l'estomac est
foible, et qui digèrent mal.

On peut suivre, en quelque sorte, à l'œil, les différens degrés de cette organisation, puisqu'on voit assez fréquemment, sur-tout après l'usage des purgatifs drastiques, sortir des lambeaux de ces vers, à peine ébauchés, traînant avec eux, des portions plus ou moins considérables de glaires, dans lesquelles les parties organisées vont s'évanouir et se fondre par d'insensibles dégradations. Dans une maladie particulière, qui vraisemblablement exerce sa principale influence sur les reins et sur la vessie, les urines charrient de petits insectes noirs et cornus, visibles à l'œil non armé, lesquels sont très-certainement le produit accidentel de la maladie ; car ils disparoissent bientôt, lorsque ses vrais remèdes, les balsamiques et les toniques ont été mis en usage dans un traitement régulier. La maladie pédiculaire, qui s'observe assez souvent chez les vieillards, et même chez quelques hommes de l'âge consistant, quand les humeurs et le tissu cellulaire viennent à se décomposer, est absolument du même genre. Tous ces insectes sont évidemment le produit de certaines circonstances propres au corps humain : puisqu'ils ont (du moins pour la la plupart) des caractères distinctifs qui ne

se retrouvent point dans des espèces formées ailleurs, et que ceux même qu'on rencontre dans les intestins de différens poissons, comme les *fascia lata*, existent quelquefois déjà tout formés dans le corps de
l'enfant, avant son expulsion de la matrice.
Je n'entreprendrai point, au reste, de déterminer si ces générations ont lieu spontanément, ou par le moyen des germes. On peut
observer seulement que les personnes qui
veulent que, sans germe, il ne puisse y avoir
de génération, doivent, en même temps,
établir que ceux de toutes les espèces possibles sont répandus partout dans la nature,
en attendant les circonstances propres à les
développer : ce qui n'est au fond, qu'une autre
manière de dire que toutes les parties de la
matière sont susceptibles de tous les modes
d'organisation.

Mais pourquoi jugerions-nous nécessaire
d'admettre l'existence de prétendus corpuscules qu'on ne peut ni saisir, ni rendre sensibles ? Pourquoi regarderions-nous comme
l'explication du phénomène le plus important de la nature, ce mot si vague de *germe*,
que les dernières expériences sur la végétation et même sur la génération proprement

dite des animaux, rendent bien plus vague
encore ? En effet, d'après les résultats de
ces expériences, il paroît déjà beaucoup
moins difficile de reconnoître la nature des
matériaux dont se forment immédiatement
les embryons : il est même probable que
les circonstances qui président à leur premier développement dans l'ordre le plus naturel, ne sont pas toujours indispensables
pour les faire éclore ; et les physiciens semblent être dans ce moment, à la veille de déterminer, au moins une partie des changemens qu'éprouve la matière, en passant de
l'état inorganique, à celui d'organisation végétale, et de la vie incomplète d'un arbre ou
d'une plante, à celle des animaux les plus
parfaits (1). Enfin nous n'éprouverions plus
aujourd'hui peut-être, aucun étonnement, si
les expériences finissoient par prouver qu'il

---

(1) Je crois devoir observer que les matières végétales ne paroissent produire immédiatement que des
animalcules dépourvus de nerfs et de cerveau ; et
que c'est dans les substances animales, qu'on voit se
former des corps vivans, doués d'un appareil d'organes particuliers, où les fines recherches de l'anatomie moderne ont reconnu un véritable systême
nerveux et cérébral.

suffit que des portions de matière, dans un certain état déterminé, se rencontrent et se pénètrent, pour produire des êtres vivans, doués de certaines propriétés particulières : comme il suffit qu'un acide et une base alkaline, ou terreuse soient mis en contact, dans un état favorable à leur combinaison, pour qu'il en résulte un nouveau produit chimique, dont la cristallisation suit des lois constantes, et dont les qualités n'ont plus aucun rapport avec celles de ses élémens.

Les anciens disoient que si la vie est la mère de la mort, la mort, à son tour, enfante et éternise la vie; c'est-à-dire, en écartant les métaphores, que la matière est sans cesse en mouvement, qu'elle subit des changemens continuels. Il n'y a point de mort pour la nature : sa jeunesse est éternelle, comme son activité et sa fécondité : la mort est une idée relative aux êtres périssables, à ces formes fugitives sur lesquelles luit successivement le rayon, la vie; et ce sont ces transmutations non interrompues, qui constituent l'ordre et la marche de l'univers.

Dans le passage de la mort à la vie, comme

dans celui de la vie à la mort, il n'est pas toujours absolument impossible de suivre les
opérations de la nature, ou les changemens
que subit la matière. Sur l'ardoise et la
tuile de nos toits, nous voyons l'action de
l'air et de la pluie faire éclore des moisis-
sures, des mousses, des lichens ; et de leur
substance, naissent bientôt des animalcules
particuliers. Les laves rejetées du sein de la
terre en convulsion, ces matières minérales
si diverses, mais toutes plus ou moins incomplétement réduites à l'état vitreux, par
la puissance des feux souterrains, se décomposent à l'air avec le temps : leur surface se
ternit, devient friable, se couvre de végétations, d'abord informes, et sans utilité
directe pour les grands animaux ; mais où
vivent des myriades d'espèces inapperçues,
dont les débris, joints à ceux de ces premières végétations, augmentent chaque jour
les couches de la terre, et préparent le moment où la riche verdure des plantes et des
arbres appellera bientôt les races plus développées, auxquelles ils fournissent leur
subsistance, et dans lesquelles ils se transforment. C'est ainsi que la plupart des îles
du grand Océan, que nous appelons impro-

prement *Mer du Sud* (1), reposent sur des noyaux, ou sur des roches qui sont l'ouvrage d'autres espèces, non moins imperceptibles, d'insectes marins : et c'est encore ainsi que, sorties par degrés, du sein des eaux, où ces travailleurs infatigables font incessamment végéter de si puissantes masses, elles montent, viennent éprouver à la surface les alternatives de la sécheresse et de l'humidité, l'action des gaz élémentaires dont l'air et l'eau se composent, l'influence des météores, celle du soleil et des diverses saisons ; et par des altérations graduelles, analogues à celles des laves, on les voit se couvrir successivement, de toutes les races végétales et animales, que la nature des matériaux primitifs de cette terre nouvelle est capable de faire naître, et que le climat adopte sans trop d'efforts.

Demanderoit-on si l'homme et les grands animaux, que nous ne voyons plus aujourd'hui se reproduire que par voie de génération, ont pu, dans l'origine, être formés de

____

(1) *Voyez* la nouvelle division et la nouvelle nomenclature des mers, par mon confrère le citoyen Fleurieu, l'un des plus habiles géographes et navigateurs de l'Europe.

la même manière que des plantes à peine organisées, et des ébauches grossières d'animalcules ? Nous l'ignorons absolument, et nous l'ignorerons toujours. Le genre humain n'a pu se procurer aucun renseignement exact touchant l'époque primitive de son existence : il ne lui est pas plus donné d'avoir des notions précises relativement aux circonstances de sa formation, qu'à chaque individu en particulier, de conserver le souvenir de celles de sa propre naissance ; et il a bien fallu invoquer le secours d'une lumière surnaturelle, pour persuader aux hommes, ce qu'on a voulu débiter à cet égard.

Il est certain que les individus de la race humaine, les autres animaux les plus parfaits, et même les végétaux d'un ordre supérieur, ne se forment plus maintenant sous nos yeux, que par des moyens qui n'ont aucun rapport avec cette organisation directe de la matière inerte : mais il ne s'ensuit point qu'ils ne puissent en effet, être produits par d'autres voies, et qu'ils n'ayent pu l'être originairement, d'une manière analogue à celle qui, maintenant encore, amène au jour toutes ces espèces nouvelles d'animalcules ignorés. Car une fois doués de la puissance vitale, ces derniers, du moins plusieurs d'entr'eux, se reproduisent aussi par voie de génération. Dès-lors, la perpétuation de leurs espèces respectives est assujettie, tantôt à l'un des deux modes propres aux races plus parfaites, tantôt à un troisième qui se compose, en quelque sorte, des deux. Si donc, on vouloit leur appliquer le même raisonnement, puisqu'on les voit naître les uns des autres, ils n'auroient pu, dans l'origine, éclore du sein d'aucune matière inanimée : or, cette conclusion, démentie par le fait, porteroit entièrement à faux. Et peut-être, à cet égard, des idées plus justes que nous ne le pensons, étoient-elles présentes aux auteurs des Genèses, que l'antique Asie nous a transmises, lorsqu'ils donnoient la terre pour mère commune à toutes les natures animées qui s'agitent et vivent sur son sein.

Enfin, il n'est point du tout prouvé que les espèces soient encore aujourd'hui, telles qu'au moment de leur formation primitive. Beaucoup de faits attestent au contraire, qu'un grand nombre des plus parfaites, c'est-à-dire, de celles qui sont le plus voisines de l'homme par leur organisation, portent l'empreinte du climat qu'elles ha-

bitent , des alimens dont elles font usage ,
des habitudes auxquelles la domination de
l'homme , ou leurs rapports avec d'autres
êtres vivans, les assujettissent. Les faits attestent encore qu'elles peuvent éprouver certains changemens fortuits, dont on ne sauroit assigner la cause avec une entière exactitude , et que tous ces caractères accidentels qu'elles doivent, tantôt au hasard des
circonstances , tantôt à l'art et aux tentatives
expérimentales de l'homme, sont susceptibles
de rester fixes dans les races et de s'y perpétuer jusqu'aux dernières générations. Les
débris des animaux que la terre recèle dans
ses entrailles , et dont les analogues vivans
n'existent plus, peuvent faire penser que plusieurs espèces se sont éteintes , soit par l'effet
des bouleversemens dont le globe offre par-
tout des traces ; soit par les imperfections relatives d'une organisation, qui ne garantissoit
que foiblement leur durée ; soit enfin par les
usurpations lentes de la race humaine : car
toutes les autres doivent, à la longue, céder
à cette dernière , tous les espaces qu'elle est
en état de cultiver ; et bientôt sa présence en
bannit presqu'entièrement celles dont elle
ne peut attendre que des dommages.

Mais cette belle découverte, particulièrement due aux recherches de notre savant confrère Cuvier, pourroit aussi faire soupçonner que plusieurs des races existantes ont pu, lors de leur première apparition, être fort différentes de ce qu'elles sont aujourd'hui. L'homme, comme les autres animaux, peut avoir subi de nombreuses modifications, peut-être même des transformations importantes, durant le long cours des siècles dont le passage est marqué sur le sein de la terre par d'irrécusables souvenirs. Et si l'on ne vouloit accorder, pour la durée totale du genre-humain, que l'espace de temps écoulé depuis la dernière grande révolution du globe, laquelle semble en effet ne pas remonter très-haut dans l'antiquité, il seroit encore possible de noter pour ce court intervalle, plusieurs changemens essentiels survenus dans l'organisation primitive de l'homme, changemens dont l'empreinte, rendue ineffaçable chez les différentes races, constituent toutes leurs variétés. Mais cette hypothèse, qui tend à établir la nouveauté de l'espèce humaine, paroît entièrement inadmissible : on ne peut du moins l'appuyer de preuves valables, et il s'élève contr'elle, de grandes difficultés.

D'abord, non-seulement cette vaste convulsion du globe, mais encore plusieurs autres plus anciennes, restent gravées par des
traditions générales dans le souvenir des
hommes : les histoires et les antiquités de
presque toutes les nations en conservent des
vestiges durables ; les imaginations en ont
été long-temps frappées d'effroi ; et plusieurs
religions semblent avoir eu pour but principal, de consacrer les circonstances de ces
terribles événemens. Or, comment toutes ces
notions seroient-elles généralement répandues, si l'existence des hommes en société ne
se reportoit à des époques fort antérieures?
car, voulût-on rejeter indistinctement tous
les récits relatifs à ces mêmes époques, on
n'en est pas moins forcé de reconnoître,
que des hommes ignorans, imbécilles, grossiers, tels qu'ils sortent des mains de la
nature, n'auroient pu se faire d'idée ni d'un
état de la terre différent de celui qu'elle
offroit à leurs yeux, ni surtout de la catas-
trophe à laquelle ce changement étoit dû ;
puisque, suivant l'hypothèse, il auroit pré-
cédé leur naissance. Mais, en outre, la difficulté de concevoir la première formation de
l'homme et des autres animaux les plus par-

faits, est d'autant plus grande, qu'on la place dans des temps plus voisins de nous ; qu'on suppose l'état de la terre plus semblable alors, à celui qu'elle présente de nos jours ; et qu'enfin l'on ne veut tenir aucun compte des variations que peuvent avoir subies les races qui paroissent maintenant le plus fixes. Au lieu qu'en admettant la grande antiquité des animaux, attestée par leurs débris fossiles, qui se rencontrent à des profondeurs considérables de la terre ; en reconnoissant la possibilité des variations que le cours des âges et les violentes convulsions de la nature ont pu leur faire éprouver, variations dont nous avons encore de frappans exemples sous nos yeux, malgré l'état du du globe, bien plus stable de nos jours, et malgré le jeu plus paisible des élémens ; en se faisant une juste image des bouleversemens réitérés dont l'aspect géologique de la terre démontre l'antiquité, l'étendue et l'importance ; en tenant compte enfin des changemens plus étendus et plus importans encore peut-être, qu'ils ont nécessairement produits à sa surface (toutes circonstances auxquelles les races vivantes, échappées à la destruction, ont dû successivement se plier et se conformer, et d'où vraisemblablement, dans chaque circonstance particulière, sont nées d'autres races toutes nouvelles, mieux appropriées à l'ordre nouveau des choses) : en partant, dis-je, de ces données, les unes certaines, les autres infiniment probables, il ne paroît plus si rigoureusement impossible de rapprocher la première production des grands animaux, de celle des animalcules microscopiques. Ces êtres singuliers, ne semblent-ils pas en effet destinés à nos expériences et à notre instruction ; puisqu'on peut les tirer à volonté du sein du néant, en changeant les simples dispositions physiques ou chimiques des matières qui doivent la former? et sans lever entièrement par-là, le voile de la nature, ne peut-on pas, du moins porter un commencement de clarté dans ces ténèbres, que les préjugés et le charlatanisme peuvent seuls vouloir s'efforcer d'épaissir ?

§. III.

Si nous voyons la matière passer successivement par tous les degrés d'organisation et d'animalisation, nous pouvons la voir aussi parcourir, en redescendant vers l'état de mort le plus absolu, la chaîne qu'elle a parcourue en s'élevant à l'état de vie le plus parfait. Les matières animales dans leur décomposition ¿ laissent échapper des gaz dont les végétaux s'emparent avec avidité, et qui leur procurent un développement plus rapide, une fructification plus abondante : car ces gaz sont les mêmes que nous avons dit entrer directement dans leur organisation ; et ils n'ont, en quelque sorte, besoin que d'une circonstance favorable, pour devenir arbres, ou plantes, fleurs et fruits (1).

Les charpentes osseuses de tous les qua-

---

(1) Nous avons plusieurs fois entendu raconter à Franklin, qu'il avoit observé dans les forêts de l'Amérique septentrionale, une espèce d'oiseau qui, de même que le kamichi, ou les vanneaux armés, porte deux tubercules cornus aux coudes des ailes. Ces deux tubercules deviennent, disoit-il, à la mort de l'oiseau, les germes de deux tiges végétales, qui croissent d'abord en pompant les sucs de son cadavre, et qui s'attachent ensuite à la terre, pour y vivre à la manière des plantes et des arbres. Plusieurs savans naturalistes, et entre autres mon illustre collègue Lacépède, à qui j'ai parlé de ce fait, l'ignorent absolument : ainsi, malgré la grande véracité de Franklin, je ne le cite qu'avec beaucoup de réserve, et je n'en tire aucune conclusion.

drupèdes, de tous les oiseaux, et sur-tout celles des différentes espèces de poissons et de coquillages, entassées par épaisses et vastes couches, dans le sein de la terre, y forment des bancs de diverses terres calcaires; et leur accumulation finiroit peut-être par dessécher le globe, à cause de la grande quantité d'eau qui entre dans cette nouvelle combinaison, si la nature ne savoit l'en retirer par l'action des feux souterrains, ou par d'autres procédés plus lents. Or, sans aucune élaboration préparatoire, ces mêmes terres sont, pour la plupart, très-propres à hâter et à perfectionner la végétation; et cet effet, elles le produisent, soit en livrant les gaz de leur eau décomposée, soit en laissant échapper plus immédiatement des quantités considérables de gaz acide carbonique, soit encore en favorisant, dans les terres auxquelles on les associe, une plus prompte ou plus abondante absorption de l'oxigène de l'air (1).

Si l'on réduit en poudre grossière, et qu'on abandonne à leur décomposition spontanée,

____

(1) M. Humbolt a reconnu, par des expériences qui paroissent concluantes, que cette dernière circonstance influe efficacement sur la végétation.

des matières végétales riches en mucilage, comme, par exemple, des amandes, dans lesquelles cette substance sert d'intermède à la mixtion de l'huile; au bout d'un temps plus ou moins long, on s'apperçoit que ces matières se réduisent d'elles-mêmes en poudre plus fine, et que leur volume diminue graduellement d'abord : l'œil nu n'y remarque du reste, aucun autre changement, si ce n'est celui de la couleur, qui paroît un peu plus sombre et plus foncée. Mais, à l'aide d'un bon microscope, on trouve dès-lors, presque toute la substance oléo-muqueuse, transformée en des myriades d'animalcules d'une ou de deux espèces différentes, qui s'agitent avec vivacité, s'emparent des débris d'amandes altérées, se dévorent mutuellement, pullulent tant qu'ils trouvent quelque chose à dévorer, périssent lorsque les moyens de subsistance leur manquent, et dont les cadavres paroissent produire d'autres animalcules plus petits, lesquels en laissent eux-mêmes à leur tour, d'autres encore après eux. Et vraisemblablement, ces destructions et reproductions se succédent ainsi pendant beaucoup plus de temps que je n'ai pu l'observer. Mais le moment vient où les plus fortes lentilles des microscopes ne découvrent plus aucune trace de mouvement, où tout semble rentré dans le repos et l'insensibilité des tombeaux. Alors la poudre des amandes est d'une extrême ténuité : elle a perdu les cinq sixièmes, au moins, de son volume : et l'on n'y reconnoît que quelques restes d'écorces, défendues par leur amertume et leur qualité résineuse, contre la décomposition et contre la dent vorace des animalcules. Ici, vous voyez encore la matière passer de l'état végétal à la vie, et de la vie à la mort.

Ainsi, quand d'ailleurs les découvertes des naturalistes ne diminueroient point chaque jour par degrés, les intervalles qui séparent les différens règnes ; quand, de l'animal au végétal, et du végétal au minéral, ils n'auroient pas déjà reconnu cette multitude d'échelons intermédiaires, qui rapprochent les existences les plus éloignées : la simple observation des phénomènes journaliers, produits par le mouvement éternel de la matière, nous la feroit voir subissant toutes sortes de transformations ; elle suffiroit à prouver que les lois qui y président, se rapportent immédiatement aux circonstances physiques ou chimiques, dans lesquelles ses particules

se rencontrent et sont mises en contact immédiat. Les sels cristallisables ne se compor-
tent point, dans le rapprochement de leurs
molécules élémentaires, comme les corps
bruts soumis aux seules lois de l'attraction, ni
comme les fluides dont les lois de l'équilibre,
qui ne sont que l'attraction elle-même considérée sous un point de vue particulier, règlent
tous les mouvemens. La végétation successive
de quelques filons minéraux, et leurs digi-
tations rameuses, sembleroient, d'autre part,
les rapprocher, en quelque sorte, des plantes
les plus imparfaites, du moins par le mode
de leur accroissement, et par leur tendance
à prendre certaines directions conformes à
la nature des terres qui les environnent. Entre le système végétal et le système animal,
sont placés les zoophytes proprement dits, et
peut-être aussi quelques plantes irritables
dont les mouvemens, à l'instar de ceux des organes musculaires vivans, correspondent à
des excitations particulières : et, comme pour
rendre l'analogie plus complète, ces excitations ne s'appliquent pas toujours directement aux parties elles-mêmes qu'elles font
contracter. Enfin, dans l'immense variété des
animaux, l'organisation et les facultés pré-

sentent, suivant les races, tous les degrés possibles de développement, depuis les plus stupides mollusques, qui semblent n'exister que pour la conservation de leurs espèces respectives, jusqu'à l'être éminent dont la sensibilité s'applique à tous les objets de l'univers ; qui par la supériorité de sa nature, et non par le hasard des circonstances, comme ont semblé le soupçonner quelques philosophes, a fait son domaine de la terre ; dont le génie a su se créer des forces nouvelles, capables d'augmenter chaque jour de plus en plus son pouvoir et de multiplier ses jouissances ; jusqu'à cet être enfin, dont l'organisation elle-même, susceptible d'un perfectionnement continuel et progressif, nous présage dans les siècles futurs, des merveilles inconnues, bien au-dessus de tout ce qu'on peut croire possible en ce moment.

SECONDE SECTION.

Des premières déterminations de la sensibilité.

§. I.

LES médecins les plus éclairés ont, avec raison, banni de la science des êtres vivans, toutes ces applications précipitées qu'on a tenté d'y faire plus d'une fois, des théories purement mécaniques, physiques ou chimiques; ils n'ont pas eu de peine à prouver combien les résultats en sont vagues, incertains, insuffisans, opposés les uns aux autres, et même le plus souvent contraires aux faits les mieux reconnus : et leurs recherches, dirigées par une méthode philosophique sûre, les ont mis en état de faire voir avec le dernier degré d'évidence, que l'économie animale n'est soumise aux lois des autres corps, que sous quelques points de vue de peu d'importance; qu'elle se régit par des lois qui lui sont propres; et qu'elle ne peut être étudiée avec fruit, que dans les phénomènes offerts directement par elle-même, à l'observation.

Mais, quoique cette conclusion soit incontestable; quoique la sensibilité développe dans les corps, des propriétés qui ne ressemblent en aucune manière, à celles qui caractérisoient leurs élémens, avant qu'elle leur eût fait éprouver son influence vivifiante : il faut cependant se garder de croire que la tendance à l'organisation, la sensibilité que l'organisation détermine, la vie qui n'est que l'exercice ou l'emploi régulier de l'une et de l'autre, ne dérivent pas elles-mêmes des lois générales qui gouvernent la matière. On se jetteroit dans un abîme de chimères et d'erreurs, si l'on s'imaginoit avoir besoin de chercher la cause de ces phénomènes, ailleurs que dans le caractère de certaines circonstances, au milieu desquelles les principes élémentaires, en vertu de leurs affinités respectives, se pénètrent, s'organisent et, par cette nouvelle combinaison, acquièrent des qualités qu'ils n'avoient point antérieurement.

Nous ignorons pourquoi les parties de la matière tendent sans cesse à se rapprocher les unes des autres : mais le fait est constant. Les lois de la pesanteur, celles de l'équilibre, celles qui déterminent la route des projectiles; en un mot, presque toutes les lois mécaniques dépendent directement de ce premier fait : l'observation et le calcul y ramènent tous les mouvemens des grandes masses de l'univers ; et l'immobilité des corps engourdis dans le repos le plus absolu, n'atteste pas moins cette tendance, que ne peut le faire la rapidité des globes célestes, lancés dans des orbites que l'imagination s'effraie à mesurer.

Mais entre les substances qui jouissent d'une action chimique réciproque, l'attrac-

tion ne s'exerce plus au hasard : les molécules de la matière se recherchent, se rapprochent, se mêlent avec une avidité très-
inégale : les combinaisons déjà faites peuvent
subir une désunion de leurs principes, par
la présence de différentes substances nouvelles, vers qui l'un d'eux se trouve plus
fortement entraîné ; il peut même s'opérer
alors entre deux, ou plusieurs combinaisons,
mises dans les rapports et dans la situation
convenables, un tel échange de principes, que
d'autres combinaisons, entièrement étrangères à celles qui se détruisent, sont à l'instant même formées de leurs débris. Ici, l'attraction ne paroît plus une force aveugle,
indifférente dans les tendances qu'elle affecte :
elle commence à manifester une sorte de
volonté ; elle fait des choix. Et voilà pourquoi, considérée dans cet ordre d'effets particuliers, elle a reçu d'un habile chimiste,
le nom d'*attraction élective*.

§. II.

Si, nous élevant par degrés, d'un ordre de
phénomènes à l'autre, nous suivons l'attraction dans les affinités végétales, nous la trou-
vons jouissant d'une propriété d'élection bien

plus étendue, et, si je puis m'exprimer ainsi, d'une sagacité d'instinct bien plus éclairée. Dans les affinités animales, la sphère de sa puissance s'agrandit encore : ses choix deviennent plus fins, plus variables, plus sages, ou quelquefois plus capricieux. De ces deux genres d'organisation, déterminés par le caractère des circonstances dans lesquelles l'attraction réciproque des principes élémentaires s'est exercée, résultent certaines propriétés et certains phénomènes qui restent toujours soumis à son empire : et vraisemblablement cette affinité devient capable de les produire seule, en vertu des lois nouvelles auxquelles son action est elle-même assujettie, par la nature de chaque combinaison particulière.

En effet, qu'arrive-t-il dans la formation d'un végétal, ou d'un animal ? ou du moins que doit-on raisonnablement conclure des circonstances de ce phénomène, qui ont pu être soumises à l'observation ? Ne voit-on pas avec évidence dans tous les cas, soit que les matériaux épars de l'embryon aient besoin de se chercher et de se réunir ; soit qu'ils existent déjà combinés ou simplement mis en contact, dans les substances qui lui servent de matrice, ou de berceau, et qu'il ne s'agisse plus que de leur imprimer le mouvement, pour y faire naître l'organisation et la vie : dans tous ces cas, dis-je, ne voit-on pas se former un centre de gravité, vers lequel les principes analogues se portent avec choix, autour duquel ils s'arrangent et se disposent dans un ordre déterminé par leur nature et par leurs rapports mutuels?

La tendance des principes est une suite des lois générales de la matière : leur attraction élective, ou leur disposition à se combiner avec préférence réciproque, est une suite des caractères qu'elle a contractés dans ses transformations antérieures, et des circonstances dans lesquelles ses molécules ont été entraînées les unes vers les autres : enfin, les propriétés nouvelles que la combinaison développe, résultent de l'ordre et de la disposition dans lesquels les principes se réunissent et s'arrangent ; en d'autres termes, elles résultent de l'organisation.

§. III.

Nous disons qu'il se forme alors, un centre de gravité ; que l'attraction qui s'y exerce, choisit, parmi les principes environnans, ceux qui lui sont analogues ; qu'elle déter-

mine immédiatement les lois de cette première réunion, et devient la cause médiate
d'une suite de phénomènes ultérieurs propres à chaque circonstance : car ces phénomènes naissent et se développent, en con-
formité du phénomène primitif. Il n'est guère
plus en effet possible maintenant d'admettre
cette hypothèse purement métaphysique,
de germes éternels emboîtés les uns dans les
autres, contenant chacun des nombres in-
finis d'embryons; ni cette autre hypothèse
subséquente, plus physique, et par cela
même plus susceptible d'examen, qui suppose des parties déjà toutes formées dans les
germes, et qui veut que l'impulsion de la vie,
et ses développemens successifs, ne fassent
qu'en changer le volume et les proportions.

La tige et les fleurs d'un végétal ne sont
point dans sa racine ; sa racine n'est point
dans son écorce. C'est en isolant les portions
de l'une et de l'autre, capables de reproduire le corps organisé dont elles sont parties intégrantes, et qui, par une force centrale, les retient liées et subordonnées à lui ;
c'est en leur donnant une existence à part,
qu'on les met en état de devenir, à leur tour,
centres de mouvement, de donner naissance

à toutes les parties qui leur manquent alors, et de se transformer en un végétal de la même espèce, à l'intégrité duquel il ne manque absolument rien.

Quand on coupe un polype en morceaux, la tête peut reproduire l'estomac et ses extrémités, les extrémités reproduire l'estomac et la tête, et ainsi de toutes les autres parties : il n'en est aucune qui, du moment qu'elle se trouve séparée de l'animal, ne soit capable de le reproduire tout entier, avec la somme de vie et l'ensemble des propriétés qui le caractérisent.

Mais ce qu'on doit regarder comme plus direct encore, c'est que les observations de Harvée, de Malpighi, de Haller et de quelques autres, ont prouvé que, dans la formation de certains animaux beaucoup plus parfaits, comme les oiseaux, les organes se forment successivement; qu'ils n'ont point entr'eux, dès l'origine, les mêmes rapports de volume et de situation; que certains organes très-essentiels se forment à diverses reprises, et par portions séparées; que celles-ci se réunissent en vertu d'une attraction particulière très-puissante, et se confondent dans une organisation qui devient alors commune. Ainsi,

par exemple, les deux ventricules du cœur
restent d'abord isolés, avec leurs oreillettes
respectives. Ils flottent de la sorte pendant
quelque temps, dans le fluide dont ils sont
formés, ou duquel se sont dégagés leurs principes constitutifs : mais entraînés bientôt
l'un vers l'autre, ils avancent, semblent se
pressentir et s'appeler par de vives oscillations : enfin, dans une dernière secousse,
la plus vive de toutes, ils s'approchent et se
collent, pour ne plus se séparer tant que
dure la vie de l'individu.

Les observations ci-dessus sembleroient,
dis-je, nous conduire à soupçonner quelque
analogie entre la sensibilité animale, l'instinct des plantes, les affinités électives, et la
simple attraction gravitante qui s'exerce en
tout temps, entre toutes les parties de la matière. Il est certain que, malgré les différences
essentielles que l'observation nous y fait découvrir, ces trois ordres de phénomènes présentent également une tendance directe des
corps les uns vers les autres ; que seulement
cette tendance agit d'après des lois plus ou
moins variées et compliquées, à raison de
l'état où se trouvent les élémens isolés, et
des circonstances dans lesquelles ils se ren-

contrent; qu'enfin, de-là résultent toutes les propriétés nouvelles qui se manifestent dans les différentes combinaisons.

Mais est-il permis de pousser plus loin les conséquences ? Les affinités végétales, les attractions chimiques, cette tendance elle-même, en apparence si aveugle, de toute matière vers le centre d'attraction, dans le domaine duquel elle se trouve placée; ces diverses propriétés, dis - je, ou ces actes divers, ont-ils lieu par une espèce d'instinct, qui, plus vague dans le dernier degré, développe, en remontant vers celui qui le suit, un commencement de volonté par des choix constans, et permet à l'observateur d'entrevoir bientôt, dans un degré plus élevé encore, une suite d'affections véritables, puisque certaines impressions produisent des déterminations analogues dans quelques végétaux, aussi bien que dans les corps animés eux-mêmes; instinct qui se développant de plus en plus dans ces corps proprement dits, et parcourant tous les différens degrés d'organisation, s'élève jusqu'aux merveilles les plus admirées de l'intelligence et du sentiment? Est-ce par la sensibilité, qu'on expliquera les autres attractions; ou par la gravitation,

qu'on expliquera la sensibilité et les tendances intermédiaires entre ces deux termes?
Voilà ce que, dans l'état présent de nos connoissances, il nous est impossible de prévoir.
Mais si des recherches et des expériences ultérieures nous mettent un jour, en état de ramener le systême entier des phénomènes physiques à une seule cause commune déterminée, il est vraisemblable qu'on y sera conduit
plutôt par l'étude des résultats les plus complets, les plus parfaits, les plus frappans,
que par celle des plus bornés et des plus
obscurs. Car ce n'est pas ici le lieu de commencer par le simple, pour aller au composé;
puisque le *composé* devient nécessairement
un sujet journalier d'observation, et qu'il
offre dans ses variétés, beaucoup de termes
de comparaison avec les autres faits analogues, ou contraires : tandis que le *simple* nous
laisse indifférens, échappe même à nos regards, en se confondant avec l'existence des
choses, et que, par cette raison même, il
paroît ne pouvoir se comparer à rien. N'est-
il pas, d'ailleurs, naturel de penser que les
opérations dont nous pouvons observer en
nous-mêmes, le caractère et l'enchaînement,
sont plus propres à jeter du jour sur celles

qui s'exécutent loin de nous, que ces dernières à nous faire mieux analyser ce que nous faisons et sentons à chaque instant ? Quoi qu'il en soit, je n'entreprendrai point de traiter ici cette question ; nos moyens de connoître, ou plutôt nos connoissances actuelles, ne nous laissant espérer aucun résultat satisfaisant de son examen.

J'observerai seulement que plus les phénomènes quelconques d'attraction sont simples et bornés, plus aussi la combinaison dans laquelle ils ont lieu demeure fixe ; que plus, au contraire, les phénomènes et la combinaison elle-même sont compliqués et variés, et plus cette dernière est fugitive, ou facile à être détruite. Il est aisé de voir que cette règle s'applique très-directement aux grandes masses de la matière, dont l'état ne peut changer que par le bouleversement de notre univers : quant aux cristallisations, elles reparoissent toujours sous les mêmes formes avec les mêmes propriétés, après avoir été décomposées cent et cent fois, pourvu seulement que leurs principes soient remis dans un contact convenable : enfin, les combinaisons végétales, du moment qu'elles sont dissoutes, ne peuvent plus être réorganisées par art ; mais elles résistent beaucoup plus puissamment aux causes de destruction, que les êtres vivans et sensibles. Cette règle semble prendre sur-tout un haut degré de force, ou d'évidence, quand on l'applique aux divers produits des attractions animales. La vie des polypes paroît capable de braver presque tous les chocs extérieurs : elle résiste au morcellement de l'individu par le scalpel. Différens insectes infusoires, dépourvus de système cérébral, aussi bien que les polypes, supportent facilement des froids très-rigoureux, qui paroissent n'avoir sur eux d'autre effet que de les engourdir passagèrement dans les liquides glacés qui les contiennent. Quelques-uns peuvent éprouver, pendant plusieurs heures consécutives, des degrés très-forts de chaleur, sans en paroître aucunement affectés (1). Les rotateurs de l'eau des toits peuvent rester pendant long-temps desséchés et réduits en une sorte de poussière. Dans cet état, ils bravent également le froid et le chaud : mais quoiqu'assimilés à la matière la plus inerte, ils n'en conservent

____

(1) Ils supportent plus facilement encore la chaleur que le froid.

pas moins encore la faculté de reprendre la vie et le mouvement; pour les ressusciter, il suffit de les arroser d'une certaine quantité d'eau.

J'ajouterai que les animaux, tout-à-la-fois les plus vivaces et les plus imparfaits par leur organisation, sont ceux chez qui la vie est, pour ainsi dire, vaguement répandue dans tout le corps; dont toutes les fonctions semblent pouvoir être indifféremment exercées dans toutes les parties; qui sentent, se meuvent, respirent, digèrent, &c. par les mêmes organes. Lorsque le système nerveux et le système musculaire sont bien distincts, l'animal a des facultés supérieures, mais moins de ténacité de vie. Si les facultés se multiplient et se perfectionnent, la vie est exposée à plus de dangers encore. Les causes de destruction deviennent plus nombreuses, ou plus menaçantes, à mesure que le système digestif, le système vasculaire, l'appareil respiratoire, &c. deviennent plus distincts; qu'ils exercent un empire plus étendu les uns sur les autres; que tous sont unis par un lien commun plus étroit.

Ainsi donc, si l'intelligence plus grande des animaux plus parfaits ne leur fournissoit des moyens de conservation, croissans à-peu-près dans le même rapport, et à mesure que le mécanisme de leur organisation se complique, ces espèces auroient les premières disparu de la surface du globe : au lieu d'exercer l'empire que la supériorité de leur existence leur assignoit, elles auroient été les jouets et les victimes de tous les corps environnans, de tous les phénomènes de la nature. Aussi l'homme, quand il se trouve réduit aux ressources bornées et précaires de la vie sauvage, quoiqu'il ait, dans cet état, tiré déjà de son cerveau beaucoup de moyens de conservation et de bien-être, qui seront éternellement refusés aux autres animaux les plus intelligens; l'homme, dis-je, dans cette vie incertaine, est toujours accablé de maux de toute espèce, et tourmenté de sentimens cruels et dangereux, résultat nécessaire d'un malheur habituel : et la population reste presque nulle dans ces pays infortunés, où la civilisation n'a point encore porté ses arts protecteurs et consolateurs.

§. IV.

Nous reconnoissons que dans les animaux les plus parfaits, les organes auxquels sont confiées les différentes fonctions principales, se divisent et se groupent en systêmes distincts ; mais que ces divers systêmes, unis par de nombreux rapports, et destinés à remplir un but commun, restent subordonnés les uns aux autres, suivant certaines lois particulières ; que leurs opérations se coordonnent, ou qu'ils sont tous entraînés par un mouvement général. Telle paroît être la perfection de l'organisation vivante.

Nous avons aussi vu plus haut, que les parties du fœtus ne se forment point toutes au même moment : elles viennent successivement et dans l'ordre de leur importance respective, s'arranger et s'organiser autour d'un centre de gravité. A chaque addition, ou combinaison nouvelle, les affinités changent, ou s'étendent ; et chaque combinaison, ou mouvement ultérieur se conforme et s'enchaîne au précédent. Voilà donc encore une donnée de plus touchant l'état primitif des corps animés.

Ajoutons que si les organes ne sont pas tous formés en même temps, les diverses époques où leur action commence sont encore bien plus distinctes. Il ne suffit pas qu'une partie existe, pour que les fonctions

qui lui sont assignées s'exécutent : toutes,
à-peu-près, sauf celles qui sont exclusivement propres à l'enfance, et qui doivent
disparoître dans un âge plus avancé, ont
besoin de croître et de se développer, pour
atteindre au terme de leur perfection relative : quelques-unes même doivent rester engourdies, dans une espèce de sommeil qui les
empêche de croître proportionnellement aux
autres parties du corps : celles-ci n'acquièrent
leur volume naturel, qu'à l'approche de la
première époque où leurs fonctions commencent ; et souvent même ils l'acquièrent
beaucoup plus tard.

Enfin, nous n'aurons pas de peine à concevoir que ces affinités particulières, qui déterminent la formation et le développement
primitif de l'animal, ne peuvent manquer
de présider à ses développemens ultérieurs :
et nous avons entrevu, d'un côté que ses appétits, et par conséquent ses besoins et ses
passions, qui ne sont que ses appétits, considérés sous un certain point de vue; de l'autre,
que ses facultés qui ne sont, à leur tour, que
l'aptitude à recevoir certaines impressions et
à exécuter certains mouvemens, en un mot
que tous les penchans et tous les actes qui

constituent sa vie propre, demeurent constamment soumis à ces mêmes affinités, modifiées suivant les divers états par lesquels peut passer la combinaison sentante, ou l'animal.

Ces premières considérations nous font déjà voir, sous un jour plus vrai, les opérations de l'économie vivante. Nous allons encore pour écarter, autant du moins qu'il est possible, les nuages qui couvrent les fonctions sensitives, revenir un moment sur les propriétés du système nerveux.

Les recherches les plus attentives de l'anatomie moderne n'ont pu faire découvrir de nerfs ni d'appareil cérébral dans quelques animaux imparfaits, tels que les polypes et les insectes infusoires : cependant ces animaux sentent et vivent ; ils reçoivent des impressions qui déterminent en eux, une suite analogue et régulière de mouvemens. Les adversaires de Haller, parmi lesquels on distingue l'illustre école de Montpellier, ont fait voir que, même dans les animaux dont le système nerveux est très-distinct, plusieurs parties qui n'en reçoivent aucun rameau, manifestent habituellement, ou peuvent, dans quelques circonstances particulières, acquérir une vive sensibilité : et comme ces mêmes parties, auxquelles se rapportent leurs expériences ou leurs observations, avoient été reconnues par Haller et par ses disciples, pour être dépourvues de nerfs, et déclarées en conséquence absolument insensibles, ils ont été contraints de recourir à beaucoup de vaines subtilités, en voulant repousser un argument si pressant et si direct.

Cependant il n'en est pas moins certain, comme nous l'avons dit ailleurs, que chez les animaux vertébrés, dont le système nerveux exerce une influence étendue et circonstanciée sur tous les organes, les opérations de la sensibilité lui restent constamment soumises; qu'elles ne s'exécutent régulièrement, que moyennant l'intégrité de cette influence : enfin, leur cause ne peut se reproduire, qu'autant que le centre cérébral conserve son action propre et la liberté de ses relations avec quelques autres systêmes particuliers. Ainsi donc, pour bien connoître les lois de la vie dans ces animaux, il faut surtout étudier celles qui régissent l'organe nerveux; car c'est de-là, que la sensibilité rayonne, en quelque sorte, et va se répandre sur toutes les parties. Or, la supériorité même de l'organisation des nerfs et du cerveau dans l'homme, et l'empire qu'ils acquièrent journellement par l'exercice même de leurs plus nobles facultés, ou par la production des idées et des sentimens, font que chez lui, la vie semble tenir moins que chez tout autre animal, à l'état mécanique et matériel des organes ; que chez lui, on peut observer, plus distinctement que chez tout autre, les empreintes fixes ou variables, de ce moule interne, auquel se rapportent toutes les formes et tous les actes extérieurs.

Plusieurs philosophes, et même plusieurs physiologistes ne reconnoissent de sensibilité que là où se manifeste nettement la conscience des impressions : cette conscience est à leurs yeux le caractère exclusif et distinctif de la sensibilité. Cependant, on peut l'affirmer sans hésitation, rien n'est plus contraire aux faits physiologiques bien appréciés ; rien n'est plus insuffisant pour l'explication des phénomènes idéologiques.

Quoiqu'il soit très-avéré sans doute, que la conscience des impressions suppose toujours l'existence et l'action de la sensibilité, la sensibilité n'en est pas moins vivante dans plusieurs parties, où le *moi* n'apperçoit nullement sa présence ; elle n'en détermine pas moins un grand nombre de fonctions importantes et régulières , sans que le *moi* reçoive aucun avertissement de son action. Les mêmes nerfs qui portent le sentiment dans les organes , y portent aussi les impressions d'où résultent toutes ces fonctions inapperçues : les causes par lesquelles ils sont privés de leur faculté de sentir , paralysent en même temps les mouvemens qui se passent sans le concours , quelquefois même contre l'expresse volonté de l'individu. Quoique la ligature ou l'amputation des nerfs ait isolé totalement un membre du reste du systême , on peut encore , au moyen de divers stimulans appliqués au-dessous du point de séparation , ranimer l'action des muscles auxquels ces nerfs portent la vie. Lors même que la mort a détruit le lien qui tenoit unies toutes les parties du système animal , et qui , par le concert de leurs fonctions, en reproduisoit incessamment le principe , les restes de puissance sensitive qui subsistent encore dans les nerfs , peuvent être artificiellement réveillés pendant un temps plus ou moins long : et l'on voit renaître à-la-fois et indistinctement , les déterminations, soit involontaires, soit volontaires, par l'irritation des mêmes nerfs qui les excitent et les dirigent chez l'individu vivant. Mais ces efforts ne produisent guère que des mouvemens anomales. De tels mouvemens n'ont aucun point d'appui ni dans l'ensemble du systême, ni dans les organes correspondans ; et leur cause, faute d'être renouvelée par le jeu de toute l'économie animale, s'épuise bientôt, et livre des parties devenues cadavéreuses, aux nouvelles affinités de la putréfaction.

D'autre part, si l'on ne néglige aucune des circonstances d'où résultent les opérations de l'intelligence et la formation des penchans, il n'est pas difficile de reconnoître que parmi les fonctions des organes qui se dérobent le plus absolument à la connoissance, comme à la direction du *moi*, il en est plusieurs dont l'influence concourt immédiatement et puissamment à ces opérations plus relevées. La manière dont la circulation marche, dont la digestion se fait, dont la bile se filtre, dont les muscles agissent, dont l'absorption des petits vaisseaux se conduit : tous ces mouvemens, auxquels la conscience et la volonté de l'individu ne prennent aucune part, et qui s'exécutent sans

qu'il en soit informé, modifient cependant
d'une manière très-sensible et très-prompte,
tout son être moral, ou l'ensemble de ses
idées et de ses affections. Nous en avons vu
des preuves nombreuses dans les Mémoires
précédens : il peut s'en présenter encore
une foule de nouvelles à l'esprit de chaque
lecteur. Et quoiqu'une longue habitude puisse
rendre les fonctions du système nerveux et
du cerveau presqu'indépendantes de quelques organes d'un ordre inférieur, peut-
être dans l'état le plus naturel et le plus
régulier, n'est-il aucun de ces organes qui
ne concoure plus ou moins à toutes : il
est même de fait que ceux qui tiennent le
premier rang, ceux précisément dont les
déterminations paroissent avoir été soigneusement soustraites à l'empire du *moi*, sont
encore ceux-là même qui ne cessent pas un
seul instant d'agir avec force sur le centre
cérébral (1).

____

(1) Après avoir lu cet article, un ami très-versé
dans les matières philosophiques, m'a dit : — Vous
établissez donc qu'il peut y avoir *sensibilité sans
sensation*, c'est-à-dire, sans *impressions perçues ?*
— Oui sans doute : c'est même un point fondamental
dans l'histoire de la sensibilité physique. — Mais ce

§. V.

Ainsi, beaucoup de mouvemens s'opèrent dans l'économie animale, à l'insu du *moi*, mais cependant par l'influence de l'organe sensitif. Il faut donc considérer les nerfs comme pouvant recevoir les impressions qui déterminent certains mouvemens, sans que le point du centre cérébral où se forment les idées et les déterminations volontaires, apperçoive ces mouvemens et ces impressions. Il y a plus : quelques animaux non vertébrés survivent à la destruction de leur cerveau.

---

que vous croyez pouvoir appeler dans ce cas *sensibilité*, n'est-il pas ce que les physiologistes désignent sous le nom d'*irritabilité* ? — Non ; et voici la différence. L'irritabilité est la faculté de contraction qui paroît inhérente à la fibre musculaire, et que le muscle conserve même après la mort, ou après qu'il a été séparé des centres nerveux de réaction. La fibre excitée par divers stimulans, se fronce et s'alonge alternativement, et voilà tout. Mais dans les mouvemens organiques coordonnés, il y a plus que cela ; tout le monde en convient. Or, outre ceux de ces mouvemens qui sont déterminés par des impressions perçues, il en est plusieurs qui sont déterminés par des impressions dont l'individu n'a nullement la conscience, et qui le plus souvent se dé-

Dans toutes les espèces, les parties musculaires isolées du centre sensitif, exécutent encore pendant un temps plus ou moins long, des mouvemens que la sensibilité seule maintient par son influence, en quelque sorte, posthume. On observe enfin, comme nous l'avons dit ailleurs, certaines organisations informes qui se produisent, se développent et vivent d'une véritable vie animale, sans éprouver *l'irradiation* (1) du cerveau, ni même celle de la moelle épinière, et sans que le jeu concordant des autres organes qui n'existent pas alors, puisse y renouveler les causes de la vie.

---

robent eux-mêmes à son observation : et cependant, comme les premiers, ils cessent avec la vie ; ils cessent quand l'organe n'a plus de communication avec les centres sensibles ; ils cessent, en un mot, avec la sensibilité : ils sont suspendus et renaissent avec elle. La sensibilité est donc la condition fondamentale sans laquelle les impressions dont ils dépendent, ne produisent aucun effet, sans laquelle même elles n'ont point d'existence, puisqu'elles ne nous sont connues que par eux. Ainsi, comme nous n'appelons *sensation, que l'impression perçue,* il y a bien véritablement *sensibilité sans sensation.* Cette même question doit se reproduire encore ci-après.

(1) Je me sers ici d'un mot consacré par l'école de Montpellier.

Il faut donc encore considérer le système nerveux comme susceptible de se diviser en plusieurs systèmes partiels inférieurs , qui tous ont leur centre de gravité, leur point de réaction particulière , où les impressions vont aboutir, et d'où partent des déterminations de mouvemens. Or , ces systèmes sont plus ou moins nombreux , suivant la nature des espèces, l'organisation propre des individus, et diverses autres circonstances qui ne paroissent pas pouvoir être assignées avec assez d'exactitude. Peut-être , comme l'imaginoit Vanhelmont au sujet des divers organes, se forme-t-il dans chaque système et dans chaque centre , une espèce de *moi* partiel, relatif aux impressions dont ce centre est le rendez-vous , et aux mouvemens que son système détermine et dirige. Les analogies paroissent indiquer qu'il se passe en effet quelque chose de semblable. Mais nous ne pouvons nous faire aucune idée nette et précise de ces volontés partielles ; puisque toutes nos sensations de *moi*, se rapportent exclusivement au centre général , et que nos moyens d'acquérir des notions exactes touchant les phénomènes qui se passent en nous, se bornent , comme pour tous les autres phé-

nomènes de l'univers, à saisir leurs circonstances apparentes, et à les suivre eux-mêmes
dans leur enchaînement.

Quoi qu'il en soit de cette manière de voir,
qui, pour le dire en passant, pourroit nous
conduire à considérer tout centre de réaction quelconque, comme une sorte de *moi
véritable*, il est certain que dans l'organisation animale, le *moi*, tel que nous le conce-
vons, réside au centre commun ; que là, se
rendent en foule, de toutes les parties du
corps, notamment des extrémités sentantes
externes, les sensations dont résultent ses
jugemens ; que de-là partent, pour les organes soumis à la volonté, les réactions
motrices que ces mêmes jugemens déterminent. Mais si le *moi* n'existe que dans le
centre commun, et par des impressions qui
y sont transmises, il s'en manque beaucoup
que toutes celles qui arrivent à cette destination, lui deviennent percevables : il en est,
au contraire, un grand nombre qui lui restent
toujours entièrement étrangères. Le centre
commun partage en cela, le sort de tous les
autres organes : parmi ses affections et ses opérations, les unes sont apperçues de l'individu ;
les autres ne le sont pas : et même plusieurs

physiologistes font émaner des points les plus intimes de ce centre, l'impulsion qui anime les parties les plus indépendantes de la conscience et de la volonté (1).

A ces différentes propriétés que l'observation fait reconnoître dans le système nerveux, il faut en ajouter encore une dernière, qui peut être regardée comme fondamentale. Toutes les parties de ce système communiquent entre elles, par l'entremise de la moelle épinière et du cerveau : toutes agissent et réagissent les unes sur les autres : et le centre commun, les centres partiels et les extrémités sont liés entre eux, par de constantes et mutuelles relations.

Il peut même s'établir à chaque instant, des relations nouvelles, aussi bien que de nouveaux centres. Or, de-là dépendent les sympathies accidentelles, plus ou moins passagères, par lesquelles des organes étrangers l'un à l'autre, peuvent quelquefois modifier réciproquement, avec tant de puissance, leurs fonctions respectives et même leur manière de sentir. Et ces actions et réactions,

____

(1) Comme, par exemple, celle qui met en jeu les parties génitales.

variables à l'infini, donnent naissance, en se compliquant, à tous ces phénomènes bizarres, qui s'observent particulièrement chez les individus doués d'une vive sensibilité.

Ainsi, l'organe nerveux, susceptible de sentir par tous les points de sa substance et par toutes ses ramifications, est dans une activité continuelle, que le sommeil lui-même ne peut interrompre : les impressions et les déterminations flottent et se croisent en tout sens, dans son sein, comme les rayons de la lumière dans l'espace. Tantôt les extrémités gouvernent le centre : tantôt le centre domine les extrémités. Ajoutons encore que la moelle épinière et le cerveau reçoivent un nombre considérable de vaisseaux de toute espèce, et d'expansions de l'organe cellulaire : ainsi les mouvemens toniques qui, peuvent se propager de chaque point à tous les autres points de ce dernier organe, et les divers changemens qui peuvent survenir dans le cours des fluides, sont une source féconde d'impressions, auxquelles les extrémités sentantes n'ont, au moins directement, aucune part. C'est même là vraisemblablement, qu'il faut chercher la cause de la plupart de ces rapports vagues, qui associent le cerveau et les nerfs, à l'état de certains organes, dans lesquels l'attention la plus minutieuse de l'individu ne peut cependant alors saisir aucune sensation, et celle de ces déterminations sans motif et sans but apperçus, qu'on a si souvent occasion d'observer dans les maladies organiques indolentes, particulièrement dans celles des viscères abdominaux.

§. VI.

Quant à la manière dont les diverses parties du systême nerveux communiquent entre elles, agissent sur les organes, et déterminent leurs fonctions, elle est encore aujourd'hui couverte d'un voile épais. Les hypothèses mécaniques, physiques ou chimiques sont toutes insuffisantes pour expliquer ces premières opérations de la vie : il faut du moins que ce soit une chimie, une physique, une mécanique animales qui fournissent les explications. Ce sont les corps vivans qu'il faut observer ; c'est sur eux que doivent porter directement les expériences ; et ce ne sera que par la considération des faits puisés à cette source, qu'on pourra se procurer des notions exactes touchant la force dont ils sont les produits.

Il est sans doute très-difficile d'arracher,

sur ce point, son secret à la nature : on ne doit pourtant pas désespérer d'y parvenir. La cause même de la sensibilité, se confondant avec les causes premières, ne sauroit être pour nous un objet de recherches : mais la manière dont les organes entrent en action, et dont les impressions reçues se communiquent de l'une à l'autre, peut devenir manifeste par l'étude plus circonstanciée des phénomènes, soit qu'ils aient lieu suivant l'ordre établi, soit que la nature, interrogée par l'art, les reproduise au gré de l'observateur. Les dernières expériences de l'Ecole de médecine de Paris, celles qui depuis encore ont été faites en Angleterre, et surtout celles de l'illustre Volta sur le galvanisme, paroissent démontrer, sans réplique, l'identité parfaite du fluide auquel on a donné ce nom, avec celui qui produit les phénomènes de l'électricité. J'ai toujours été, je l'avoue, très-porté à penser que l'électricité, modifiée par l'action vitale, est l'agent invisible qui, parcourant sans cesse le système nerveux, porte les impressions des extrémités sensibles aux divers centres, et de là, rapporte vers les parties motrices, l'impulsion qui doit y déterminer les mouvemens. Il est infiniment vraisemblable, du moins à mes yeux, que plus on poursuivra les expériences du même genre, plus aussi cette identité deviendra manifeste. Il semble qu'on ne peut manquer par-là, de reconnoître, avec exactitude, la nature et l'étendue des modifications que l'électricité subit dans sa combinaison animale : et peut-être cela seul est-il capable de dissiper tous les doutes que l'incertitude de quelques observations, et les conjectures de quelques savans laissent encore dans certains esprits. Il est même possible qu'après avoir sagement circonscrit les faits relatifs à l'influence du magnétisme sur l'économie vivante, on parvienne, en les comparant avec ceux du galvanisme et de l'électricité proprement dite, à déterminer, avec précision, le degré d'analogie qui rapproche ces deux fluides, ou de dissemblance qui peut les faire considérer encore comme essentiellement distincts dans l'univers.

§. VII.

Nous avons dit que les parties du corps ne se forment point toutes à-la-fois : toutes surtout ne se développent pas en même temps. Leurs fonctions commencent à différentes

époques; elles ont différens degrés d'importance; leur retour est plus ou moins fréquent,
et le temps de leur exercice respectif plus ou
moins long.

Tout semble prouver que le système nerveux et le système sanguin se forment d'abord,
et au même moment. En effet, aussi-tôt que
le point pulsatile, qui marque le premier
linéament du cœur, commence à devenir
sensible, le microscope distingue également
à côté de lui, ce filament blanchâtre dont le
développement produit tout l'appareil cérébral.

Comme dans ces premiers instans, la nutrition s'opère par la succion directe des vaisseaux sanguins, on voit que les organes de
la digestion, le système chylifère, le système absorbant dont il fait partie, et le foie,
la rate, le pancréas, &c. qui, concourant
à leurs opérations, ont avec eux des rapports de dépendance, ou de sympathie plus
ou moins étendus; on voit, dis-je, que ces
différens organes et systêmes doivent se développer postérieurement, et dans un ordre
successif, à raison de l'époque où l'action
de chacun d'eux devient nécessaire aux mouvemens conservateurs.

Les organes de la respiration, qui dans la suite, joueront un si grand rôle, soit pour la préparation, soit pour la circulation du sang, ne sont, dans les premiers momens de la vie, qu'une appendice presqu'inutile du systême sanguin. Mais ils existent déjà tout formés ; ils semblent même déjà capables, à un certain point, de remplir leurs fonctions: car s'ils ont absolument besoin de l'action de l'air pour recevoir et communiquer à toute l'économie animale, les impressions dont elles sont accompagnées, il paroît démontré par les faits, qu'ils seroient en état de supporter cette action, long-temps avant l'époque ordinaire où le fœtus doit respirer.

À mesure que les membres croissent dans l'enveloppe primitive qui les renferme, les fibres musculaires se marquent et se raffermissent de plus en plus. Douées d'une propriété, qui paroît inhérente à leur nature, déjà leurs contractions et leurs extensions successives produisent des mouvemens dont la vivacité et la fréquence sont d'autant plus grandes, que l'animal est plus près de sortir de la matrice ou de l'œuf.

Enfin, les organes des sens proprement dits, ont sans doute acquis, à cette époque, presque tout leur développement matériel : mais ceux mêmes d'entre eux qui peuvent avoir déjà reçu quelques impressions, sont encore dans un état d'engourdissement ; les autres ont besoin de l'action des objets extérieurs qui leur sont analogues, pour perfectionner et compléter leur organisation.

§. VIII.

L'ORDRE dans lequel nous disons que les parties s'organisent et que les fonctions s'établissent, appartient seulement aux espèces chez lesquelles la vie suit à-peu-près les mêmes lois que dans l'homme. Il est d'ailleurs des classes entières d'animaux moins parfaits, dont la formation, le développement et les fonctions primitives ne s'opèrent point dans le même ordre ; dont les différens organes, et les opérations que ces organes exécutent, n'ont point les mêmes rapports d'importance et d'influence mutuelles. Mais c'est de l'homme qu'il est ici particulièrement question : et lorsque nous jetons les yeux sur des faits relatifs à d'autres modes d'existence, c'est uniquement pour mieux éclaircir ceux dont on ne peut pas observer assez distinctement chez lui, toutes les circonstances, ni déterminer avec assez d'exactitude la liaison avec les autres faits, antérieurs ou subséquens.

Dans l'homme, et dans les animaux qui se rapprochent de lui, le centre cérébral qu'on peut regarder comme la racine et l'aboutissant du système nerveux, et le centre de la circulation sanguine, ou le cœur, d'où sortent toutes les artères, et où viennent se rendre toutes les veines, sont donc les premières parties organisées : ce sont les premières qui reçoivent les impressions vitales, qui exécutent des fonctions, ou, dans lesquelles les impressions engendrent des déterminations analogues à la nature et au degré de leur sensibilité naissante. Ainsi, les impressions et les déterminations qui leur sont propres, ou leurs fonctions s'identifient avec l'existence elle-même ; elles commencent avec la vie et restent pendant toute sa durée, étroitement liées à sa conservation.

Nous avons dit plus haut, que les circonstances d'où l'organisation résulte, forcent les matériaux, qui doivent former les parties, à s'unir, suivant certaines lois d'affinités. Or, ces lois se rapportent à chaque ordre de circonstances ; et du moment que la matière est organisée, des affinités nouvelles y produisent une nouvelle série de mouvemens.

Les parties vivantes ne sont telles, que parce qu'elles reçoivent des impressions, et que ces impressions occasionnent des mouvemens qui leur sont relatifs; parce qu'elles sentent et qu'elles exécutent des fonctions. Sentir, et, par suite, être déterminé à tel ou tel genre de mouvemens, est donc un état essentiel à tout organe empreint de vie : c'est un besoin primitif que l'habitude et la répétition des actes rend à chaque instant, plus impérieux ; un besoin dont l'impulsion est d'autant plus capable de reproduire et de perpétuer ces mêmes actes, qu'ils ont eu lieu déjà plus long-temps, plus souvent, ou d'une manière plus énergique, plus régulière et plus complète.

Cela posé, les impressions et les déterminations propres au système nerveux et à celui de la circulation, conditions nécessaires et en quelque sorte base de la vie; ces impressions et ces déterminations, qui ne paroissent jamais, en effet, pouvoir être entièrement interrompues, sans que la vie elle-même cesse à l'instant, doivent engendrer bientôt, par leur répétition continuelle, la première, la plus constante et la plus forte des habitudes de l'instinct, celle de la *conservation*. Tel est en effet le résultat connu de l'organisation vivante ; résultat qui précède tout ce que nous entendons par réflexion et jugement : et cette habitude ne s'ensuit pas moins directement et moins nécessairement des lois de la combinaison animale, que les premières et les plus simples tendances de la vitalité.

Au début de la gestation, l'estomac et les autres organes du fœtus, qui doivent concourir à la digestion des alimens, paroissent réduits à l'inaction la plus entière. La nutrition s'opère par les veines ombilicales : le sang qu'elles ont amené vers le cœur, va de-là, se distribuer à toutes les parties du fœtus : il y porte les principes de leur développement et les matériaux de toutes les sécrétions. Le surplus, ou le résidu de ce fluide nourricier, revient au placenta par le canal de l'artère correspondante, qui remplit, en quelque sorte, les fonctions d'artère pulmonaire : car c'est dans cette masse spongieuse, qu'après avoir parcouru le cercle entier de la circulation, le sang, en se remêlant avec celui de la mère, reprend une portion d'oxygène et les qualités sans lesquelles il ne sauroit servir à la nutrition. Pendant tout ce temps, l'estomac demeure replié sur lui-même : il n'éprouve guère d'autres mouvemens que ceux qu'exige son développement organique. Les intestins paroissent ne contenir que quelques restes de fluides, versés dans leur sein, par les vaisseaux exhalans. Le foie s'organise, et prend un volume considérable : mais il n'envoie point encore de véritable bile dans le duodénum. On peut en dire autant de tous les autres organes qui secondent les fonctions du canal alimentaire : ils sont d'abord plongés dans une espèce de sommeil.

Bientôt cependant, l'estomac et les intestins présentent des traces d'excitations ; ils reçoivent dans leurs cavités, des fluides gélatineux, apportés par les vaisseaux, filtrés par les follécules, ou simplement extraits des eaux de l'amnios, que rien ne paroît empêcher d'entrer librement dans la bouche, et d'enfiler le canal de l'œsophage (1). En même

____

(1) Cet effet ne peut avoir lieu par une véritable succion, qui suppose la pression de l'air extérieur

temps, le foie commence à préparer une bile, imparfaite, il est vrai, mais déjà stimulante; la rate, à se mettre en rapport avec lui; le pancréas, et les autres glandes sécrétoires, à verser leurs sucs. Excités par la présence de ces diverses humeurs, l'estomac et les intestins ébauchent des simulacres de digestion, dont les résidus, lentement accumulés, forment cette matière noirâtre et tenace, dont les enfans nouveaux-nés ont le canal alimentaire plus ou moins farci, et dont le mouvement du diaphragme, mis en jeu par la respiration, suffit quelquefois lui seul pour les débarrasser.

Dans la digestion, comme dans toutes les fonctions de l'économie animale, on observe une série distincte d'impressions et de mouvemens qu'elles déterminent. L'habitude et

---

sur le fluide aspiré, ou sur le réservoir qui le contient, et le vide opéré dans celui qui doit le recevoir, l'extension de ses parois demeurant toujours la même; mais la communication entre la cavité de l'amnios et l'estomac est assez libre, pour que les eaux de l'un pénètrent dans l'autre, par le canal de l'œsophage. Il ne faut pour cela, nul effort distinct de la part du fœtus: il suffit que la bouche s'ouvre, et que l'estomac élargisse accidentellement sa cavité.

le besoin des unes et des autres produisent
un nouvel ordre de tendances , ou d'affinités. De-là, les appétits qui se rapportent
aux alimens, ou *l'instinct de nutrition :* et
cet instinct acquiert rapidement une grande
puissance, par le caractère des impressions
agréables qu'il cherche, et des impressions
pénibles qu'il a pour objet de faire cesser. Il
se fortifie encore beaucoup , par ses rapports directs et constans d'influence réciproque, avec *l'instinct de conservation.* Enfin , la sympathie de tous les viscères du
bas-ventre avec les organes du goût et de
l'odorat, fait qu'un certain degré d'excitation de ces derniers , est inséparable de la
série d'impressions et de mouvemens dont
nous avons dit que la digestion se compose.
Or, cette circonstance doit rendre, et rend en
effet, l'instinct *de nutrition* plus énergique ;
elle en rend sur-tout les appétits plus distincts
et plus éclairés ; et l'on observe qu'ils le sont
d'autant plus , que le goût et l'odorat ont un
plus grand degré de perfection.

§. IX.

Il paroît de l'essence de toute matière vivante organisée, d'exécuter des mouvemens toniques oscillatoires; de passer successivement, pendant toute la durée de la vie, de l'état de contraction à celui d'extension. Mais ces alternatives ne sont que foiblement marquées dans les membranes cellulaires ; elles le sont plus foiblement encore dans les sucs muqueux, et dans le sang, où des expériences ingénieuses les ont cependant fait reconnoître (1). C'est la fibre motrice et musculaire qui nous les montre dans un haut degré d'énergie et d'intensité ; c'est aussi par elle, que s'opèrent tous les mouvemens destinés à vaincre des résistances considérables : car

(1) On a vu, même hors des vaisseaux vivans, le sang se contracter et se dilater, par mouvemens alternatifs. Sont-ce les matériaux directs des fibres musculaires qui, flottant dans son sein, lui communiquent cette propriété? et n'entre-t-elle pas pour quelque chose dans la pulsation des artères? *Voyez* les Élémens de physiologie de Dumas, professeur de Montpellier; ouvrage qui ajoute beaucoup à la gloire de son auteur, et dont tous les vrais amis de la science attendent impatiemment les dernières parties.

les muscles qui composent la vraie puissance active des animaux, ne sont que des
faisceaux plus ou moins volumineux de ces
mêmes fibres, dont la contraction, ou l'extension produit tous les mouvemens que les
membres peuvent exécuter. Je crois devoir
observer ici, que je me sers du mot d'*extension*, au lieu de celui de relâchement, employé par l'école de Haller; parce qu'il est
maintenant bien prouvé que l'état des fibres
alternatif et opposé à celui de contraction,
n'est pas toujours, à beaucoup près, un
état passif, et que les fonctions de plusieurs
organes importans s'exécutent par un véritable épanouissement actif de leurs faisceaux
musculaires.

La tendance à la contraction et à l'extension, qui forme la propriété fondamentale de
ces fibres, est donc parfaitement analogue
à toutes les autres affinités animales; elle
s'ensuit directement et nécessairement du
caractère de l'organisation. C'est encore,
dans le sens propre du mot, un véritable
besoin, dont l'énergie, la durée, le retour et
les nuances se modifient suivant la nature
des fonctions, et l'état actuel des organes
auxquels appartiennent les fibres ou leurs

faisceaux : et cette tendance, fortifiée par la plus facile réproduction des mouvemens qu'amène l'habitude, constitue les déterminations *instinctives*, propres au système musculaire, en général, et à chaque muscle, ou même à chaque fibre motrice, en particulier.

Voilà donc encore un nouvel *instinct*, celui de mouvement; voilà de nouvelles séries d'appétits, dont la nature nous montre, avec une égale évidence, les motifs ; et dont elle nous laisse entrevoir l'artifice et pressentir les résultats. A mesure que cet *instinct* se développe, il contracte des liaisons étroites, d'une part, avec celui de *conservation ;* parce que, sous plusieurs rapports, il dépend lui-même de l'influence nerveuse et du jeu de la circulation sanguine : de l'autre, avec celui de *nutrition ;* parce que la réparation des forces motrices est bien plus l'ouvrage de la sympathie des muscles avec les organes de la digestion alimentaire, que du renouvellement et de l'application des sucs nutritifs , et qu'en outre, la solidité du point d'appui, qui soutient à l'épigastre, tous les efforts musculaires, dépend de l'état de l'estomac, du diaphragme et de tous les viscères adjacens. Ainsi, la tendance à l'action motrice, et le caractère de chaque mouvement particulier, sont subordonnés, en plusieurs points, aux déterminations *conservatrices* et aux appétits de *nutrition*; ils sont même, dans une infinité de cas, produits immédiatement par eux; ils les secondent, ou plutôt les réalisent et les manifestent au-dehors : ils suivent, enfin, des directions d'autant plus justes et plus sûres, ils sont d'autant mieux appropriés à l'utilité de l'animal, qu'ils ont des rapports de dépendance plus étendus avec les deux autres instincts primitifs, et que ces derniers sont eux-mêmes plus parfaits et plus distincts. De-là, ces différences si remarquables dans les déterminations motrices des différentes espèces d'animaux; de-là, ces phénomènes si singuliers, dont quelques philosophes ont nié l'existence, faute de pouvoir s'en rendre compte, mais dont en même temps, beaucoup de visionnaires ont voulu se servir pour appuyer leurs rêves : phénomènes et différences qui se rapportent également aux lois communes de l'organisation vivante, en général, et aux modifications que ces lois subissent dans chaque espèce, ou même dans chaque animal, en particulier.

§. X.

Le citoyen Tracy, mon collègue au Sénat, et mon confrère à l'Institut national (1), prouve, avec beaucoup de sagacité, que toute idée de corps extérieurs suppose des impressions de résistance ; et que les impressions de résistance ne deviennent distinctes, que par le sentiment du mouvement. Il prouve de plus, que ce même sentiment du mouvement tient à celui de la volonté qui l'exécute, ou qui s'efforce de l'exécuter; qu'il n'existe véritablement que par elle : qu'en conséquence, l'impression ou la conscience du *moi* senti, du *moi* reconnu distinct des autres existences, ne peut s'acquérir que par la conscience d'un effort voulu ; qu'en un mot, le *moi* réside exclusivement dans la volonté.

D'après cela, nous voyons que le fœtus a déjà reçu les premières impressions dont se composent l'idée de résistance, et celle des corps étrangers, et la conscience du *moi* : car il exécute des mouvemens, qui sont bornés et

______

(1) *Voyez* ses Mémoires dans la Collection de l'Institut, deuxième classe ; *voyez* aussi ses Elémens d'idéologie.

contraints par les membranes dans lesquelles
il est renfermé ; il a le besoin et le desir ,
c'est-à-dire la volonté d'exécuter ces mouvemens : et quant à la conscience du *moi* ,
on peut croire qu'il lui suffiroit pour l'acquérir , d'éprouver des impressions de bien-
être et de mal-aise , et de tenter , pour pro-
longer les unes et faire cesser les autres , des
efforts voulus , quelque mal conçus et vagues
qu'on puisse d'ailleurs, les supposer. J'ajoute
que , pour recevoir la sensation de résistance , la présence des corps extérieurs ne
paroît pas indispensable , puisque le poids de
nos propres membres , et la force des muscles nécessaire pour les mouvoir , qui sont
l'un et l'autre très-variables, ne peuvent manquer de mettre le *moi* dans cette même situation, d'où l'on sait maintenant que résulte
pour lui , l'idée des autres corps.

Ainsi, lorsqu'il arrive à la lumière , le fœtus
porte déjà dans son cerveau , des premières
traces des notions fondamentales que ses rapports avec tout l'univers sensible , et l'action des objets sur les extrémités nerveuses,
doivent successivement y développer. Déjà
cet organe central , où vont aboutir les impressions , et d'où partent les détermina-

tions ; cet organe , dis-je, qui ne diffère des autres centres nerveux partiels , que parce que la volonté générale y réside, ou s'y produit à chaque instant, a reçu plusieurs modifications qui commencent à le faire sortir des simples appétits de l'instinct. Ce n'est plus cette table rase , que se sont figurée plusieurs idéologistes : le cerveau de l'enfant a déjà perçu et voulu ; il a donc quelques foibles idées ; et leur retour, ou leur habitude a produit en lui des penchans. Tel est le point d'où il faut partir, si l'on veut , en faisant l'analyse des opérations intellectuelles , les prendre véritablement à leur première origine : nous allons voir, dans un instant, que pour bien concevoir leur mécanisme , il est encore d'autres données premières qu'on ne peut négliger impunément.

Je ne parlerai point au reste ici , des impressions qui se rapportent à l'action du système absorbant , quoiqu'elles puissent être moins obscures dans le fœtus , qu'elles ne le deviennent par la suite, dans l'adulte, toujours distrait de ses affections internes , par la présence des objets extérieurs. Il est pourtant assez probable que leur effet se réduit chez l'un comme chez l'autre , au simple senti-

ment de bien-être ou de mal-aise, et dans
les cas où l'absorption des cavités viscérales
et du tissu cellulaire languit, à l'état de tor-
peur et d'engourdissement nerveux, dont
cette circonstance est toujours accompagnée.

Je ne parlerai même pas des affections sympathiques, engendrées dans le fœtus, par ses
intimes rapports avec la mère. Il me suffit
ici, de faire observer que la mère exerce en
effet sur lui, l'influence la plus étendue, non-
seulement à raison de la nature du fluide
nourricier qu'elle lui transmet, mais encore
par l'espèce d'incubation nerveuse à laquelle
il demeure constamment soumis dans la matrice, dont l'exquise sensibilité est assez connue. De-là, cet accord, cette union dans la manière d'être et de sentir de l'enfant et de la
mère ; de-là, cette transmission des maladies,
des dispositions morales, de certaines habitudes, de certains appétits, de la mère, à
l'enfant : phénomènes qu'on observe sur-
tout dans les cas où l'une est très-sensible,
et l'autre d'une organisation primitivement
foible. Ce sujet mériteroit sans doute un
plus long examen ; mais pour l'éclaircir
complétement, il faudroit entrer dans des
détails que ce mémoire ne comporte pas.

Il est pourtant nécessaire de faire observer encore que le fœtus peut n'être déjà plus
entièrement étranger à deux genres de sensations, dont cependant les organes propres ne
sont dans une pleine activité, qu'après la naissance : je veux parler des sensations de la lumière et du son. Beaucoup de faits physiologiques et pathologiques démontrent que l'action de la lumière extérieure n'est point indispensable pour que le centre cérébral, et même
l'organe immédiat de la vue, reçoivent des impressions lumineuses. L'expérience nous apprend aussi que certaines pressions exercées
sur les yeux entièrement clos, leur font appercevoir des faisceaux enflammés, ou des
étincelles nombreuses, dont l'éclat peut devenir fatigant. Les coups reçus sur la voûte
du crâne, peuvent produire le même effet : et
dans plusieurs maladies des nerfs et du cerveau, dans l'hypocondriasie, dans la manie, en un mot, dans différens délires aigus
ou chroniques, le malade, au sein de l'obscurité la plus profonde, voit souvent des
clartés vives, des feux permanens ou fugitifs, des objets fortement éclairés et peints
de riches couleurs. Ces impressions ont
même quelquefois lieu dans les cas de goute-

sereine, où l'œil est incapable de recevoir directement aucune sensation de lumière. Ainsi, peut-être va-t-on plus loin que la vérité, quand on établit, sans modification, que l'aveugle de naissance ne peut recevoir, et n'a jamais reçu d'impression lumineuse : l'assertion est plus hasardée encore, quand elle s'applique au fœtus pourvu de deux yeux sains, et que les nerfs optiques jouissent du genre et du degré de sensibilité qu'exigent leurs fonctions. Mais il ne s'ensuit pas que l'aveugle né, ni même le fœtus, puissent avoir aucune idée de la lumière du jour, et des couleurs que ses rayons et son action simultanée sur l'œil et sur les objets externes, apprennent seuls à comparer et distinguer : cela sans doute est absolument impossible.

Quant à l'organe de l'ouïe, tout le monde sait qu'il peut être affecté de différentes espèces de sons, relatives à l'état du cerveau, ou des nerfs en général, et notamment de ceux des viscères du bas-ventre. Il est aussi reconnu que des frottemens, ou de simples applications mécaniques sur l'oreille externe, sont capables de faire entendre des sons, et des bruits, plus ou moins distincts. Enfin, beaucoup d'expériences, parmi lesquelles je prends pour exemple, celles faites sous la cloche du plongeur, ont prouvé que les sons peuvent se transmettre à travers les fluides aqueux ; ce qui, pour le dire en passant, paroît lever tous les doutes touchant l'élasticité de ces fluides, long-temps méconnue et formellement niée par les physiciens. Or, les humeurs séreuses, lympathiques, gélatineuses, muqueuses que les membranes du fœtus renferment, qui baignent les cavités et parcourent les tégumens du bas-ventre de la mère, jouissent d'une élasticité bien plus grande, à cause des matières animalisées qu'elles tiennent en dissolution ; sans même parler de la faculté contractile directe, que plusieurs physiologistes admettent dans ces humeurs. Ainsi donc, le fœtus peut avoir reçu des impressions de *son* ; il peut avoir du moins, entendu des bruits confus. Il paroît même assez difficile de concevoir que ces impressions ne se soient pas fréquemment renouvelées, pendant le temps de la gestation. Nous n'en conclurons cependant point que l'éducation de l'oreille soit alors fort avancée : mais en affirmant qu'à la naissance de l'enfant, les bruits extérieurs lui font éprouver des ébranlemens entièrement

nouveaux, on s'appuie de notions physiologiques incomplètes, et l'on s'expose à mal
commencer l'histoire analytique des sensations, des idées et des penchans.

Tel est à-peu-près l'état idéologique du
fœtus, au moment qu'il arrive à la lumière.

Cet état est commun, en plusieurs points,
à des classes entières d'animaux: mais on sent
qu'il ne peut manquer d'être modifié dans
les espèces, par les différences générales
de l'organisation; et dans les individus, par
certaines particularités dépendantes des dispositions du père et de la mère, et des impressions qui, de celle-ci, sont transmises
incessamment au fœtus renfermé dans la
matrice. Manière de sentir, jugemens naissans, appétits, habitudes, tout enfin se
rapporte alors, comme tout se rapportera
dans la suite, aux lois de la combinaison
animale actuelle, au genre de fonctions
qu'elle détermine, à la manière dont ces
fonctions s'exécutent, ou dont tous les
mouvemens, en prenant ce mot dans son
sens le plus étendu, se coordonnent avec le
caractère et les opérations de la sensibilité.

En ramenant la formation des corps organisés, et les phénomènes qui leur sont propres,

à des affinités spéciales, que certaines circonstances, la plupart encore indéterminées pour
nous, développent et manifestent dans toute
portion de matière, nous n'avons point voulu
diminuer le juste étonnement et l'admiration
qu'inspire plus particulièrement le spectacle
de la nature végétale et de la nature vivante.
Les lois secrètes et primitives qui produisent
ces tendances, n'en seront pas moins un sujet
d'éternelle méditation pour le sage. Mais nous
avons essayé de resserrer un peu, s'il est possible, le champ des chimères et des visions;
de nous rapprocher, de plus en plus, des causes premières, sur lesquelles nous reconnoissons d'ailleurs, qu'on ne peut acquérir aucune
notion satisfaisante. Nous avons voulu rapporter à un principe unique, dont l'action
ne peut être contestée, des faits très-mer-
veilleux, sans doute, mais que des hommes,
doués de plus d'imagination que de jugement,
se plaisent trop à nous montrer comme une
suite de miracles, et qui, par cette manière
vague et superstitieuse de les considérer,
sont devenus indirectement, l'appui de beaucoup d'erreurs ridicules et dangereuses. Ces
imaginations foibles ou prévenues, et sur-
tout les charlatans dont elles sont le jouet,

manquent rarement de crier à l'impiété, quand les sciences physiques viennent leur enlever quelque nouveau retranchement de causes finales. Mais Newton étoit-il un impie, lorsqu'il soumettoit à une seule loi, tous les mouvemens des corps célestes, et par conséquent tous les phénomènes généraux qui résultent pour nous, de la succession des jours et des nuits, et de la marche des saisons? Quand Franklin prouvoit l'identité du fluide électrique et de la matière fulminante, étoit-il un impie? Non sans doute. Ceux qui s'abstiennent de vouloir pénétrer les causes premières, qui les proclament inaccessibles à nos recherches, incompréhensibles, ineffables, ne méritent point d'être taxés d'impiété. Ce reproche s'appliqueroit, sans doute, avec plus de fondement, à ces hommes qui veulent faire agir la force motrice de l'univers d'après leurs vues étroites, l'asservir à leurs rêves, à leurs passions, à leurs caprices; qui, non contens de déterminer et de circonscrire ses attributs, veulent encore se rendre les interprètes de ses intentions; et loin d'interroger les lois de la nature, par lesquelles seules cette cause communique avec nous, veulent qu'on foule ces mêmes

loïs aux pieds, et vous somment, avec menaces, de préférer leur propre témoignage à
la voix de l'univers.

Mais ces hommes eux-mêmes ne sont pas
toujours des impies ; puisqu'il en est qui
sont de bonne foi.

§. X I.

CE fut une entreprise digne de la philosophie du dix-huitième siècle, de décomposer
l'esprit humain, et d'en ramener les opérations
à un petit nombre de chefs élémentaires : ce
fut un véritable trait de génie, de considérer
séparément chacune des sources extérieures
de nos idées, ou de prendre chaque sens l'un
après l'autre; de chercher à déterminer ce
que des impressions simples ou multiples,
analogues ou dissemblables, doivent produire sur l'organe pensant; enfin, de voir
comment les perceptions comparées et combinées, engendrent les jugemens et les desirs.

Jusqu'à cette époque, on avoit pu faire
d'utiles recherches sur l'art du raisonnement,.
indiquer les routes générales de la vérité,
fixer les caractères auxquels on peut la reconnoître, et tracer les meilleurs moyens de

la faire pénétrer dans les esprits : mais on
n'avoit encore, et peut-être on ne pouvoit
avoir, aucune notion précise, ni de la manière dont nous commerçons avec le monde
extérieur, ni de la nature des matériaux de
nos idées, ni de la série d'opérations par lesquelles les organes des sens et le cerveau reçoivent les impressions des objets, les transforment en sensations ou impressions perçues, et de ces dernières, composent tout le
système intellectuel et moral. Il faut pourtant
l'avouer, cette analyse, qui a fait faire un si
grand pas à l'idéologie, est pourtant encore incomplète ; elle laisse même dans les esprits,
plusieurs idées fausses sur le caractère des
fonctions du système sensitif et cérébral, sur
le genre d'influence qu'elles éprouvent de la
part des autres fonctions organiques, sur les
rapports nécessaires qui lient entr'eux, tous
les mouvemens vitaux, et les font résulter
également dans chaque espèce et dans chaque individu, de l'organisation primitive et
de l'état actuel des diverses parties du corps.
Les mémoires précédens me paroissent avoir
au moins préparé l'examen de ces diverses
questions. Ils peuvent, je pense, suggérer des
idées plus justes de l'homme, considéré sous

les deux points de vue du *physique* et du *moral*, dont tous les phénomènes se trouvent ainsi, ramenés à un principe unique. Pour achever d'écarter les nuages, il me reste quelques observations à faire sur les belles analyses de Buffon, de Bonnet et de Condillac, ou plutôt sur une certaine fausse direction qu'elles pourroient faire prendre à l'idéologie, et (le dirai-je sans détour ?) sur les obstacles qu'elles sont peut-être capables d'opposer à ses progrès.

Rien sans doute ne ressemble moins à l'homme, tel qu'il est en effet, que ces statues, qu'on suppose douées, tout-à-coup, de la faculté d'éprouver distinctement les impressions attribuées à chaque sens en particulier ; qui portent sur elles, des jugemens, et forment en conséquence, des déterminations. Comment ces diverses opérations pourroient-elles s'exécuter, sans que les organes dont l'action spéciale, ou le concours est indispensable à la production de l'acte sensitif le plus simple, de la combinaison intellectuelle et du desir le plus vagues, se soient développés par degrés ; sans que déjà, par cette suite de mouvemens que la vie naissante leur imprime, ils ayent acquis l'espèce d'instruction progressive, qui seule les met en état de remplir leurs fonctions propres, et d'associer leurs efforts, en les dirigeant vers le but commun.

Rien ne ressemble moins encore à la manière dont les sensations se perçoivent, dont les idées et les desirs se forment réellement, que ces opérations partielles d'un sens, qu'on fait agir dans un isolement absolu du système, qu'on prive même de son influence vitale, sans laquelle il ne sauroit y avoir de sensation. Rien surtout n'est plus chimérique que ces opérations de l'organe pensant, qu'on ne balance point à faire agir comme une force indépendante ; qu'on sépare, sans scrupule, pour le mettre en action, de cette foule d'organes sympathiques dont l'influence sur lui, n'est pas seulement très-étendue, mais dont les nerfs lui transmettent une grande partie des matériaux de la pensée, ou des mouvemens qui contribuent à sa production.

Nous savons qu'avant de voir le jour, le fœtus a déjà reçu, dans le ventre de la mère, beaucoup d'impressions diverses, d'où sont résultées en lui, de longues suites de déterminations ; qu'il a déjà contracté des habitudes ; qu'il éprouve des appétits, et qu'il a des

penchans. Ces impressions et ces déterminations ne se trouvent point renfermées dans le
cercle étroit d'un seul, ou de quelques organes; elles n'appartiennent point à quelqu'un
de ces foyers partiels de réaction, destinés à
diriger des mouvemens de peu d'importance :
après s'être graduellement formées dans certains systêmes généraux d'organes, elles sont
devenues communes au système total ; c'est
d'elles que dérivent ces habitudes, ces appétits, ces penchans, dont la production ne
peut être due qu'à l'action de tout l'organe
nerveux, et dont l'ensemble constitue l'instinct primitif (1).

Au moment de la naissance, le centre cérébral a donc reçu et combiné déjà beaucoup
d'impressions : il n'est point *table rase*, si
l'on donne au sens de ce mot, toute son étendue. Ces impressions sont, à la vérité, presque toutes internes ; et sans doute il est *table
rase*, relativement à l'univers extérieur : car
la connoissance qu'il en acquiert, ne peut

---

(1) On verra plus bas, pourquoi je l'appelle *instinct
primitif*. En effet, à des époques postérieures de la
vie, on voit éclore de nouveaux penchans, qui doivent
être également rapportés à l'instinct.

être que le fruit des tâtonnemens réitérés, et simultanés de tous les sens; et l'organe pensant n'est véritablement comme tel, en relation avec lui, que lorsque les objets et les diverses sensations qu'ils occasionnent, deviennent pour le *moi*, déterminés et distincts.

Mais il s'en manque beaucoup que les sensations, les déterminations et les jugemens qui n'ont lieu qu'après la naissance, soient étrangers à l'état antérieur du fœtus. Un petit nombre de réflexions suffit pour faire sentir que cela n'est pas possible. 1°. Le caractère et le genre même des sensations tiennent à l'état général du systême nerveux; car cet état est sur-tout ce qui différencie les espèces et les individus. 2°. Les habitudes particulières des différens organes, ou systêmes d'organes, liés par une étroite sympathie avec le cerveau, ne peuvent manquer d'influer sur ses fonctions; le genre d'action qu'il éprouve de la part de ces organes, se rapportant toujours à leur manière de sentir, et à celle d'exécuter les mouvemens qui leur sont attribués par la nature. 3°. La direction des idées, et même leur nature, sont toujours, jusqu'à certain point, subordonnées aux penchans antérieurs; et des classes nombreuses de jugemens dépendent uniquement des appétits.

En un mot, les opérations de l'organe pensant sont toutes nécessairement modifiées par les déterminations et les habitudes générales, ou particulières de l'instinct.

Et comment seroit-il possible, en effet, que les penchans, même les plus automatiques de l'*instinct conservateur*, n'influassent pas sur notre manière de considérer les objets, sur la direction de nos recherches à leur égard, sur les jugemens que nous en portons ? Comment les appétits et les répugnances relatifs aux alimens, n'auroient-ils aucune part, soit à la production, soit à la tournure d'une classe d'idées qui, surtout dans le premier âge, a certainement un degré remarquable d'importance ? Comment n'agiroient-ils pas encore sur l'ensemble des fonctions intellectuelles, en changeant, comme il est démontré qu'ils le font presque toujours, les rapports d'influence de l'estomac sur le cerveau ? Enfin, comment les habitudes de tout le système sensitif, celles des viscères, ou des autres organes principaux, et le caractère de leurs sympathies

avec le centre cérébral , demeureroient-ils
étrangers à cette chaîne de mouvemens coordonnés et délicats, qui s'opèrent dans son
sein pour la formation de la pensée ? Je
n'entre point dans le développement de ces
diverses considérations, ni de quelques autres qui s'y lient intimement : pour faire
voir combien les unes et les autres sont concluantes , je crois suffisant de les indiquer.
L'analyse détaillée et complète de l'état
idéologique de l'enfant, avant que tous ses
sens ayent été mis simultanément en jeu, par
les objets extérieurs, n'est pas un de ces
sujets qu'on traite en passant : ce seroit
celui d'un ouvrage qui manque , et qui ,
d'après les données ci-dessus, présente peut-
être maintenant moins de difficultés.

Passons à la seconde proposition , sur laquelle je dois encore quelques éclaircisse-
mens : je veux parler de l'impossibilité positive que jamais l'organe particulier d'un
sens entre isolément en action, ou que les
impressions qui lui sont propres ayent lieu,
sans que d'autres impressions s'y mêlent, et
que les organes sympathiques y concourent.
En voici la preuve en peu de mots.

Il est certain d'abord , que le sens du tact,

le type ou la source commune de tous les autres, prend toujours part, jusqu'à certain point, à leurs opérations ; qu'il seroit impossible, par exemple, de séparer entièrement les impressions que l'œil reçoit comme organe de la vue, de celles dont il est affecté comme partie pourvue d'extrémités sentantes fort nombreuses. L'œil, le nez, l'oreille, indépendamment des sensations délicates qui leur sont particulièrement attribuées, jouissent d'une merveilleuse sensibilité de tact : et quelques observations faites sur des aveugles-nés, à qui la lumière a tout-à-coup été rendue, portent à croire que dans l'origine, son action sur l'œil, diffère peu de celle d'un corps résistant, par lequel la rétine se sentiroit touchée dans tous les points de son expansion.

On sait que les sons résultent des vibrations de l'air ; et ces vibrations, dans certains cas, peuvent devenir perceptibles pour les extrémités nerveuses de toute la superficie du corps. On sait également (et chacun peut l'avoir observé cent fois sur soi-même) que certaines odeurs fortes affectent la membrane pituitaire, comme si leurs particules étoient armées de pointes aiguës ; qu'elles y

causent une véritable douleur. Et quant aux
organes du goût, je crois tout-à-fait superflu
de vouloir faire sentir qu'ils fournissent une
nouvelle preuve : les impressions savoureuses
sont toutes , en effet, évidemment tactiles ;
c'est-à-dire, toutes liées à l'action physique
et directe des alimens ou des boissons , qui
s'appliquent aux papilles de la langue et du
palais.

Mais outre ce lien général , qui entretient
des correspondances continuelles entre tous
les sens , leurs organes peuvent se trouver
unis par des relations plus particulières et
plus intimes ; conséquemment , leurs fonctions respectives peuvent devenir plus spécialement dépendantes les unes des autres. Le
voisinage , les communications immédiates ,
les connexions anatomiques des organes
du goût et de ceux de l'odorat , ne sont pas
les seuls rapports qui rapprochent ces deux
sens , et les confondent , en quelque sorte ,
dans les considérations physiologiques les
plus triviales : d'autres rapports moins maté-
riels , unissent encore les sensations qui leur
sont propres , bien que très-différentes par la
nature de leurs causes , et très-distinctes par
leurs caractères , ou par les effets qu'elles

II.

produisent sur tout le système. D'ailleurs, ces sensations se mêlent d'une manière remarquable ; elles se dirigent, s'éclairent, se modifient et peuvent même se dénaturer mutuellement. L'odorat semble être le guide et la sentinelle du goût : le goût, à son tour, exerce une puissante influence sur l'odorat. L'odorat peut isoler ses fonctions de celles du goût ; ce qui plaît à l'un, ne plaît pas toujours également à l'autre. Mais comme les alimens et les boissons ne peuvent guère passer par la bouche, sans agir plus ou moins sur le nez, toutes les fois qu'ils sont désagréables au goût, ils le sont bientôt à l'odorat ; et ceux que l'odorat avoit d'abord le plus fortement repoussés, finissent par vaincre toutes ses répugnances, quand le goût les desire vivement.

Pour ne pas multiplier les exemples du même genre, qui se présentent en foule, je me borne à une seule observation, la plus importante par sa généralité. Ce n'est pas sans doute la même chose pour un sens en particulier, de recevoir isolément les impressions des corps qui viennent agir sur lui, ou de les recevoir de concert avec un, ou plusieurs des autres sens, c'est-à-dire simultanément avec les impressions que ces mêmes corps peuvent leur faire éprouver. Par exemple, lorsque Condillac fait sentir une rose à sa statue, dans l'hypothèse donnée, la sensation se borne à l'odorat ; elle n'est accompagnée d'aucune impression étrangère : il peut donc dire, avec vérité, que la statue *devient*, par rapport à elle-même, *odeur de rose*, et rien de plus ; et cette expression, non moins exacte qu'ingénieuse, rend parfaitement la modification simple que le cerveau doit subir dans ce moment. Mais si, au lieu de cet isolement parfait, où l'on place ici l'odorat, nous le considérons agissant, comme il agit presque toujours dans la réalité, de concert avec l'ensemble, ou du moins avec plusieurs des autres sens ; si tandis qu'il reçoit l'impression de l'odeur de la rose, la vue reçoit celle de ses couleurs, de sa forme agréable, de celle de la main qui l'approche ; si l'oreille entend les pas, ou la voix de l'homme qui tient la fleur : croit-on que la perception et le jugement du cerveau se borneront à ce que Condillac suppose ? Et puisqu'il est reconnu que le jugement altère ou rectifie les sensations, pense-t-on que celle de l'odeur de rose n'ait pas acquis un nouveau caractère, par le concours des autres sensations simultanées ? Enfin si le desir rappelle la fleur qui s'éloigne, et qu'elle ne revienne pas; si lorsque le desir n'existe plus, elle reparoît, et que ces alternatives se répètent assez fréquemment, pour laisser des traces bien nettes dans le cerveau : ne voilà-t-il pas un ensemble de données d'où doit résulter nécessairement la connoissance des corps extérieurs? Et quoique la résistance au desir ne soit pas ici, la résistance physique au mouvement voulu, n'est-elle pas suffisante, sur-tout se trouvant jointe à plusieurs sensations collatérales de différens genres, pour que le *moi* s'en forme les deux idées distinctes, de lui-même, et de quelque chose qui n'est pas lui?

A coup sûr, la statue, même en ne la considérant de cette manière, que sous le seul rapport des sensations reçues par l'odorat, n'est plus dans le réel, ce qu'elle doit être dans la supposition de Condillac ; *simple odeur de rose*. Ainsi, par cela seul que les sens ne reçoivent point des impressions isolées, et qu'ils n'agissent point séparément les uns des autres, ils sont dans une dépendance réciproque continuelle; leurs fonctions

se compliquent et se modifient; et les produits des sensations propres à chacun d'eux,
prennent un caractère, résultant de la nature
et du degré proportionnel de cette influence,
à laquelle ils sont respectivement soumis.

Mais il y a plus. Des sympathies particulières lient les organes de chaque sens, avec
divers autres organes, dont ils partagent les
affections, et dont l'état influe sur le caractère
des sensations qui leur sont propres. Plusieurs
maladies du système nerveux, quelques-unes
même qui portent uniquement sur l'estomac
et sur le diaphragme, sont capables de dénaturer les fonctions de l'ouïe, jusqu'au point
d'altérer tous les sons, d'en faire entendre
qui n'ont aucune réalité, ou de produire
une surdité complète. Les viscères abdominaux influent aussi très-puissamment sur
les opérations de la vue. Un grand nombre
de maladies des yeux dépendent de matières
nuisibles introduites, ou accumulées dans le
canal alimentaire : quelques affections hypocondriaques et différens désordres de la matrice et des ovaires, paralysent momentanément le nerf optique, et causent une cécité
passagère. Nous avons fait remarquer ailleurs,
que l'odorat et les organes de la génération

ont entr'eux des rapports sympathiques particuliers. Mais entre le canal intestinal et
l'odorat, les rapports ne sont ni moins étroits,
ni moins étendus; et si divers états maladifs
des organes de la digestion peuvent dénaturer les impressions des odeurs , plusieurs
maladies, du bas - ventre abolissent entièrement la faculté de les recevoir. Quant au
goût, personne n'ignore que sa manière de
sentir est entièrement subordonnée à la
conscience de bien-être, ou de mal-aise général , sur - tout au sentiment qui résulte de
l'état de l'estomac et des autres parties directement employées à la digestion ; état qui le
dirige ordinairement avec sûreté , pour le
choix et la quantité des alimens, pourvu que
l'imagination ne vienne pas égarer cet heureux instinct.

Observons encore , que chaque sens ne
pouvant entrer en action, qu'en vertu de l'action préalable de tous les systêmes généraux
d'organes, et s'y maintenir, qu'en vertu de
leur action simultanée, il se ressent toujours.
nécessairement de leurs habitudes, et partage
plus ou moins leurs affections les plus ordinaires. Ainsi, le degré de sensibilité du systême sensitif, et ses rapports de balancement

avec le systême moteur, influent beaucoup
sur le caractère des impressions reçues par
chaque sens en particulier. C'est par cette circonstance, autant et plus peut-être qu'à raison
de l'état direct de l'organe mis en jeu, qu'elles
sont fortes ou foibles, vives ou languissantes,
durables ou fugitives. Ainsi la marche de la
circulation et les habitudes du systême sanguin impriment aux sensations différens caractères, dont on chercheroit en vain la cause
dans les dispositions particulières du sens
auquel elles appartiennent : une légère différence dans la simple vîtesse du cours des
humeurs, suffit pour éclaircir ou troubler,
aviver ou émousser toutes les sensations à-
la-fois.

Observons enfin, que tous les organes des
sens n'exercent leurs fonctions spéciales, que
par des relations directes et continuelles avec
le cerveau ; qu'ils se ressentent les premiers
des changemens qui peuvent survenir dans
ses dispositions ; et que son état est la circonstance la plus capable de modifier, et
même d'intervertir entièrement l'ordre et le
caractère des sensations.

Je ne vais pas plus loin : des preuves nouvelles ajouteroient peu de force à ce qui

vient d'être dit. Nous pouvons donc conclure avec toute assurance, que la bonne analyse ne peut isoler les opérations d'aucun sens en particulier, de celles de tous les autres; qu'ils agissent quelquefois nécessairement, et presque toujours occasionnellement, de concert; que leurs fonctions restent constamment soumises à l'influence de différens organes, ou viscères; et qu'elles sont déterminées et dirigées par l'action, plus directe et plus puissante encore, des systèmes généraux, et notamment du centre cérébral.

Ces considérations ouvrent, pour l'étude de l'homme, des routes entièrement nouvelles; elles indiquent avec plus d'exactitude, les sources d'où naissent, et la manière dont se produisent les premières déterminations, les premières idées, les premiers penchans : en un mot, toutes les observations ci-dessus forment réunies, le programme, et comme le résumé d'un nouveau Traité *des Sensations*, qui, s'il étoit exécuté dans le même esprit, avec tous les développemens nécessaires, ne seroit peut-être pas moins utile dans ce moment aux progrès de l'idéologie, que le fut dans son temps celui de Condillac.

De l'Instinct.

§. I.

Les détails dans lesquels je suis entré précédemment, touchant les appétits instinctifs qui se développent avant que le fœtus ait éprouvé l'action de l'univers extérieur, me permettent de glisser rapidement sur ce qui me reste encore à dire de l'instinct en général.

Nous avons vu que les élémens, ou les matériaux dont les substances animales se composent, ne sont eux-mêmes que des combinaisons particulières, produites par la tendance continuelle de toutes les parties de la matière les unes vers les autres. Nous avons vu, par suite, que l'organisation résulte des tendances nouvelles que ces matériaux acquièrent en se formant ; et qu'à mesure que les combinaisons se multiplient, ils suivent d'autres lois d'arrangement, ils acquièrent d'autres propriétés ; enfin qu'il se manifeste d'autres affinités particulières, d'où naissent à leur tour, de nouvelles séries de phénomènes, qui paroissent n'avoir plus aucun rapport avec ceux des combinaisons élémentaires antérieures. C'est ainsi que la tendance vive de l'acide nitrique vers la potasse, ne se montre ni dans l'azote ni dans l'oxigène, et que les propriétés des différens éthers n'existent ni dans l'alkool, ni dans leurs acides respectifs.

La nature de toute combinaison dépend sans doute de celle de ses élémens : mais elle dépend aussi de leur proportion réciproque, et des circonstances dans lesquelles ils se sont confondus. Ces circonstances suffisent même assez souvent pour dénaturer entièrement les résultats. Si , par exemple, le soufre incomplétement saturé d'oxigène , développe un acide odorant et volatil ; le même soufre et le même oxigène , unis à parfaite saturation , forment un acide pesant , fixe , et presque sans odeur. Par exemple encore , certaines circonstances particulières et différentes dans lesquelles l'oxigène et l'azote se combinent, suffisent pour leur faire produire , tantôt de l'acide nitrique , ou nitreux , tantôt de l'air atmosphérique pur.

Nous avions reconnu déjà par nos recherches sur la physiologie des sensations , et nous venons d'établir sur de nouvelles preuves, que l'action du système nerveux, comme

organe de la sensibilité, et comme source
des mouvemens vitaux, consiste en ce que
les impressions reçues par les extrémités sentantes, se réunissent dans un point central;
et que de-là, par une véritable réaction,
partent les déterminations analogues et subséquentes, qui doivent mettre en jeu toutes
les parties que ce même point central retient
dans sa sphère d'activité. Nous avons constaté de plus, que, dans le système animal,
il peut exister primitivement, ou se former
par l'effet des habitudes postérieures de la
vie, un nombre plus ou moins grand de ces
centres nerveux, qui, quoique liés et subordonnés au centre commun, ont leur manière de sentir propre, exercent leur genre
d'influence, et restent souvent isolés dans
leurs domaines respectifs, soit par rapport
aux impressions reçues, soit par rapport aux
mouvemens exécutés : et nous avons en même
temps, vu que dans le centre commun, la
réaction prend le caractère de la volonté ;
que là, par conséquent, réside le *moi* ; que
si tous les organes peuvent agir sur lui, suivant leur degré d'importance, les déterminations qui se forment dans son sein, les embrassent tous, et se rapportent à leurs di-

verses fonctions, et à leur état particulier.
Enfin, après avoir observé que les différens
systêmes d'organes, et les besoins qui leur
sont relatifs, ne se développent pas tous à-
la-fois, mais d'une manière successive et graduelle; que les appétits, nés de ces besoins,
ou qui ne sont que ces mêmes besoins en
action, se forment nécessairement dans un
ordre successif : nous avons vu naître et se
confirmer chaque tendance instinctive, avec
le systême d'organes auquel elle appartient
plus particulièrement; d'abord celle de *conservation*, ensuite celle de *nutrition*, qui s'y
lie de la manière la plus étroite, et en dernier
lieu, celle de *mouvement*, qui se coordonne
bientôt avec les deux autres : et comme
nous avons rapporté tous les besoins, qui
ne peuvent être pour nous, distincts des facultés, aux affinités animales que chaque
combinaison (1) nouvelle fait éclore, nous
avons pu, sans sortir des faits physiologiques les plus certains et des analogies

----

(1) Il ne faut pas croire que ces combinaisons
n'ayent lieu que pendant la formation de l'animal,
ou dans les premiers temps de la vie : il peut s'en
faire chaque jour de nouvelles, jusqu'à la mort défi-
nitive.

directes que nous offrent les lois communes
à toutes les parties de la matière , nous
faire une idée claire et simple de l'animal
vivant, sentant et voulant , tel qu'au sortir
de l'œuf ou du ventre de sa mère , il arrive
à la lumière du jour. Or, c'est de la même
manière, c'est exactement par la même série
d'opérations, que se forment dans la suite, ses
jugemens touchant les divers objets de l'univers extérieur, les appétits ou les passions que
ces jugemens font naître en lui, et les déterminations qu'il conçoit , en vertu de ces
passions , ou de ces appétits ; je veux dire
que les impressions , reçues par les extrémités nerveuses dont se composent les organes directs des sens, transmises au centre
cérébral , y produisent des réactions et des
déterminations conformes à leur nature ,
de la même manière que les impressions qui
viennent des extrémités internes , et qui
jusqu'alors, ont été presque les seules qu'aient
reçues les centres partiels et le cerveau (1).

____

(1) Je crois inutile d'ajouter que les impressions
reçues par les sens, se conforment elles-mêmes aux
habitudes instinctives antérieures, et qu'elles sont encore modifiées par les impressions internes actuelles.

Il y a cependant ici, quant aux résultats, une différence sensible à observer. Comme le *moi* réside dans le centre commun, toutes les opérations qui ne sortent point du domaine des centres partiels, ne peuvent produire ni jugement apperçu, ni volonté sentie: et comme les impressions qui viennent au cerveau, des extrémités nerveuses internes, sont loin d'être aussi distinctes, et de pouvoir être rangées et classées aussi méthodiquement, que celles qui lui sont transmises par les organes des sens proprement dits, les premières et tous leurs produits ont toujours, et l'on sent bien qu'elles doivent avoir en effet, quelque chose de plus confus et de plus indéterminé.

Les premières tendances et les premières habitudes instinctives sont donc une suite des lois de la formation et du développement des organes; elles appartiennent particulièrement aux impressions internes, et aux déterminations que ces dernières occasionnent dans tout le système animal. Celles qui se forment aux époques subséquentes de la vie, se ressentent beaucoup plus du mélange et de l'influence des impressions relatives à l'univers extérieur, lesquelles sont

recueillies par les sens : mais c'est toujours
à l'état des ramifications nerveuses, distri-
buées dans le sein des viscères et des organes
principaux, c'est quelquefois aux dispositions intimes du système cérébral lui-même,
qu'elles doivent leur naissance; et toujours
elles conservent quelque empreinte de ce caractère vague, qui montre qu'elles sont peu
dépendantes du jugement et de sa volonté.

§. II.

DANS la première classe de ces habitudes,
ou de ces déterminations, il faut évidemment ranger celles qui se manifestent au
moment même où l'animal voit le jour. Ainsi,
le cailleteau ou le perdreau, qui, traînant
encore l'œuf dont il vient de sortir, court
après les grains et les insectes; le chat et
le chien, qui cherchent, les yeux encore
fermés, la mamelle de leur mère; le can-
neton, qui s'achemine vers l'eau, si-tôt qu'il la
sent, et qui s'y jette, si-tôt qu'il l'apperçoit,
malgré les cris d'une mère adoptive d'espèce différente, qui l'avertit avec anxiété,
du danger qu'elle y croit voir pour lui;
la petite tortue, toute humide encore des
fluides de l'œuf dont elle s'échappe à peine,

qui se dirige sur-le-champ vers la mer, en prend le chemin, le suit sans détour, le reprend vingt fois, même à de grandes distances, et de quelque côté qu'on lui tourne la tête : tous ces phénomènes, dis-je, appartiennent aux déterminations primitives; ils découlent des lois de l'organisation et de l'ordre de son développement. Peut-être faut-il aussi ranger dans la même classe, certains autres appétits, ou penchans particuliers, qui n'acquièrent cependant toute leur force, que beaucoup plus tard, et lorsque le corps a pris à-peu-près tout son accroissement : comme par exemple l'instinct du chien de chasse, qui, suivant la race à laquelle il appartient, poursuit de préférence, tel ou tel gibier, et se sert naturellement, sans aucune instruction préalable, de différens moyens pour le saisir; la rage du tigre que rien ne fléchit, ni les bons, ni les mauvais traitemens, et qui, gorgé de sang et de chairs, n'en est que plus ardent à déchirer tout ce qui lui présente l'image de la vie ; la haine du furet pour le lapin, dont la vue et l'odeur, même assez lointaine, le font aussi-tôt entrer en fureur, et qu'il reconnoît dès l'instant, pour son ennemi, pour l'objet d'un invincible penchant de destruction, sans l'avoir jamais vu, sans avoir dans son souvenir, aucune trace relative à ce foible et paisible animal.

En effet, toutes ces tendances de l'instinct tiennent essentiellement à la nature intime de l'organisation : les premiers traits, sans doute, en sont gravés dans le systême cérébral, au moment même de la formation du fœtus ; et si elles ne développent toute leur énergie, que chez l'animal à-peu-près adulte, c'est qu'elles ont besoin, pour pouvoir s'exercer, d'un degré considérable de force dans les membres. Quoi qu'il en soit, nous rapporterons à la seconde classe d'habitudes et de déterminations instinctives, c'est-à-dire à celles que présentent des époques postérieures, plus ou moins éloignées de la naissance, les penchans produits par le développement de certains organes particuliers : par exemple, ceux qu'amène la maturité des organes de la génération ; les appétits, ou les répugnances (1) pour certains

______

(1) Nous verrons ci-après, que les appétits et les répugnances dépendent du même genre de causes : c'est ainsi que dans les fluides électrique et magné-

alimens, ou pour certains remèdes qu'on observe dans un grand nombre de maladies; l'instinct et même les passions, étrangers à l'espèce, qui caractérisent quelques affections singulières du système nerveux.

Il suffit, au reste, de rappeler ici ce que nous avons dit ailleurs de ces divers phénomènes : et sans entrer dans de nouveaux détails, il demeure bien prouvé que les tendances instinctives qui surviennent dans le cours de la vie, résultent comme celles que l'animal manifeste en naissant, d'impressions internes absolument indépendantes à leur origine, de celles que reçoivent les organes des sens proprement dits; quoique bientôt, elles se mêlent à toutes les sensations, et puissent être modifiées, jusqu'à un certain point, par le jugement et par la volonté.

D'après les observations exposées dans ce Mémoire, et d'après celles que nous avons déjà recueillies dans l'histoire physiologique des sensations, il ne peut plus rester le moindre doute, ni sur l'existence d'un système de

---

tique qui manifestent des altérations et des répulsions, ce double phénomène est soumis ou se rapporte aux mêmes lois.

penchans et de déterminations, formés par des impressions, à-peu-près étrangères à celles de l'univers extérieur ; ni sur les caractères qui distinguent ces déterminations et ces penchans , des volontés résultantes de jugemens, plus ou moins nettement sentis , mais réellement portés par le *moi ;* ni même sur les circonstances qui combinent, ou mêlent presque toujours , et confondent quelquefois ces deux genres de déterminations. J'ose croire que toutes ces observations rapprochées , jettent un jour nouveau sur l'étude de l'homme. J'ose croire aussi que si le professeur Draparnaud (1) exécute le beau plan d'expériences qu'il a proposé , pour déterminer le degré respectif d'intelligence, ou de sensibilité propre aux différentes races, et former, pour ainsi dire, leur échelle idéologique, il ne lui sera pas inutile de partir du point où nous sommes parvenus dans cet examen. Peut-être même pensera-t-il que ses recherches doivent être dirigées dans le même sens :

----

(1) Le citoyen Draparnaud , professeur de grammaire générale à l'école centrale de Montpellier , médecin et philosophe, est également recommandable à ces deux titres.

et peut-être encore ne hasarderoit-on pas
trop, en prédisant qu'il trouvera toujours
l'instinct d'autant plus direct et d'autant
plus fixe, que les besoins de conservation
et de nutrition sont plus simples, ou que
l'organisation est plus simple elle-même;
qu'il le trouvera d'autant plus éclairé, plus
étendu, plus vif, que la sensibilité des organes internes est plus exquise, et qu'ils
exercent plus d'influence sur le centre cérébral; enfin, que pour évaluer le degré
d'intelligence de chaque espèce, il lui suffira presque toujours de connoître les dangers dont elle est menacée, les difficultés
qu'elle éprouve à se procurer sa subsistance,
et la quantité d'impressions qu'elle est forcée
de recevoir de la part des objets extérieurs,
surtout de la part des autres êtres animés,
soit qu'elle vive dans une espèce d'état social, soit que des guerres acharnées et continuelles l'arment habituellement contr'eux.

De la sympathie.

§. I.

Par une loi générale, et qui ne souffre aucune exception , les parties de la matière tendent les unes vers les autres. A mesure que ces parties, supposées d'abord le plus simples et le plus élémentaires, viennent à se rapprocher, à se confondre, à se combiner, elles acquièrent de nouvelles tendances. Mais ces dernières attractions ne s'exercent plus au hasard : c'est dès-lors avec choix que les corps se recherchent; c'est avec préférence qu'ils s'unissent : et plus les combinaisons s'éloignent de la simplicité de l'élément , plus aussi , pour l'ordinaire , elles offrent dans leurs nouvelles affinités, de ce caractère d'élection, dont les lois paroissent constituer l'ordre fondamental de l'univers.

Les matières organisées , et notamment les matières vivantes , produites originairement par les mêmes moyens , et en vertu des mêmes lois , y demeurent assujéties dans tous leurs développemens postérieurs, dans toutes ces combinaisons successives qu'elles aspirent sans cesse à former , jusqu'au moment de leur dissolution finale. De-là, résultent immédiatement tous les phě-nomènes directs, par lesquels se manifeste la spontanéité de la vie ; toutes les opérations internes qui développent les membres de l'animal ; tous les mouvemens primitifs qui dévoilent et caractérisent en lui des appétits et de vrais penchans.

Dans tout système organique, la ressemblance ou l'analogie des matières, les fait tendre particulièrement les unes. vers les autres : il paroît même qu'en se confondant, elles deviennent toujours de plus en plus semblables. C'est ainsi que les parties animées prennent leur accroissement progressif, et réparent les pertes éprouvées journellement ; c'est ainsi que l'organisation se perfectionne, et que se rectifient les erreurs inévitables dans le choix, ou dans l'emploi des alimens, et les désordres plus ou moins graves, également inséparables des fonctions multipliées qui concourent à leur digestion.

Les matières vivantes ont une affinité mutuelle d'autant plus forte ; elles tendent à se coorganiser d'une manière d'autant plus directe, qu'elles sont déjà plus complétement animalisées. Ainsi, par exemple, quand la gélatine et la fibrine se rencontrent hors du torrent de la circulation qui les tient séparées et distinctes, la fibrine, douée d'un caractère d'animalisation plus avancé, saisit la gélatine, l'entraîne, pour ainsi dire, dans sa sphère d'activité, et lui communiquant une partie de sa tendance à la concrétion, l'organise en membranes qui contractent différentes dispositions, et vivent à différens degrés, suivant la forme, les fonctions et la sensibilité des parties qui les avoisinent.

Allons plus loin : nous verrons ces épanchemens muqueux composés de lymphe, de fibrine et de gélatine, qui se forment souvent dans le cours des maladies inflammatoires, sur les viscères particulièrement affectés, s'organiser avec d'autant plus de promptitude, se rapprocher d'autant plus de l'état des parties vivantes, que ces viscères sont plus sensibles, ou plus actifs : et pour peu que les circonstances favorisent leur coalition réciproque, bientôt les nerfs et les vaisseaux des derniers s'étendent et s'abouchent avec des nerfs et des vaisseaux correspondans, dont l'œil peut suivre la formation accidentelle dans cette espèce d'enduit organisé dont ils sont recouverts. C'est encore absolument

de la même manière, que se forment les cica-
trices, dont les matériaux, bien connus aujourd'hui, ne sont que les humeurs muqueuses habituellement flottantes dans le tissu cellulaire : en effet, ces humeurs se mêlant à la
partie fibreuse, appelée par la suppuration
dans les organes enflammés, se concrètent
en tissu solide, et présentent bientôt tous les
phénomènes d'une vie véritable, mouvement
tonique, circulation, sensibilité. Enfin, les
parties complétement organisées, mises en
contact sans qu'un épiderme épais, ou des
humeurs aqueuses empêchent leur réunion,
se collent, comme les arbres dans la greffe
en approche : leurs nerfs et leurs vaisseaux
respectifs s'abouchant, et s'alongeant de
l'une à l'autre, y pénètrent par une vive
impulsion; de sorte qu'elles ne forment plus
qu'une seule partie, vivent d'une vie commune ; et tous les mouvemens isolés et
propres, que chacune d'elles exécute, correspondent à des impressions qu'elles se
renvoyent et se communiquent réciproquement. C'est-là ce qui fournit à Tagliacoti,
chirurgien du seizième siècle, une idée bi-
zarre, mais ingénieuse, pour restaurer certaines parties du visage, comme le nez, les

lèvres, &c. quand des maladies, ou des blessures les ont détruites. Il y faisoit une inci-
sion qui mettoit le vif à découvert ; il y col-
loit un lambeau, convenablement disposé,
de la peau et du tissu cellulaire de quelque
membre, par exemple du bras, et ne sépa-
roit les deux parties, que lorsqu'il étoit assuré
que la greffe avoit pris dans tous ses points.
Tous les livres de chirurgie parlent de cette
méthode, ou plutôt de cette indication ;
car il paroît qu'elle fut très-rarement employée, même du temps de l'auteur ; et depuis
lors, les grandes difficultés dont est accompagnée son exécution, l'ont fait abandonner
entièrement.

Tout ce que nous venons de dire doit
s'entendre des matières animales, douées de
vie : c'est uniquement dans cet état, qui dépend lui-même, comme on l'a vu ci-dessus,
des circonstances de leur formation primitive,
et de leur persistance dans les mêmes dispositions, qu'elles manifestent ces affinités puissantes de coorganisation mutuelle. Si-tôt en
effet, que la mort les a saisies, plus la tendance de leurs élémens à former des combinaisons nouvelles, est énergique, plus aussi
elle hâte leur séparation, et par conséquent la

destruction des corps, qui ne sont que leur aggrégat régulier.

§. I I.

Comme tendance d'un être vivant vers d'autres êtres de même, ou de différente espèce, la sympathie rentre dans le domaine de l'instinct; elle est, en quelque sorte, l'instinct lui-même, si l'on veut la considérer sous son point de vue le plus étendu. Comme nous l'avons déjà fait remarquer, les attractions et les répulsions animales tiennent au même ordre de causes; aux besoins de l'animal, à son organisation. Or, celle-ci dépend évidemment des circonstances qui président à la première formation du centre de gravité vivante. Accru, modifié, dénaturé par les besoins, cet instinct suit toutes les directions, prend tous les caractères, parcourt tous les degrés et toutes les nuances, depuis le doux et vif penchant social de l'homme, de l'abeille, de la fourmi, jusqu'à l'isolement volontaire et farouche du sanglier, jusqu'à l'insatiable fureur du tigre : et par la raison que ses besoins sont relatifs aux espèces, toutes les déterminations instinctives étant, à leur tour, relatives aux besoins, celles-ci se trouvent nécessairement coordonnées avec tous les degrés et avec tous les modes d'animalisation.

Voilà, par exemple, pourquoi les déterminations, qui ont pour objet la conservation de l'animal, forcent une race timide à fuir à l'aspect de tous les serpens; tandis que d'autres, poussées par l'instinct de nutrition, les attaquent avec courage, les déchirent et les dévorent. Toutes les espèces de serpens à sonnettes, répandent au loin la terreur, par le seul frémissement des écailles de leur queue et par l'odeur empestée qu'ils exhalent ; ils glacent et stupéfient les animaux foibles, qui n'entreprennent seulement pas, le plus souvent, de fuir devant eux ; ils étonnent quelquefois les oiseaux eux-mêmes, que les chemins de l'air sembleroient cependant pouvoir toujours dérober à leur dent meurtrière. Mais des animaux plus hardis, tels que les tapirs, et même les cochons transportés d'Europe en Amérique, ne craignent pas de les saisir, de les mettre en lambeaux, et d'engloutir ces lambeaux tout vivans.

Le lion jouit d'une force si puissante, il est armé de dents et de griffes si redoutables, que presque tous les animaux le fuient avec un profond sentiment d'effroi. Suivant le rapport des voyageurs, qui n'ont pas craint de parcourir les déserts embrasés, où ses muscles vigoureux et son naturel dominateur peuvent acquérir un entier développement, les chiens, les chevaux, les bœufs, perdent tout courage à son aspect ; ils frémissent et reculent à sa voix la plus lointaine ; ils tressaillent, leur poil se hérisse, la sueur ruisselle de tout leur corps, quand il rôde dans le voisinage, quoique, souvent alors, nul signe sensible pour l'homme, n'ait encore annoncé sa présence (1) : et ces terreurs secrètes de leur instinct, ont été plus d'une fois d'utiles avertissemens pour les voyageurs égarés avec eux, dans les forêts. Malgré tout cela, le besoin de nourriture et l'intérêt commun rapprochent du lion le jackal, espèce douée d'un odorat plus fin, pleine de sagacité pour découvrir la proie, d'adresse et d'ardeur pour la suivre, et qui consent à chasser au compte de son maître ; c'est-à-dire à faire tomber le gibier sous sa

____

(1) *Voyez* les différens voyages en Afrique, en particulier ceux de Levaillant, de Sparmann, de Paterson, &c.

griffe, à condition d'en avoir sa part. C'est
encore ainsi que les chiens de la Nouvelle-
Hollande (1), qui tiennent à la race du
jackal et du renard, montrent pour toute
espèce de volaille, une avidité furieuse, qui
résiste aux plus sévères corrections : et cependant ces animaux sont d'ailleurs fort
dociles. Enfin, pour ne pas accumuler les
faits du même genre, on voit l'instinct
social et celui de famille céder, dans le père
et la mère du jeune aiglon, au besoin per-
sonnel de subsistance : ils n'hésitent pas
à le chasser, foible encore, de leur aire, et
à le bannir à jamais, du territoire sur lequel
ils se sont arrogé un empire exclusif.

Je m'arrête ici plus particulièrement sur
les antipathies, parce que les exemples de
la sympathie s'offrent en foule dans toutes
les espèces sociales, et parce qu'elle est, en
quelque sorte, la loi générale de la nature
vivante. Il est aisé de voir que les exceptions
dépendent toujours, ou d'un état hostile
nécessité par les besoins, ou de certaines
dispositions particulières des corps, déter-

____

(1) *Voyez* Collins, sur l'établissement de Botany-
Bay (appendix).

minées par le caractère physique de leurs élémens. Pour que deux êtres animés tendent sympathiquement l'un vers l'autre, il suffira que, dans l'origine, les besoins n'aient pas forcé leurs espèces respectives à se fuir, à s'attaquer, à se dévorer; que des impressions transmises de race en race, n'aient point transformé ces premières déterminations, en instinct constant; ou que certaines habitudes du système, certaines associations d'idées, de souvenirs et même de très-vagues affections, n'aient pas produit en eux un instinct factice; ou peut-être, enfin, que leurs dispositions réciproques, relatives soit au fluide électrique animal, soit à tout autre principe vivant, susceptible de s'exhaler de leurs corps, et de former une atmosphère autour de leurs corps, ne les place point dans un état direct et nécessaire de répulsion.

Tout ce qui précède est particulièrement applicable aux déterminations sympathiques de l'instinct, qui se forment et naissent avec l'animal. Celles qui se développent aux époques postérieures de la vie, présentent des phénomènes très-analogues; elles n'en diffèrent même que par le moment qui les voit naître, par le caractère des habitudes aux-

quelles tout le système est alors plié, par la
nature des organes dont l'état, ou les affections les produisent immédiatement. Et comme dans les maladies, il se manifeste, d'une
part, divers appétits relatifs aux objets de
nos besoins physiques, et divers penchans
qui se dirigent vers certains êtres déterminés ; de l'autre, des dégoûts, des répugnances, des aversions particulières : de même, les
deux tendances, les deux impulsions de nature, le plus fortement sympathiques, l'a-
mour et la tendresse maternelle, considérés
comme simples déterminations animales,
ne se marquent pas toujours par les attractions physiques qui les caractérisent spécialement ; elles sont très-souvent modifiées,
quelquefois dénaturées par des répulsions
prédominantes, qui ne tiennent pas toutes uniquement au seul besoin contrarié.
Il est même assez remarquable que ce soit,
en général, dans des races et dans des individus d'une excessive sensibilité nerveuse,
que s'observent les plus grands écarts de la
sympathie ; et que, tantôt par l'effet des
résistances qu'elle rencontre, tantôt par la
perversion totale de son instinct, on retrouve précisément chez eux, à côté d'elle, ou

même par son effet immédiat, les répugnances les plus singulières, les aversions automatiques les plus invincibles, et jusqu'aux
égaremens de la plus aveugle fureur (1).

Ce phénomène idéologique et moral, tient
encore à des causes physiques directes : il dépend d'un autre phénomène physiologique ,
que nous avons déjà noté plus d'une fois ; je
veux dire que les êtres les plus sensibles ,
sont aussi les plus sujets aux maladies convulsives et aux différens désordres de la sensibilité.

<h2 style="text-align:center">§. I I I.</h2>

La sympathie, en général, dérive du sentiment du *moi*, de la conscience, au moins vague,
de la volonté : elle est même nécessairement
inséparable de cette conscience et de ce sentiment. Nous ne pouvons partager les affections d'un être quelconque, qu'autant que

---

(1) Plusieurs individus des espèces les plus intelli-
gentes, comme le chat, et des plus tendres dans leur
maternité , comme la poule , détruisent quelquefois
et dévorent leurs petits. Il ne faut pas confondre
cet égarement de l'instinct, avec l'aveugle glouton-
nerie des espèces stupides, par exemple, du cochon,
chez lequel on peut souvent observer le même fait.

nous lui supposons la faculté de sentir comme nous. En effet, sans cela, comment concevoir des affections? Pour supposer qu'il *sent*, il faut nécessairement lui prêter un *moi*. Quand les poëtes veulent nous intéresser plus vivement aux fleurs, aux plantes, aux forêts, il les douent d'instinct et de vie; quand ils veulent peupler une solitude d'objets qui parlent de plus près à nos cœurs, ils animent les fleuves, les montagnes et les grottes de leurs rochers.

Du moment que nous supposons dans un être, des sensations, des penchans, un *moi*, pour peu que cet être excite notre attention, il ne peut plus nous rester indifférent. Ou la sympathie nous attire vers lui, ou l'antipathie nous en écarte ; ou nous nous associons à son existence, ou elle devient pour nous, un sujet d'effroi, de repoussement, de haine et de colère. Il est aussi naturel, pour tout être sensible, de tendre vers ceux qu'il suppose sentir comme lui, de s'identifier avec eux, ou de fuir leur présence et de haïr leur idée, que de rechercher les sensations de plaisir et d'éviter celles de douleur.

Sans doute, ces dispositions, aussi-tôt qu'elles commencent à s'élever au-dessus du pur instinct, c'est-à-dire aussi-tôt qu'elles cessent de n'être plus de simples attractions animales, ou des déterminations relatives à la conservation de l'individu, à sa nutrition, au développement et à l'emploi de ses organes naissans ; ces dispositions, dis-je, se rapportent dès-lors, aux avantages que nous pouvons retirer des autres êtres, aux actes que nous devons en attendre ou en redouter, aux intentions que nous leur supposons à notre égard, à l'action que nous espérons ou n'espérons pas d'exercer, sur leur volonté. Mais dans ces derniers sentimens, il entre une foule de jugemens inapperçus. Ce puissant besoin d'agir sur les volontés d'autrui, de les associer à la sienne propre, d'où l'on peut faire dériver une grande partie des phénomènes de la sympathie morale, devient, dans le cours de la vie, un sentiment très-réfléchi : à peine se rapporte-t-il, pendant quelques instans, aux déterminations primitives de l'instinct.

Il en est de la sympathie comme des autres tendances instinctives primordiales : quoique formée d'habitudes du système, qui précèdent la naissance de l'individu, elle s'exerce par les divers organes des sens, aux fonctions

desquelles les lois de l'organisation l'ont liée,
d'avance; elle s'associe à leurs impressions;
elle s'éclaire et se dirige par eux. La vue, l'o-
dorat, l'ouïe, le tact deviennent tour à tour,
et quelquefois de concert, les instrumens
extérieurs de la sympathie. La vue, en faisant connoître la forme et la position des
objets, donne une foule d'utiles et prompts
avertissemens. Ses impressions vives, brillantes, éthérées, en quelque sorte, comme
l'élément qui les transmet, ne sont pas seulement la source de beaucoup d'idées et de
connoissances; elles produisent encore, ou
du moins elles occasionnent une foule de déterminations affectives, qui ne peuvent être
entièrement rapportées à la réflexion. Les
sensations que l'œil reçoit des êtres vivans,
ont un autre caractère que celles qui lui
représentent les corps inanimés. Leurs
formes, leurs couleurs, leurs rapports de
situation avec les autres corps de la nature,
les avantages même que l'individu peut en
attendre, ou les inconvéniens qu'il peut en
redouter, ne suffisent pas pour expliquer le
genre particulier d'émotion intérieure qu'ils
font naître. L'aspect du mouvement volontaire nous avertit qu'ils renferment un *moi*,

pareil à celui qui sert de lien à toute notre existence. Dès ce moment, il s'établit d'autres relations entr'eux et nous ; et peut-être, indépendamment des affections et des idées que leurs actes extérieurs, ou les mouvemens de leur physionomie manifestent, les rayons lumineux émanés de leurs corps, sur-tout ceux que lancent leurs regards, ont-ils certains caractères physiques différens de ceux qui viennent des corps privés de la vie et du sentiment.

Chez les oiseaux, dont la vue est le sens prédominant, c'est aux fonctions de ses organes que sont particulièrement liées la plupart des déterminations de l'instinct. En fendant les airs, leurs regards perçans embrassent un vaste horizon : des plus hautes régions de l'atmosphère, ils plongent dans les profondeurs des vallées, dans le sein des bois. C'est par cette étendue et cette puissance de vision, qu'ils découvrent et reconnoissent au loin, les objets de leurs amours ; qu'en allant à de grandes distances, chercher la nourriture de leurs petits, ils peuvent veiller encore sur eux, être avertis du moindre danger, et se trouver toujours prêts à revoler vers leurs nids, au premier besoin.

C'est aussi par cette même faculté, qu'ils épient leur proie, la poursuivent et tombent sur elle comme l'éclair, en jugeant les intervalles avec la plus grande sûreté d'appréciation, et les parcourant avec la plus grande justesse de vol; ou qu'ils apperçoivent, et se mettent en état de déconcerter tous les desseins de l'ennemi, quel qu'il soit, qui les guette et les poursuit.

§. VI.

CHEZ les animaux, dont les yeux et les oreilles ne s'appliquent pas à beaucoup d'objets divers, et sur-tout n'ont pas l'habitude d'y considérer beaucoup de rapports, il paroît que le principal organe de l'instinct est l'odorat; il est aussi par conséquent alors, celui de la sympathie. Plusieurs espèces sont évidemment dirigées vers les êtres de la même, ou d'une autre espèce, par des émanations odorantes qui leur en indiquent la trace, et leur en font reconnoître la présence, long-temps avant que leurs oreilles aient pu les entendre, ou leurs yeux les apercevoir. Chez les quadrupèdes, qui naissent, et restent quelque temps encore après leur naissance, avec les yeux fermés, l'odorat

et le tact paroissent être les seuls guides de
l'instinct primitif : tandis que le jeune pou-
let, le perdreau , le cailleteau , à peine sortis
de la coque, se servent avec beaucoup de
précision , de leur vue ; et qu'en courant
après les insectes , ils approprient, exactement aux distances, les efforts des muscles
de leurs cuisses, et dirigent ceux qui meuvent
la tête et le cou, de manière à faire tomber
leur bec débile , juste sur leur petite proie.
Les chats et les chiens , attirés par la douce et
moite chaleur de leur mère, par l'odeur particulière de son corps et de ses mamelles gon-
flées de lait , se tournent vers elle, la cherchent et vont s'emparer de ces réservoirs,
où leur premier aliment se trouve déjà tout
préparé par la nature. Dans le temps des
amours , les mâles et les femelles se pres-
sentent et se reconnoissent de loin, par l'intermède des esprits exhalés de leurs corps ,
qu'anime, durant cette époque , une plus
grande vitalité.

Il n'est pas douteux que chaque espèce,
et même chaque individu, ne répande une
odeur particulière : il se forme autour de lui,
comme une atmosphère de vapeurs animales , toujours renouvelée par le jeu de la

vie (1): et quand cet individu se déplace, il laisse toujours sur son passage, des particules qui le font suivre avec sûreté, par les animaux de son espèce, ou d'espèce différente, doués d'un odorat fin. C'est ainsi que le chien distingue la piste du lièvre de celle du renard, celle du cerf de celle du daim; que parmi plusieurs cerfs, il demêle, à la trace, celui sur lequel il a d'abord été lancé, sans se laisser égarer par les ruses que l'animal poursuivi s'efforce d'opposer à cet instinct si sûr et si dangereux pour lui.

En général les émanations des animaux jeunes et vigoureux sont salutaires; conséquemment, elles produisent des impressions agréables, plus ou moins distinctement apperçues. De-là, naît cet attrait d'instinct, par lequel on est attiré vers eux, et qui fait éprouver un certain plaisir organique à leur vue, à leur approche, avant même qu'il s'y mêle l'idée d'aucun rapport d'affection ou d'utilité. L'air des étables qui renferment des va-

----

(1) Chez les races, ou chez les individus foibles, cette odeur est moins marquée: elle l'est plus fortement dans les espèces très-animalisées, dans les corps très-vigoureux.

ches et des chevaux, proprement tenus, est également agréable et sain : on croit même, et cette opinion n'est pas dénuée de tout fondement, que dans certaines maladies, cet air peut être employé comme remède, et contribuer à leur guérison. Montagne raconte qu'un médecin de Toulouse, l'ayant rencontré chez un vieillard cacochyme, dont il soignoit la santé, frappé de l'air de force et de fraîcheur du jeune homme (car le philosophe avoit alors à peine vingt ans), engagea son malade à s'entourer de personnes de cet âge, qu'il regardoit comme non moins propres à le ranimer qu'à le réjouir. Les anciens savoient déjà combien il peut être utile, pour des vieillards languissans, et pour des malades épuisés par les plaisirs vénériens, de vivre dans une atmosphère remplie de ces émanations restaurantes, qu'exhalent des corps jeunes et pleins de vigueur. Nous voyons dans le troisième livre des Rois, que David couchoit avec de jolies filles pour se réchauffer et se redonner un peu de force. Au rapport de Galien (1), les médecins grecs avoient depuis long-temps, reconnu, dans le

______

(1) Methodus medendi, lib. 5. cap. 12.

traitement de différentes consomptions, l'a-
vantage de faire teter une nourrice jeune et
saine ; et l'expérience leur avoit appris que
l'effet n'est pas le même, lorsqu'on se borne
à faire prendre le lait au malade, après l'avoir
reçu dans un vase. Cappivaccius conserva
l'héritier d'une grande maison d'Italie, tombé
dans le marasme, en le faisant coucher entre
deux filles jeunes et fortes. Forestus rapporte
qu'un jeune Bolonais fut retiré du même état,
en passant les jours et les nuits auprès d'une
nourrice de vingt ans : et l'effet du remède
fut si prompt, que bientôt on eut à craindre
de voir le convalescent perdre de nouveau ses
forces par un retour prématuré aux plaisirs
vénériens. Enfin, pour terminer sur ce sujet,
Boerhaave racontoit à ses disciples, qu'il avoit
vu guérir un prince Allemand, par le même
moyen, employé de la même manière qui
réussit jadis si bien à Cappivaccius.

Si les déterminations instinctives, appar-
tenantes à la sympathie, sont très-souvent
excitées et dirigées par l'odorat, celles qu'on
a caractérisées par la dénomination d'antipathies, ne sont pas moins souvent liées aux
fonctions des organes du même sens. C'est
par eux, que les-animaux d'un ordre infé-

rieur, sont avertis de l'approche du lion. Les différentes espèces de serpens crotales, et notamment le boiquira, répandent, comme on l'a vu ci-dessus, une odeur que les quadrupèdes et les oiseaux, dont ils font leur proie, savent reconnoître d'assez loin, et qui les frappe d'une profonde terreur. Il en est de même de plusieurs espèces de *boa*, notamment du devin, ce monstrueux reptile, dont les replis étouffent les chèvres, les gazelles, les genisses, et jusqu'aux taureaux les plus vigoureux. Il en est de même, enfin, de presque toutes ces races dévastatrices, qui n'existent que par la guerre, le sang, et la destruction. Ce sont les émanations propres à chacune d'elles, qui, laissées sur leurs traces, ou même les devançant par-tout, deviennent souvent, la sauve-garde de leurs tristes victimes, et les écartent au loin; mais qui souvent aussi, les livrent plus sûrement à sa rage, et les mettent hors d'état de fuir en les glaçant de stupeur.

§. V.

L'OREILLE transmet au cerveau beaucoup d'impressions extérieures, et lui fournit les matériaux de beaucoup de connoissances :

c'est peut-être pour cela même, qu'elle prend moins de part aux déterminations de l'instinct, et ne s'associe que plus foiblement, aux circonstances qui les occasionnent, ou qui les manifestent. Toutes les facultés sentantes de l'ouïe, d'ailleurs si vives, si délicates, si étendues, semblent être absorbées par cette nombreuse classe d'impressions, qui sont presque uniquement destinées à provoquer des opérations intellectuelles, à faire naître des jugemens apperçus, à déterminer des desirs distinctement reconnus et motivés. Cependant la puissance, en quelque sorte générale, de la musique sur la nature vivante, prouve que les émotions propres à l'oreille, sont loin de pouvoir être toutes ramenées à des sensations perçues et comparées par l'organe pensant : il y a dans ces émotions, quelque chose de plus direct. Les hommes dépourvus de toute culture, ne sont pas moins avides de chants, que ceux dont la vie sociale a rendu les organes plus sensibles et le goût plus fin. Sans parler de ce chantre ailé, dont le gosier brillant est sans doute, à cet égard, le chef-d'œuvre de la nature, un grand nombre d'espèces d'oiseaux remplissent l'air d'une

agréable harmonie : plusieurs animaux do-
mestiques, et quelques races encore insou-
mises, paroissent entendre avec plaisir, les
chants de l'homme et les voix artificielles des instrumens qui résonnent sous ses
mains. Il est des associations particulières
de sons, et même de simples accens, qui
s'emparent de toutes les facultés sensibles;
qui, par l'action la plus immédiate, font
naître à l'instant, dans l'ame, certains sentimens, que les loïs primitives de l'organisation paroissent leur avoir subordonnés. La
tendresse, la mélancolie, la douleur sombre,
la vive gaîté, la joie folâtre, l'ardeur mar-
tiale, la fureur peuvent être tantôt réveil-
lées, tantôt calmées par des chants d'une
simplicité remarquable : elles le seront même
d'autant plus sûrement, que ces chants sont
plus simples, et les phrases qui les composent, plus courtes et plus faciles à saisir. Dans
la voix parlée, il est également des intonna-
tions qui semblent ébranler tout l'être sentant : il est des accens qui, sans le secours
d'aucunes paroles, et même quelquefois
malgré le sens ridicule ou trivial de celles
dont on les accompagne, vont toujours
droit au cœur, et le remplissent de puis-

santes émotions. Ce sont les cris mena-
çans, ou pathétiques des missionnaires, qui
saisissent un grossier auditoire, bien plutôt
que leurs discours, et surtout que les raisonnemens par lesquels ils tâchent de le
subjuguer. Il ne leur est pas du tout nécessaire pour réussir, que les personnes qui
les écoutent, puissent suivre ces raisonnemens, entendre ces discours : et l'on sait que
les conversions opérées par eux, ont souvent
été d'autant plus nombreuses et plus faciles,
qu'ils prêchoient dans un pays dont ils ignoroient absolument la langue (1). Quand les
tons de leur voix sont justes, imposans, tou-
chans, il importe très-peu que leurs paroles
soient dépourvues de sens et de raison.

Tous ces effets rentrent évidemment dans
le domaine de la sympathie ; et l'organe pensant n'y prend une part réelle, que comme
centre général de la sensibilité.

____

(1) Saint Bernard prêchoit en latin la croisade aux
paysans Allemands ; et l'on sait de quelle fureur ces
bonnes-gens étoient agités à ces sermons, dont ils n'entendoient pas un seul mot.

§. VI.

POUR ce qui regarde le tact, la justesse, en quelque sorte, mécanique de ses opérations, ou plutôt le caractère plus précis des rapports qu'il s'occupe à déterminer, l'empêchent de jouer un grand rôle dans certaines classes d'affections et de penchans, qui, par leur nature, sont nécessairement un peu vagues. Son action sympathique ne paroît guère pouvoir s'exercer que par le moyen de la chaleur vivante. Cette chaleur, dont les effets ne doivent point être confondus avec ceux de toute autre chaleur quelconque, sert incontestablement, dans plusieurs cas, de guide à l'instinct; et sa douce influence produit des attractions affectives, qu'on est forcé de rapporter au simple mécanisme animal. Plusieurs phénomènes de ce genre peuvent s'offrir chaque jour à tous les yeux : mais les observations n'en ont pas encore été recueillies et classées avec assez de choix et de soin : il resteroit même à faire sur ce sujet, différentes expériences, dont je ne pense pas que personne ait encore eu l'idée. Ainsi donc, je me borne, dans ce moment, au plus simple résultat de beaucoup de faits bien constans et généralement connus.

Quoique les sens extérieurs restent quelque temps inactifs dans le fœtus humain, et dans celui des espèces qui se rapprochent de l'homme, par le caractère de leur sensibilité, cependant comme les lois primitives de l'organisation lient entre elles, toutes les parties du système; comme elles subordonnent les fonctions des unes à celles des autres, par différens rapports secrets, que le sommeil, plus ou moins prolongé, de certains organes, n'empêche point de s'établir : il est aisé de concevoir qu'au moment même de la naissance, les organes des sensations proprement dites, peuvent déjà concourir aux déterminations de l'instinct, et qu'ils doivent y prendre plus ou moins part, suivant la nature des besoins et les facultés de l'animal.

Mais ce n'est pas tout.

Nous avons vu que ces déterminations s'associent bientôt aux opérations de l'intelligence; qu'elles les modifient, et qu'elles en sont modifiées à leur tour : et, pour le dire en passant, l'on ne peut douter que l'erreur des philosophes, qui, successivement,

ont attribué trop, ou trop peu, soit au jugement, soit à l'instinct, ne tienne à cette circonstance. Or, il est aujourd'hui bien reconnu que les organes directs des sensations, sont en cette qualité, les instrumens
principaux de l'organe pensant. Leurs fonctions influent donc primitivement, comme
cause génératrice de la pensée, sur toutes
les opérations auxquelles et la pensée, et les
desirs qu'elle fait naître, concourent ou sont
enchaînés.

Ainsi, d'autres rapports, très-multipliés
quoique moins immédiats, établissent un
nouveau genre de subordination mutuelle
entre les opérations des sens et les tendances
sympathiques : ces rapports sont même d'autant plus étendus, et cette subordination
d'autant plus frappante dans les animaux,
que les individus appartiennent à des espèces douées de plus d'intelligence, et dans
l'homme, qu'il a reçu plus de culture, qu'il
vit sous un régime social plus avancé : de
sorte que bientôt, on ne peut plus séparer
ce qui n'est que simplement organique dans
la sympathie, de ce que viennent y mêler
sans cesse les relations de l'individu avec ses
semblables et avec tous les êtres de l'univers.

Considérées sous ce point de vue, et dans leurs combinaisons avec les opérations intellectuelles, les tendances sympathiques sont déjà bien loin des attractions animales primitives, qui leur servent de base : elles conservent même peu de ressemblance avec le pur instinct. Dès-lors, ce sont des sentimens plus ou moins nettement apperçus, des affections plus ou moins raisonnées : les uns et les autres semblent, à l'égard de l'instinct, être ce que la pensée et le desir réfléchi, sont à l'égard de la sensation ; comme l'instinct semble, à son tour, être, par rapport aux attractions animales primitives, ce qu'est la sensation, par rapport à l'impression la plus simple, à celle que reçoivent des extrémités nerveuses, dépendantes d'un centre partiel isolé. Parvenues à ce terme, les tendances sympathiques ont pu tromper facilement les observateurs les plus attentifs et les plus exacts. La grande difficulté d'en rapporter les effets à leur véritable cause, a pu faire penser que des facultés inconnues étoient nécessaires pour faire concevoir de tels phénomènes. Ces tendances sont en effet alors, ce qu'on entend par la *sympathie morale* :

principe célèbre dans les écrits des philoso-phes écossais ; dont Huttchesson avoit re-connu la grande puissance sur la production des sentimens ; dont Smith a fait une analyse pleine de sagacité , mais cependant incom-plète , faute d'avoir pu le rapporter à des lois physiques ; et que mad^e Condorcet, par de simples considérations rationnélles , a su tirer, en grande partie , du vague où le laissoit encore la *Théorie des sentimens moraux.*

La sympathie morale consiste dans la fa-culté de partager les idées et les affections des autres ; dans le desir de leur faire parta-ger ses propres idées et ses affections ; dans le besoin d'agir sur leur volonté.

Si-tôt qu'on observe, ou simplement qu'on imagine dans un être, la conscience de la vie , on lui prête nécessairement des perceptions , des jugemens , des desirs ; et l'on cherche à les deviner. Si-tôt qu'on les a reconnus , ou qu'on se le persuade, on veut y prendre part , en vertu de la même tendance animale directe, par laquelle on est entraîné vers lui : et pour ces deux actes , la tendance suit à-peu-près les mêmes lois : elle reste soumise aux mêmes limitations ; c'est-à-dire, qu'elle

n'est jamais suspendue dans son action, que
par la crainte ou le doute, et qu'elle n'agit
en sens contraire, que lorsqu'on regarde cet
être comme un ennemi véritable, et qu'on
lui suppose des qualités nuisibles, ou d'hos-
tiles intentions. Il y a seulement quelque
chose de plus, dans cette opération de la
sympathie morale : c'est que déjà la faculté
d'imitation qui caractérise toute nature sensible, et particulièrement la nature humaine, commence à s'y faire remarquer.
En effet, quand on s'associe aux affections
morales d'un homme, on répète, au moins
sommairement, les opérations intellectuelles
qui leur ont donné naissance ; on l'imite :
aussi les personnes chez qui l'on reconnoît, au plus haut degré, le talent d'imitation, sont-elles, en même temps, celles que
leur imagination met le plus promptement,
le plus facilement et le plus complétement,
à la place des autres ; ce sont elles qui tra-
cent, avec le plus de force et de talent, ces
peintures des passions, et même tous ces tableaux de la nature inerte, qui ne frappent
et saisissent nos regards, qu'autant qu'une
sorte de sympathie les a dictés.

Cette faculté d'imitation, relative aux opé-

rations du centre sensitif et pensant, est absolument la même que celle qui se rapporte
aux mouvemens des parties musculaires extérieures ; seulement, ce sont d'autres organes qui sont imités, et d'autres qui les imitent : tout est d'ailleurs semblable dans cette
réproduction d'actes d'ailleurs si différens ;
tout, dans les actes originaux eux-mêmes,
et dans le caractère des moyens par lesquels
ils sont reproduits, tout, dis-je, est soumis
encore aux mêmes principes, et s'exécute
suivant les mêmes lois.

Que si l'on remonte plus haut, on trouvera que la faculté d'imiter *autrui*, tient à
celle de s'imiter *soi-même* : c'est l'aptitude à
reproduire, sans avoir besoin du même degré
de force et d'attention, tous les mouvemens
que les divers organes ont exécutés une fois;
aptitude toujours croissante avec la répétition des actes. Or cette faculté est inséparable
et caractéristique de toute existence animale :
et quand on s'est fait un tableau fidèle de la
manière dont la vie, par son action sur toutes
les parties du système, en détermine toutes
les fonctions, on conçoit facilement que cela
doit être ainsi. En effet, la fibre musculaire,
que nous allons prendre pour exemple,

triomphe en agissant, de tous les obstacles
qui s'opposent à sa contraction. Ceux de ces
obstacles qui ne dépendent pas immédiatement des poids qu'elle est destinée à soulé-
ver ou à mouvoir, ne peuvent manquer de
s'affoiblir à chaque contraction nouvelle : et
comme elle acquiert elle-même, par cet exercice, pourvu que l'effort n'en soit point excessif, ou prolongé trop long-temps, une vigueur qu'elle n'avoit pas dans l'origine ;
comme, d'autre part, les puissances vitales
ne persévèrent pas seulement dans leur action
motrice, avec le même degré d'énergie et de
promptitude, mais qu'elles croissent encore
graduellement et proportionnellement elles-
mêmes, par l'effet immédiat de cette répétition ménagée, et de ce perfectionnement des
fonctions : il est clair que la force radicale,
et surtout la facilité des mouvemens, doivent
augmenter, à mesure qu'ils se réitèrent, en
supposant toutefois qu'ils soient toujours
exécutés de la manière dont ils l'ont été
précédemment.

Ce qui se passe dans l'action musculaire,
se passe également dans les autres fonctions :
seulement, ce sont d'autres organes, d'autres genres de mouvemens ; et par consé-

quent, ce sont aussi , d'autres résultats. Au reste, la physique nous offre dans des machines inanimées , deux exemples de l'accroissement de force et d'aptitude , occasionné par la prolongation , ou par le retour assidu des mêmes opérations. Les appareils électriques produisent, toutes choses égales d'ailleurs, d'autant plus d'effet, qu'on s'en sert plus habituellement ; et les aimans artificiels sont susceptibles d'acquérir, par la simple continuité d'action , une force très-supérieure à celle qu'ils avoient reçue d'abord.

Si l'on avoit une fois déterminé la nature du stimulant interne , qui fait entrer en action l'organe cérébral, et qui lui sert d'intermède pour correspondre, par ses extrémités, avec tous les autres organes, peut-être ne seroit-il pas absolument impossible de lier le double phénomène dont nous parlons, avec ceux qui sont en droit de nous étonner le plus dans le système animal.

§. VII.

La sympathie morale exerce son action par les regards, par la physionomie, par les mouvemens extérieurs, par le langage arti-

culé, par les accens de la voix , en un mot par
tous les signes : son action peut être éprou-
vée par tous les sens. L'effet des regards , de
la physionomie, et même des gestes n'est pas
uniquement moral ; il y reste encore, s'il
m'est permis de parler ainsi, un mélange d'influence organique directe , qui semble indépendante de la réflexion : mais on ne peut nier
que la partie la plus importante de l'art des
signes , ne soit soumise à la culture ; que ses
progrès ne soient proportionnels aux efforts
et à la capacité de l'intelligence ; qu'enfin les
sentimens sympathiques-moraux ne soient
presque toujours une suite de jugemens
inapperçus.

Nous ne pousserons pas plus loin cette
analyse. Au point où nous la laissons, elle
rentre dans le domaine de l'idéologie et de
la morale : c'est à ces sciences qu'il appartient de la terminer.

Je n'ajoute plus qu'une réflexion : c'est que
la faculté d'imitation , qui caractérise toute
nature sensible , et notamment la nature humaine, est le principal moyen d'éducation,
soit pour les individus, soit pour les sociétés ;
qu'on la trouve, en quelque sorte, confondue
à sa source, avec les tendances sympathiques,

sur lesquelles l'instinct social et presque tous les sentimens moraux, sont fondés; et que ces tendances et cette faculté, font également partie des propriétés essentielles à la matière vivante réunie en systême. Ainsi, les causes qui développent toutes les facultés intellectuelles et morales, sont indissolublement liées à celles qui produisent, conservent et mettent en jeu l'organisation; et c'est dans l'organisation même de la race humaine, qu'est placé le principe de son perfectionnement.

Du Sommeil et du Délire.

§. I.

Ce fut Cullen qui, le premier, reconnut des rapports constans et déterminés entre les songes et le délire; ce fut surtout lui qui, le premier, fit voir qu'au début, et pendant toute la durée du sommeil, les divers organes peuvent ne s'assoupir que successivement, ou d'une manière très-inégale, et que l'excitation partielle des points du cerveau qui leur correspondent, en troublant l'harmonie de ses fonctions, doit alors produire des images irrégulières et confuses, qui n'ont

aucun fondement dans la réalité des objets.
Or, tel est sans doute, le caractère du délire
proprement dit. Mais faute d'un examen plus
détaillé des sensations, ou de la manière dont
elles se forment, et de l'influence qu'ont les
diverses impressions internes sur celles qui
nous arrivent du dehors, l'idée de Cullen est
restée extrêmement incomplète : quoique
juste au fond, elle ne pourroit être défendue
contre une longue suite de faits, qui prouvent que souvent le délire et les songes tiennent à des causes très-différentes de celles
qu'il assigne ; en un mot, cette idée n'est
qu'un simple apperçu. Nos recherches nous
ont mis en état d'aller plus loin ; et nous
pouvons, j'ose le dire, non-seulement exposer avec plus d'exactitude, ce qu'elle
renferme de vrai, mais surtout la ramener
à des vues plus générales, seules capables de
lui donner un solide appui.

En effet, nous connoissons les différentes
sources de nos idées et de nos affections morales : nous avons déterminé les diverses circonstances qui concourent à leur formation.
La sensibilité ne s'exerce pas uniquement par
les extrémités externes du système nerveux ;
les impressions reçues par les sens propre-

ment dits, ne sont pas les seules qui mettent en jeu l'organe pensant : et l'on ne peut rapporter exclusivement, à l'action des objets placés hors de nous, ni la production des jugemens, ni celle des desirs. On a vu dans le second et le troisième mémoire, que la sensibilité s'exerce, concurremment avec les organes des sens, par les extrémités nerveuses internes qui tapissent les diverses parties, et que les impressions qu'elles reçoivent dans les différens états de la machine vivante, lient étroitement toutes les opérations des organes principaux avec celles du centre cérébral. On a vu de plus, dans ces deux mémoires, que le système nerveux, pris dans son ensemble, et le centre pensant en particulier, sont susceptibles d'agir en vertu d'impressions plus intérieures encore, dont les causes s'exercent au sein même de la pulpe médullaire. Enfin, l'on vient de voir ici, que les déterminations instinctives, et les penchans directs qui en découlent, se combinent avec les perceptions arrivées par la route des sens ; qu'elles les modifient, en sont modifiées, tantôt les dominent et tantôt se trouvent subjuguées par elles. Ainsi donc, l'on n'a plus besoin de recourir à deux principes d'action dans l'homme, pour concevoir la formation des mouvemens affectifs ; pour expliquer cet état de balancement, ou de prépondérance alternative, qui souvent les confond avec les opérations du jugement, qui, souvent aussi, les en distingue, et quelquefois les met en parfaite opposition avec elles. Et même, dans notre manière de voir, le phénomène ne présentera plus rien d'extraordinaire, si l'on veut bien se souvenir que les diverses impressions internes fournissent, en quelque sorte, presque tous les matériaux des combinaisons de l'instinct, et qu'elles exercent sur ses opérations, une influence bien plus étendue que sur celles de la pensée.

Toutes les circonstances ci-dessus peuvent donc concourir, et concourent en effet, pour l'ordinaire, à la production des jugemens et des desirs réfléchis. Ainsi, pour embrasser dans une analyse complète, toutes les causes capables d'altérer les opérations du jugement et de la volonté, il faut tenir compte de chacune de ces circonstances ; et quoique leur puissance, à cet égard, ne soit pas égale, sans doute, il n'en est aucune dont les effets ne méritent d'être appréciés avec attention.

Je me résume en peu de mots.

Les désordres du jugement et de la volonté peuvent tenir à ceux,

1°. Des sensations proprement dites ;

2°. Des impressions dont la cause agit dans le sein même du système nerveux ;

3°. De celles qui sont reçues par les extrémités sentantes internes ;

4°. Des déterminations instinctives et des desirs, ou des appétits qui s'y rapportent immédiatement.

§. I I.

Les sensations proprement dites, sont altérées par les maladies de l'organe qui les transmet au cerveau ; par les sympathies qui peuvent lier ses opérations avec celles d'autres organes malades ; par certaines affections du système nerveux, qui ne se manifestent qu'à ses extrémités sentantes.

Dans les inflammations de l'œil, ou de l'oreille, que je prends pour exemple du premier cas, souvent les sensations de la vue ou de l'ouïe ne se rapportent point aux causes qui les produisent dans l'ordre naturel : quelquefois même elles deviennent très-distinctes et très-fortes, sans dépendre d'aucune cause extérieure véritable. Un mouvement extraordinaire du sang dans les artères de la face et des parties adjacentes, peut suffire pour présenter aux yeux des images qui n'ont point d'objet réel. Un fébricitant croyoit voir ramper sur son lit un serpent rouge : Galien, qui le traitoit conjointement avec plusieurs autres médecins, considère son visage enflammé, le battement des artères temporales, l'ardeur des yeux : il ne craint pas de prédire une hémorragie nazale prochaine ; et l'événement justifie presqu'aussi-tôt son pronostic. Certaines affections catharrales, et plusieurs espèces de maux de gorge, dont l'effet se communique à la membrane interne du nez, dénaturent entièrement les fonctions de l'odorat. Tantôt elles se bornent à le priver de toute sensibilité ; tantôt elles lui font éprouver des impressions singulières, qui n'ont de cause que dans l'état maladif de l'organe. Mais ordinairement les erreurs isolées du genre dont nous parlons ici, sont facilement corrigées par les sensations plus justes que les autres sens reçoivent, sur-tout par l'accord de ces sensations ; il n'en résulte point alors de délire positif.

L'action sympathique de certains viscères malades, sur le goût, la vue, l'ouïe, l'odorat, et sur le tact lui-même, est beaucoup plus étendue. Dans plusieurs affections du canal intestinal, ou des organes génitaux, chaque sens en particulier, peut se ressentir de leurs désordres : lors même que tous les partagent simultanément, il paroît que cet effet peut avoir lieu, sans que le centre sensitif en soit directement affecté ; du moins les erreurs sont-elles alors, quelquefois, évidemment produites par celles de ses extrémités extérieures.

On sait que les maladies des différens organes de la digestion, altèrent presque toujours, plus ou moins, le goût et l'odorat. Les pâles-couleurs, qui dépendent ou de l'inertie, ou de l'action irrégulière et convulsive des ovaires, inspirent souvent aux jeunes filles, les plus invincibles appétits pour des alimens dégoûtans, pour des odeurs fétides. Il n'est pas rare d'observer alors chez elles, un désordre d'idées, directement causé par ces appétits eux-mêmes. Certaines substances vénéneuses, en tombant dans l'estomac, portent de préférence leur action sur tel ou tel organe des sens en particulier, sans affecter sensiblement le cerveau. La jusquiame, par exemple, trouble immédiatement la vue : le napel et l'extrait de chanvre peuvent dénaturer entièrement les sensations de la vue et du tact, et cependant laisser encore au jugement, assez de liberté pour apprécier cet effet extraordinaire, et le rapporter à sa véritable cause. Plusieurs observations m'ont fait voir que l'état de spasme des intestins en particulier, soit qu'il résulte de quelque affection nerveuse chronique, soit qu'il ait été produit par l'application accidentelle de quelque matière âcre, irritante, corrosive, agit spécialement sur l'odorat et sur l'ouïe ; et que, suivant l'intensité de l'affection, tantôt le malade devient tout-à-fait insensible aux odeurs, ou croit en sentir de singulières, et qui lui sont même inconnues ; tantôt il est fatigué de sons discordans, de tintemens pénibles, ou croit entendre une douce mélodie et des chants très-harmonieux.

Dans d'autres désordres sensitifs, dont nous avons ailleurs cité quelques exemples, le malade se sent, tour-à-tour, grandir et rappetisser ; ou bien il se croit doué d'une légéreté singulière, qui lui permet de s'envoler dans les airs , mais aussi qui le livre à la merci du premier coup de vent ; ou les objets se dérobent sous ses mains , perdent pour lui , leur forme , leur consistance , leur température ; ou enfin la vue s'éteint momentanément (1). Dans tous ces cas, le système cérébral ne paroît affecté qu'à ses extrémités sentantes : car chez les hommes dont l'organe pensant a contracté des habitudes de justesse , fortes et profondes , ces impressions erronnées, qui frappent rarement, il est vrai, sur tous les sens à-la-fois , peuvent être corrigées par le jugement. Il n'en est pas , à beaucoup près , toujours de même chez les femmes. Leur imagination vive et mobile ne résiste point à des sensations présentes : elles ne supportent même pas facilement qu'on doute de celles qui sont le plus chimériques ; et leur esprit ne commence à former quelques soupçons sur leur exactitude , que lorsqu'elles ont cessé de les éprouver. On en voit qui croient fermement que leur nez, ou leurs lèvres ont pris un volume immense ; que l'air de leur chambre est imprégné de musc,

---

(1) Comme cela se remarque dans les violentes affections spasmodiques de la matrice et des ovaires.

d'ambre, ou d'autres parfums dont l'odeur les poursuit ; que leurs pieds ne touchent point la terre ; qu'il n'existe aucun rapport entr'elles et les objets environnans. Les hommes d'une imagination vive et d'un caractère foible, se laissent aussi, quelquefois, entraîner à ces illusions. Le génie lui-même n'en garantit pas. Après sa chute du pont de Neuilly, Paschal, dont la peur avoit troublé tout le système nerveux, voyoit sans cesse à ses côtés, un profond précipice : pour n'en être pas troublé dans ses méditations, il étoit obligé de dérober cette image à ses regards, en interposant un corps opaque entre ses yeux et la place qu'elle occupoit par rapport à lui.

§. I I.

Nous venons de parler de l'action qu'en vertu de certaines sympathies particulières, exercent sur les organes des sens les impressions maladives, reçues par les extrémités sentantes internes. Mais ces mêmes impressions agissent bien plus fréquemment, et avec bien plus de force, sur le centre cérébral, organe direct de la pensée ; et même alors, en changeant son état, plus particulièrement lié par cette fonction spéciale, à celui des extrémités nerveuses externes, elles dénaturent aussi très-souvent les sensations. Le délire peut être causé par de simples matières bilieuses et saburrales contenues dans l'estomac ; par des narcotiques qui n'ont encore eu le temps de faire sentir leur vertu qu'aux nerfs de ce viscère ; par son inflammation, par celle des autres parties précordiales, des testicules, des ovaires, de la matrice ; par la présence de matières atrabilaires qui farcissent tout le système abdominal ; par des spasmes dont la cause et le siége ne s'étendent pas au-delà de la même enceinte, &c. Dans tous ces cas, les dérangemens survenus dans les fonctions du cerveau, ont, suivant la nature de l'affection primitive, une marche, tantôt aiguë, tantôt chronique ; quelquefois ils affectent un caractère sensible de périodicité. A la première éruption des règles, quand les dispositions convulsives de la matrice empêchent ou troublent ce travail important de l'économie animale, on observe quelquefois un véritable délire aigu, plus ou moins fortement prononcé : dans certaines circonstances, ce délire suit exactement le cours des fièvres synoques sanguines.

Nous avons eu, plusieurs fois, occasion de faire remarquer la nature opiniâtre des maladies atrabilaires : aussi les désordres d'imagination, les démences paisibles, ou les transports et les fureurs maniaques que ces mêmes maladies occasionnent, sont-ils d'une ténacité qui peut les faire persister, après même que leur cause n'existe plus. Les inflammations lentes des organes génitaux, chez les hommes comme chez les femmes, sont presque toujours accompagnées d'altérations notables des fonctions intellectuelles ; et ces altérations ont alors la même marche lente et chronique. Enfin, quand les spasmes violens, les affections abdominales convulsives, que nous avons reconnu capables d'amener le délire, se calment et reviennent après des intervalles de temps déterminés, le délire s'assujétit aux mêmes retours périodiques. Dans tous ces cas, je le répète, les altérations de l'esprit peuvent être produites par la seule influence sympathique des organes primitivement affectés, sans le concours d'aucune lésion directe du système sensitif, ou du cerveau.

§. I I I.

Toutes les causes inhérentes au systême nerveux, dont dépendent souvent le délire et la folie, se rapportent à deux chefs généraux : 1°. aux maladies propres de ce systême ; 2°. aux habitudes vicieuses qu'il est susceptible de contracter.

Dans un écrit dicté par le véritable génie de la médecine, Pinel dit avoir observé plusieurs fois chez les imbéciles, une dépression notable de la voûte du crâne. Il y a peu de praticiens qui n'aient pu faire la même observation. Mais Pinel l'a ramenée à des lois géométriques ; et par elles, il détermine les formes les plus convenables à l'action, comme au libre développement de l'organe cérébral, et celles qui gênent son accroissement et troublent ses fonctions. J'ai vu plusieurs fois aussi, l'imbécillité produite par cette cause. J'ai cru pouvoir, dans d'autres cas, la rapporter à l'extrême petitesse de la tête, à sa rondeur presque absolument sphérique, surtout à l'applatissement de l'occipital et des parties postérieures des pariétaux. Ces vices de conformation, quoique toujours étrangers au cerveau lui-même par leur siége, et presque toujours aussi par leur cause, influent cependant d'une manière si directement organique sur son état habituel, qu'on peut les placer au nombre des maladies qui lui sont propres. Je range encore dans la même classe, les ossifications, ou les pétrifications des meninges (particulièrement celles de la dure-mère), leurs dégénérations squirreuses, leur inflammation violente. Toutes ces maladies peuvent porter un grand désordre dans les opérations intellectuelles ; et c'est, pour l'ordinaire, en occasionnant des accès convulsifs, accompagnés de délire, qu'elles troublent l'action du système sensitif.

Les dissections anatomiques ont montré, dans un nombre considérable de sujets, morts en état de démence, différentes altérations dans la couleur, dans la consistance et dans toutes les apparences sensibles du cerveau. Pinel affirme n'avoir rien découvert de semblable dans les cadavres de ceux qu'il a disséqués ; et l'on peut compter entièrement sur les assertions d'un observateur si sagace et si scrupuleusement exact : mais il est impossible aussi de rejeter celles de plusieurs savans anatomistes, non moins dignes de foi. Outre les vices de conformation de la boîte osseuse, et les altérations des meninges dont nous venons de parler, Ghisi, Bonnet, Littre, Morgagni, et plusieurs autres, ont reconnu dans les cadavres des fous, différentes dégénérations bièn plus intimes, de la substance même du cerveau. On y a trouvé des squirrhes, des amas de phosphate calcaire, plusieurs espèces de vrais calculs, des concrétions osseuses, des épanchemens d'humeurs corrosives ; on a vu les vaisseaux des ventricules, tantôt gonflés d'un sang vif et vermeil , tantôt farcis de matières noirâtres poisseuses et délétères : et comme à de plus foibles degrés, ces désordres organiques ont été plusieurs fois accompagnés de désordres correspondans et proportionnels des facultés mentales, quand on les retrouve dans la folie maniaque et furieuse , il est difficile de ne pas la leur attribuer.

Mais l'observation la plus remarquable, est celle de Morgagni (1), qui, dans ses nombreuses dissections de cerveaux de fous, avoit vu presque toujours augmentation, diminution, ou plus souvent grande inéga-

----

(1) J'en ai parlé dans le premier Mémoire : son importance n'avoit pas échappé à Cullen.

lité de consistance dans le cerveau : de sorte que la moelle n'en étoit pas toujours trop ferme, ou trop molle ; mais que, pour l'ordinaire, la mollesse de certaines parties étoit en contradiction avec la fermeté des autres; ce qui sembleroit expliquer directement le défaut d'harmonie des fonctions, par celui des forces toniques propres aux diverses parties de leur organe immédiat.

C'est au moyen d'une grande quantité de faits recueillis dans tous les pays et dans tous les siècles, qu'on a reconnu la liaison constante et régulière de la folie avec différentes maladies des viscères du bas-ventre, et avec certaines lésions sensibles de la pulpe cérébrale, ou des parties adjacentes capables d'agir immédiatement sur elle. Mais ce qui constate encore mieux cette liaison, c'est l'utilité, bien vérifiée également, de certains remèdes appliqués à la maladie primitive, et dont l'action fait disparoître, tout ensemble, et la cause et l'effet. Ainsi, dans les folies atrabilaires, les anciens employoient avec confiance, et les modernes ont eux-mêmes, depuis, avantageusement employé les fondans, les vomitifs et les purgatifs énergiques : dans celles qui dépendent de l'inflammation lente des organes génitaux et du cerveau lui-même, ou de la phlogose plus aiguë de l'estomac, des autres parties épigastriques et des meninges cérébrales, les saignées, et sur-tout l'artériotomie (1), ont opéré des guérisons subites et comme miraculeuses. Ainsi les délires dépendans des spasmes abdominaux, ou d'un état spasmodique général, se guérissent plus lentement peut-être, mais avec la même sûreté, par l'usage méthodique des bains tiédes ou froids, des calmans, des toniques nervins. Enfin, c'est ainsi que Wepfer et Sydenham n'ont pas craint, dans certains cas, de recourir aux narcotiques eux-mêmes, et que le dernier guérissoit, par le simple usage des cordiaux et des analeptiques, ce délire paisible qui succède quelquefois aux fièvres intermittentes, et que les autres remèdes ne manquent jamais d'aggraver.

§. I V.

Mais il faut convenir que souvent la folie ne sauroit être rapportée à des causes orga—

---

(1) Par exemple, la section de l'artère temporale, dont on a plusieurs fois, observé les effets salutaires.

niques sensibles ; que l'observation se borne souvent à saisir ses phénomènes extérieurs , et que les altérations nerveuses dont elle dépend , échappent à toutes les recherches du scalpel et du microscope. Quoique vraisemblablement, dans la plupart des cas de ce genre , il y ait de véritables lésions organiques, cependant, tant qu'il est impossible d'en reconnoître les traces , ils doivent tous être rangés dans la même classe que ceux qui tiennent purement aux habitudes vicieuses du système cérébral ; habitudes que nous voyons presque toujours, résulter des impressions extérieures , et des idées ou des penchans dont ces mêmes impressions sont évidemment la principale source.

Les anciens médecins qui donnoient une si grande attention aux effets physiques des affections morales, connoissoient fort bien ces folies , pour ainsi dire plus intellectuelles, dont le traitement se réduit à changer toutes les habitudes du malade , quelquefois à lui causer de vives commotions capables d'intervertir la série des mouvemens du système nerveux, et de lui en imprimer de nouveaux.

Arétée distingue soigneusement les délires causés par les obstructions viscérales atrabi-

laires, de ceux qui se manifestent directement dans les fonctions du cerveau. Selon
lui, les premiers sont caractérisés par la mélancolie ou par la fureur; les seconds, par
le désordre des sensations et de toutes les
opérations mentales. Il observe que, dans
certaines circonstances, les malades acquièrent une finesse singulière de vue ou de tact;
qu'ils peuvent voir, ou sentir par le toucher,
des objets qui se dérobent aux sens dans un
état plus naturel. Il dit ailleurs : « On en
» voit qui sont ingénieux et doués d'une apti-
» tude singulière à concevoir : ils apprennent,
» ou devinent l'astronomie, sans maître; ils
» savent la philosophie, sans l'avoir apprise;
» et il semble que les muses leur aient révélé
» tous les secrets de la poésie, par une sou-
» daine inspiration ». Ces manies, qu'on a
guéries dans tous les temps, par des voyages,
par des pélérinages vers les temples, par les
réponses des oracles, par les neuvaines, par
diverses pratiques religieuses, par l'application topique de différens objets de culte, par
les sortiléges et les paroles enchantées, n'ont
jamais sans doute, dépendu de véritables et
profondes lésions organiques : et sans doute
aussi, les délires qui cèdent à l'immersion

subite dans l'eau froide , et les folies plus lentes dont plusieurs médecins ont triomphé, tantôt par la terreur , tantôt par les caresses , et plus souvent peut-être, par un mélange de douceur et de sévérité, de mauvais et de bons traitemens , sont en général bien plutôt du domaine de l'hygienne morale ,· que de la médecine proprement dite. Suivant Pinel , cette classe de folies est beaucoup plus étendue qu'on ne pense. Il ne paroît pas éloigné d'y comprendre le plus grand nombre de celles dont il a suivi la marche dans les deux hospices de Bicêtre et de la Salpêtrière. Il y rattache même celles dont la solution s'opère par une suite d'accès critiques , et dans lesquelles le délire , périodiquement augmenté, devient son propre remède ; de la même manière qu'on voit souvent la cause des fièvres intermittentes se détruire elle-même, par un nombre d'accès déterminé (1) : et c'est sur le traitement moral , ou sur le régime des habitudes , qu'il paroît compter le plus pour leur guérison.

----

(1) Ce genre de folie, observé d'abord par l'ingénieux et respectable Pussin , surveillant des fous de Bicêtre , a été considéré sous de nouveaux points de vue, et décrit pour la première fois, par Pinel.

Nous croyons qu'il a raison pour un assèz grand nombre de cas : mais cet excellent esprit n'ignore point que tout ce qui porte le nom de *moral*, réveille des idées bien vagues et même bien fausses. La puissante influence des idées et des passions sur toutes les fonctions des organes en général, ou sur quelques-unes en particulier, est encore au nombre de ces vertus occultes, qui, par les ténèbres mystérieuses dont elles sont environnées, font les délices des visionnaires et des ignorans : et la manière dont cette influence peut changer l'ordre des mouvemens dans l'économie animale, tout-à-fait inexplicable, d'après l'opinion qui suppose différens principes distincts dans l'homme, n'en est devenue que plus facilement l'objet, ou la cause de nouvelles rêveries. Il seroit sans doute à desirer que Pinel, à qui l'idéologie devra presqu'autant que la médecine, eût dirigé ses recherches vers cet important problême. Puisqu'il ne l'a pas fait, je tâcherai, dans le Mémoire suivant, de poser la question en termes plus précis: et du simple rapprochement des phénomènes dont les psychologistes ont tiré l'idée abstraite du *moral,* il résultera que, loin d'offrir rien de surnaturel, son influence sur le *physique*, ou sur l'état et sur les facultés des organes, rentre dans les lois communes de l'organisation vivante et du système de ses fonctions.

Du Sommeil en particulier.

§. I.

Pour apprécier les effets du sommeil sur l'organe pensant, et pour juger à quel point les songes se rapprochent en effet du délire, il est nécessaire de se faire un tableau succinct des circonstances qui déterminent et complètent l'assoupissement ; il est sur-tout indispensable d'embrasser d'un coup-d'œil la suite des phénomènes qui caractérisent chacun de ses degrés.

Tous les besoins renaissent, toutes les fonctions s'exécutent à des époques fixes et isochrones. La durée des fonctions est la même pour chacune de leurs périodes : les mêmes appétits, ou les mêmes besoins ont des heures marquées pour chacun de leurs retours; et, le plus souvent, lorsque les besoins ne sont pas satisfaits alors, ils diminuent et s'évanouissent au bout d'un certain temps, pour ne revenir avec plus de force et d'importunité, qu'à l'époque suivante qui doit en ramener les impressions. Ce caractère de périodicité se remarque particulièrement dans les retours et dans la durée du sommeil : le sommeil revient ordinairement chaque jour, à la même heure ; il dure le même espace de temps ; et l'on observe que plus il est régulièrement périodique, plus aussi l'assoupissement est facile, et le repos qui le suit, salutaire et restaurant.

Sans entrer ici dans la recherche des causes dont dépend ce phénomène (1), l'on voit donc que, se coucher et s'endormir tous les jours aux mêmes heures, est une circonstance qui favorise le retour du sommeil.

L'assoupissement est en outre, directement provoqué par l'application de l'air frais, qui répercute une partie des mouvemens à l'in-

---

(1) Il est vraisemblable que ces causes dépendent elles-mêmes de lois plus générales de la nature : il est possible que la périodicité des mouvemens de l'économie animale doive être uniquement rapportée à celle des mouvemens de notre systême planétaire, surtout de l'astre qui nous dispense les jours et les années, et mesure ainsi le temps, par intervalles égaux.

térieur ; par un bruit monotone qui, faisant cesser l'attention des autres sens, endort bientôt sympathiquement l'oreille elle-même ; par le silence, l'obscurité, les bains tièdes, les boissons rafraîchissantes ; en un mot, par tous les moyens qui rabaissent le ton de la sensibilité générale, modèrent en particulier les excitations extérieures, et par conséquent, diminuent le nombre ou la vivacité des sensations.

Les boissons fermentées, dont l'effet est d'exciter d'abord l'activité de l'organe pensant, et de troubler bientôt après ses fonctions, en rappelant dans son sein la plus grande partie des forces sensitives, destinées aux extrémités nerveuses ; les narcotiques qui paralysent immédiatement ces forces, et qui jettent encore en même temps, un nuage plus ou moins épais, sur tous les résultats intellectuels, par l'afflux extraordinaire du sang qu'ils déterminent à se porter vers le cerveau ; l'application d'un froid vif extérieur ; enfin toutes les circonstances capables d'émousser considérablement les impressions, ou d'affoiblir l'énergie du centre nerveux commun, produisent un sommeil profond, plus ou moins subit.

L'état de l'économie animale, le plus propre à laisser agir les autres causes du sommeil, est une lassitude légère des différens
organes, surtout de ceux des sens, et des
muscles soumis à l'action de la volonté. Une
lassitude très-forte est accompagnée d'un
sentiment douloureux; et, par cela même,
elle devient une nouvelle cause d'excitation.
En effet, les personnes qui ont éprouvé de
grandes fatigues ont besoin de prendre des
bains tiédes, des boissons et des alimens
sédatifs, ou du moins de se reposer quelque
temps dans le silence et l'obscurité, avant
de pouvoir s'endormir.

Un certain état de foiblesse est encore favorable au sommeil : mais il faut que cette
foiblesse ne soit pas trop grande, ou plutôt, il
faut qu'elle porte sur les seuls organes du
mouvement, et non sur les forces radicales
du système nerveux ; car lorsqu'elle est
poussée jusqu'à ce dernier point, non-seulement elle n'invite pas au sommeil, mais en
sa qualité de sentiment inquiet et profondément pénible, elle excite des veilles opiniâtres,
qui ne manquent pas, à leur tour, d'aggraver
encore l'affoiblissement.

Soit que le sommeil arrive par le besoin

pressant de repos dans les extrémités sentantes et dans les organes moteurs ; soit que
la simple action périodique du cerveau le produise , en rappelant spontanément dans son
sein, le plus grand nombre des causes de mouvement : c'est ce reflux des puissances nerveuses vers leur source , ou cette concentration des principes vivans les plus actifs , qui
constitue et caractérise le sommeil. Si-tôt que
cet état commence à se préparer dans le cerveau , le sang , par une loi qui dirige constamment son cours , s'y porte en plus grande
abondance : car les mouvemens circulatoires
tendent toujours spécialement vers les points
de l'économie animale , où les causes excitantes (1) se rassemblent ; et la foiblesse des
vaisseaux que le sang vient gonfler , n'oppo-
sant ici presqu'aucune résistance, il n'est

______

(1) Les causes excitantes ne sont plus répandues
en aussi grande quantité dans les membres ; et quoiqu'alors le cerveau n'agisse pas autant , du moins à
plusieurs égards , que pendant la veille , ces causes
sont en effet concentrées dans son sein. La raison qui
fait que leur présence , après avoir stimulé le cerveau
dans un certain sens , finit par l'engourdir dans tous
les autres, tient à des lois physiologiques que ce n'est
pas ici le lieu d'éclaircir. Mais le fait est constant.

point détourné de sa direction, comme il arrive dans certaines concentrations nerveuses, où le spasme général de l'organe affecté, empêche le fluide d'y pénétrer librement. En même temps, le pouls et la respiration se ralentissent; la réproduction de la chaleur animale s'affoiblit; la tension des fibres musculaires diminue; toutes les impressions deviennent plus obscures; tous les mouvemens deviennent plus languissans et plus incertains.

Mais les impressions ne s'émoussent point toutes à-la-fois, ni toutes au même degré : c'est encore suivant un ordre successif, et dans des limites différentes, relatives à la nature et à l'importance des différens genres de fonctions; que les mouvemens tombent dans la langueur, sont suspendus, ou paroissent ne perdre qu'une foible partie de leur force et de leur vivacité. Les muscles qui meuvent les bras et les jambes se relâchent, s'affaissent, et cessent d'agir avant ceux qui soutiennent la tête; ces derniers avant ceux qui soutiennent l'épine du dos. Quand la vue, sous l'abri des paupières, ne reçoit déjà plus d'impressions, les autres sens conservent encore presque toute leur sensibilité. L'odorat

ne s'endort qu'après le goût; l'ouïe, qu'après
l'odorat; le tact, qu'après l'ouïe. Et même
pendant le sommeil le plus profond, il s'exécute encore divers mouvemens, déterminés
par un tact obscur. Nous obéissons à des impressions tactiles, quand nous changeons de
position dans notre lit; quand nous en quit-
tons une naturellement pénible, ou devenue
telle, par la durée de la même attitude : et
cela se passe le plus souvent, sans que le
sommeil en soit aucunement troublé.

Si les sens ne s'assoupissent point tous à-la-
fois, leur sommeil n'est pas, non plus, également profond. Le goût et l'odorat sont ceux
qui se réveillent les derniers. La vue paroît
se réveiller plus difficilement que l'ouïe : un
bruit inattendu tire souvent de leur léthar-
gie, des somnambules sur qui la plus vive lumière n'a fait aucune impression, leurs yeux
même étant ouverts. Enfin, le sommeil du
tact est évidemment plus facile à troubler
que celui de l'ouïe. Il est notoire qu'on peut
dormir paisiblement au milieu du plus grand
bruit, souvent même sans en avoir une longue
habitude ; et les sensations pénibles du toucher, n'ont pas besoin d'être très-vives, pour
faire cesser un sommeil profond : la même

personne qu'on n'a pu réveiller par des bruits soudains très-forts, se lève tout-à-coup en sursaut, au plus léger chatouillement de la plante des pieds.

§. I I.

Ce qui se passe dans les organes des sens et dans les autres parties extérieures, est l'image fidelle de ce qui se passe dans celles qu'animent les extrémités sentantes internes. Les viscères s'assoupissent l'un après l'autre, et ils s'assoupissent très-inégalement.

Nous avons déjà fait observer qu'à l'approche du sommeil, la respiration se ralentit: tout le temps qu'il dure, et surtout dans les premières heures, elle est, tout à-la-fois, lente et profonde. Ainsi donc, sans imputer uniquement à l'état du poumon, la diminution de chaleur qui s'observe en même temps, on voit que son assoupissement n'est que partiel; mais qu'il précède celui des sens eux-mêmes; et les expectorations abondantes qui surviennent souvent une demi-heure, ou une heure après le réveil, indiquent que cet organe, bien différent de ceux, par exemple, de la vue et du tact, ne reprend que peu à peu, tout son ressort et toute son activité.

Pendant le sommeil, l'estomac agit en général plus lentement et plus incomplétement ; le mouvement péristaltique des intestins languit ; les différens sucs qui arrosent le canal des alimens, et qui concourent à leur dissolution, paroissent avoir eux-mêmes moins d'énergie ; les évacuations alvines sont retardées : en un mot, tous les mouvemens qui font partie de la digestion, deviennent plus foibles et plus lents. Ce n'est pas que certaines personnes, celles sur-tout qui se livrent à des travaux manuels très-forts, ou qui font un grand exercice, ne digèrent bien pendant le sommeil ; il en est même d'autres qui digèrent beaucoup mieux que pendant la veille : mais chez les premières, la digestion, quoique facile et complète, se fait encore alors avec beaucoup plus de lenteur ; chez les secondes, c'est précisément parce que cette fonction se ralentit et devient plus paisible, qu'elle se fait mieux : et quand certains individus digéreroient plus promptement endormis qu'éveillés, cette exception ne seroit qu'un nouvel exemple des variétés, ou des bizarreries que peut offrir

l'économie animale, ou une nouvelle preuve
de la puissance des habitudes.

Ajoutons qu'on pourroit la rapporter à
d'autres faits analogues, que présentent les
fonctions des organes extérieurs.

D'un côté, nous voyons les somnambules se
servir, avec beaucoup de force et d'adresse,
des muscles de leurs jambes et de leurs bras,
quoique leurs sens restent plongés dans un
sommeil profond. Les cataleptiques, qui
sont le plus souvent insensibles à toutes les
excitations externes, peuvent tantôt conserver les différentes attitudes qu'on leur fait
prendre , ce qui demande la contraction
soutenue des muscles employés à déterminer et à fixer ces attitudes; tantôt ils peuvent
marcher en avant assez loin, et conserver pendant quelque temps, le degré de mouvement
et la direction qu'on leur imprime : c'est un
fait que j'ai moi-même, plus d'une fois, eu
l'occasion d'observer (1).

____

(1) Van-Swieten , dans ses commentaires sur l'épi-
lepsie, cite un exemple plus frappant encore , celui
d'une jeune fille cataleptique, qui, plongée dans le
plus profond sommeil, parloit et marchoit avec beaucoup de vivacité.

D'un autre côté, l'on voit des hommes qui contractent assez facilement, l'habitude de dormir à cheval, et chez lesquels, par conséquent, la volonté tient encore alors, beaucoup de muscles du dos en action. D'autres dorment debout. Il paroît même que des voyageurs, sans avoir été jamais somnambules, ont pu parcourir à pied, dans un état de sommeil non équivoque, d'assez longs espaces de chemin. Galien (1) dit qu'après avoir rejeté long-temps tous les récits de ce genre, il avoit éprouvé sur lui-même qu'ils pouvoient être fondés. Dans un voyage de nuit, il s'endormit en marchant, parcourut environ l'espace d'un stade, plongé dans le plus profond sommeil, et ne s'éveilla qu'en heurtant contre un caillou.

Ces cas rares ne sont pas les seuls où l'on observe, dans l'état de sommeil, des mouvemens produits par un reste de volonté : car c'est en vertu de certaines sensations directes, qu'un homme endormi remue les bras pour chasser les mouches qui courent sur son visage ; qu'il tire à lui ses couvertures ; s'en

____

(1) Gal. de motu musculorum, lib. 11, cap. IV.

enveloppe soigneusement; ou, comme nous l'avons déjà fait remarquer, qu'il se retourne et cherche une plus commode situation. C'est la volonté qui, pendant le sommeil, maintient la contraction du sphincter de la vessie, malgré l'effort de l'urine qui tend à s'échapper ; c'est elle qui dirige l'action du bras pour chercher le vase de nuit, qui sait le trouver, et fait qu'on peut s'en servir pendant plusieurs minutes et le remettre à sa place, sans s'être éveillé. Enfin, ce n'est pas sans fondement, que quelques physiologistes ont fait concourir la volonté à la contraction de plusieurs des muscles, dont les mouvemens entretiennent la respiration pendant le sommeil.

§. III.

MAIS les organes qui méritent le plus d'attention, par rapport à la manière dont ils se conduisent pendant le sommeil, sont ceux de la génération. Dans l'état de veille, leur action paroît presqu'entièrement indépendante de la volonté : les causes par lesquelles ils sont sollicités, résident en eux-mêmes, ou tiennent à des impressions reçues dans d'autres organes qui les leur transmettent directement et par une espèce de sympathie immédiate : l'organe pensant ne semble y prendre part, que pour former, ou rappeler les images relatives à ces impressions, et fortifier ainsi leur premier effet. Pendant le sommeil, ils ne sont plus mis en jeu par l'action des sens externes : leurs déterminations ne se rapportent plus alors, qu'à leurs impressions propres ; à celles de quelques viscères, liés étroitement avec eux, par la nature de leurs fonctions, ou par le genre de leur sensibilité ; à des images qui se réveillent dans le cerveau. Cependant, bien loin de partager l'assoupissement des sens extérieurs, à mesure que ces derniers s'endorment, les organes génitaux paroissent acquérir plus d'excitabilité : les images voluptueuses les plus fugitives, qui se forment dans le centre nerveux, ou les causes stimulantes les plus légères, dont les extrémités nerveuses de ces organes éprouvent directement l'influence, suffisent pour les faire entrer en action. On peut attribuer une partie de ces effets à la chaleur du lit, qui, sans doute, agit sur eux comme un excitant direct, et surtout aux spasmes de certaines parties du bas ventre : car n'étant plus contrebalancés par les mouvemens musculaires ex-

ternes, ces spasmes prennent en effet alors
une beaucoup plus grande puissance; et ils re-
tentissent rapidement dans tous les points du
systême, qui leur sont liés par quelque degré
de sympathie, ou seulement par des rapports
de proximité.

J'ai fait voir ailleurs, que les images produites dans le cerveau, doivent nécessairement agir avec plus de force pendant le sommeil, sur les organes dont elles peuvent stimuler les fonctions, parce que les illusions
n'en sont plus, comme pendant la veille,
corrigées ou contenues par des sensations
directes, et par la réalité des objets.

Mais indépendamment de ces diverses circonstances, dont l'action et le pouvoir ne
sauroient être révoqués en doute, il paroît
constant que le sommeil en lui-même, par
l'état où il met tout le systême nerveux, par
les nouvelles séries, ou par le nouveau rythme
de mouvemens qu'il imprime aux différens
systêmes partiels; en un mot, par les altérations qu'il porte, soit dans les fonctions de
tous les organes, soit dans leur excitabilité
même, augmente encore directement, et l'activité de ceux de la génération, et leur puissance musculaire. Presque tous les narcoti-

ques, à moins qu'on ne les emploie à des
doses suffisantes pour opprimer les forces
vitales, sollicitent les desirs vénériens ; et, du
moins momentanément, ils accroissent le
pouvoir de les satisfaire, en même temps
qu'ils produisent un certain degré de sommeil. On a souvent trouvé les soldats turcs
et persans, restés sur les champs de bataille,
dans un état d'érection opiniâtre, qui, loin
de céder aux convulsions de la douleur, en
paroissoit plus marqué, et persistoit encore
long-temps après la mort. Or, cette érection
étoit évidemment causée par l'ivresse de
l'opium.

Non-seulement les organes, tant externes
qu'internes, s'endorment à différens degrés,
et d'une manière successive ; mais de plus, il
s'établit entre eux, sur-tout entre les derniers, de nouveaux rapports de sympathie,
de nouvelles liaisons, relatives aux impressions qui leur sont exclusivement propres,
ou à celles qui venues du dehors, sont combinées avec elles par réminiscence. De-là,
s'ensuit un nouveau mode d'influence de leurs
extrémités sensibles sur le centre cérébral
commun. Ainsi, par exemple, les spasmes
des intestins, ceux du diaphragme et de toute

la région épigastrique, la plénitude des vaisseaux de la veine-porte, ou les angoisses d'une
digestion pénible enfantent d'autres images
dans le cerveau, pendant le sommeil, que
pendant la veille : et la manière dont l'état
de sommeil occasionne ces images, ressemble
parfaitement, comme on va le voir, à celle
dont se produisent les fantômes propres au
délire et à la folie, dans les affections maladives de différens organes intérieurs.

Mais en outre, cette prédominance d'un
ordre particulier d'impressions ou de fonctions, qu'on a regardée avec raison, comme
formant le trait caractéristique d'une classe
entière d'aliénations mentales, s'observe
également, et pendant le sommeil, et dans
le cours de différentes maladies, et même
dans quelques états particuliers, qui s'éloignent simplement de l'ordre naturel. Les
viscères, dont la disposition à partager
l'assoupissement des sens extérieurs, est le
plus manifeste, peuvent devenir eux-mêmes
le foyer de cette action surabondante. Il est
des affections nerveuses qui impriment, dans
le temps du sommeil, à l'estomac et aux intestins, une activité que ces organes n'ont pas
dans tout autre temps. J'ai vu plusieurs de ces

malades qui étoient forcés de mettre, en se
couchant, de quoi manger sur leur table de
nuit. Les personnes qui ne prennent pas une
quantité suffisante de nourriture, ont presque
toujours, en dormant, le cerveau rempli
d'images relatives au besoin qu'elles n'ont
pas satisfait. Trenck rapporte que, mourant
presque de faim dans son cachot, tous ses
rêves lui rappeloient, chaque nuit, les bonnes
tables de Berlin, qu'il les voyoit chargées des
mets les plus délicats et des plus abondans ;
et qu'il se croyoit assis au milieu des con-
vives, prêt à satisfaire enfin le besoin importun qui le tourmentoit

§. I V.

On voit donc que des trois genres d'impressions dont se composent les idées et les
penchans, il n'y a, dans le sommeil, que
celles qui viennent de l'extérieur, qui soient
entièrement, ou presque entièrement, en-
dormies ; que celles des extrémités internes
conservent une activité relative aux fonctions
des organes, à leurs sympathies, à leur état
présent, à leurs habitudes ; que les causes
dont l'action s'exerce dans le sein même du
système nerveux, n'étant plus distraites par

les impressions qui viennent des sens , doivent souvent , lorsqu'elles se trouvent alors mises en jeu , prédominer sur celles qui résident , ou qui agisent aux diverses extrémités sentantes internes. Ainsi , l'on rêve quelquefois , qu'on éprouve une douleur à la poitrine , ou dans les entrailles : et le réveil prouve que c'est une pure illusion. L'on peut rêver aussi qu'on a faim , même dans des momens où l'estomac est surchargé (1) : et si l'excitation directe des organes génitaux est souvent la véritable source des tableaux voluptueux qui se forment dans le cerveau pendant le sommeil, c'est aussi très-souvent de ces tableaux seuls, que l'excitation des mêmes organes dépend.

On sait, d'un autre côté, que la folie consiste en général, dans la prédominance invincible d'un certain ordre d'idées, et dans leur peu de rapport avec les objets externes réels. Si l'on remonte à l'état physique qui produit ce désordre, on n'aura pas de peine à reconnoître une discordance notable entre les diverses impressions, un trouble direct, ou

____

(1) Plusieurs observations ne me laissent aucun doute sur la réalité de ce fait,

un affoiblissement de celles que les organes des sens, sont destinés à recevoir : et l'on trouvera même souvent, dans l'extrême manie, que ces dernières ne sont presque plus apperçues par l'organe pensant, tandis que toute la sensibilité semble concentrée dans les viscères, ou dans le système nerveux.

Je ne parle point ici, de l'imbécillité qui tient au défaut de sensations, distinctement perçues, et qui par-là, soumet presque tous les actes de l'individu, aux simples lois de l'instinct. Je passe également sous silence, cette foiblesse et cette mobilité d'esprit, qui le forcent quelquefois à courir d'idées en idées, et l'empêchent de se fixer sur aucune : état qui résulte du défaut d'harmonie entre l'organe cérébral et les autres systêmes, tant internes qu'externes, et où l'action tumultueuse du premier ne trouve point dans les autres, la résistance nécessaire pour lui fournir un solide point d'appui. Je me crois pas même devoir m'arrêter à ces fausses associations d'idées, qui ne constituent point toujours une folie véritable, mais qui sont la cause immédiate d'une foule de mauvais raisonnemens et d'écarts d'imagination :

elles se rapportent bien plus évidemment encore en effet , à cette discordance, dont nous parlons; car sans doute elles viennent de ce que le cerveau ne considérant les idées que sous une face , les lie entr'elles, par des ressemblances, ou des dissemblances incomplètes : or il ne les considère ainsi, que parce que certaines impressions prédominantes subjuguent et font taire presqu'entièrement toutes les autres.

§. V.

ET, maintenant, en quoi consistent les rêves , ou ces suites d'opérations que le cerveau, comme organe pensant, peut exécuter encore pendant le sommeil ? ou plutôt par quel genre d'impressions, et par quel état de l'économie animale les rêves sont-ils produits ?

D'après ce que nous avons dit ci-dessus, il est évident qu'ils ont lieu dans un état qui suspend l'action des sens extérieurs ; qui modère celle de plusieurs organes internes, et les impressions qu'ils reçoivent, mais qui les modère à différens degrés, et même augmente la sensibilité , et la force d'action de quelques - uns : il est évident enfin , qu'en même temps, cet état ramène et concentre une grande partie de la puissance nerveuse dans l'organe cérébral, et l'abandonne, soit à ses propres impressions, soit à celles qui sont encore reçues par les extrémités sentantes internes, sans que les impressions venues des objets extérieurs, puissent les balancer et les rectifier.

Les associations d'idées, qui se forment pendant la veille, se reproduisent aussi pendant le sommeil. Voilà pourquoi telle idée en rappelle si facilement et si promptement beaucoup d'autres ; pourquoi telle image en amène à sa suite, un grand nombre, qui lui semblent tout-à-fait étrangères. Des impressions très-fugitives se lient également à de longues chaînes d'idées, à des séries étendues de tableaux : il suffit que l'association se soit faite une fois, pour qu'elle puisse se reproduire en tout temps, sur-tout lorsque le silence des sens externes diminue considérablement les probabilités de nouvelles associations.

Une impression particulière venant à retentir pendant le sommeil, dans l'organe cérébral, soit qu'elle ait été reçue par lui, directement, au sein même de sa pulpe ner-

veuse; soit qu'elle arrive des extrémités sentantes qui vivifient les organes intérieurs: il
peut s'ensuivre aussi-tôt, de longs rêves très-
détaillés, dans lesquels des choses qui sembloient presque effacées du souvenir, se
retracent avec une force et une vivacité singulière. La compression du diaphragme, le
travail de la digestion, l'action des organes
génitaux, rappellent souvent, ou des événemens anciens, ou des personnes, ou des raisonnemens, ou des images de lieux qu'on
avoit entièrement perdus de vue : car il n'est
pas vrai que les rêves ne soient relatifs qu'aux
objets dont on s'occupe habituellement pendant la veille. Sans doute les associations de
ces objets avec des impressions dont l'accou-
tumance rend le retour plus probable, fait
qu'ils doivent eux-mêmes se représenter
plus facilement à l'esprit : mais il est certain
que les rêves nous transportent souvent
loin de nous-mêmes et de nos idées, ou de
nos sentimens habituels.

Ce n'est pas tout. Nous avons quelquefois
en songe, des idées que nous n'avons jamais
eues. Nous croyons converser, par exemple, avec un homme qui nous dit des choses
que nous ne savions pas. On ne doit pas

s'étonner que dans des temps d'ignorance,
les esprits crédules aient attribué ces phénomènes singuliers à des causes surnaturelles.
J'ai connu un homme très-sage et très-éclairé (1), qui croyoit avoir été plusieurs fois
instruit en songe, de l'issue des affaires qui
l'occupoient dans le moment. Sa tête forte,
et d'ailleurs entièrement libre de préjugés,
n'avoit pu se garantir de toute idée superstitieuse, par rapport à ces avertissemens intérieurs. Il ne faisoit pas attention que sa profonde prudence et sa rare sagacité dirigeoient
encore l'action de son cerveau pendant le
sommeil, comme on peut l'observer souvent,
même pendant le délire, chez les hommes
d'un moral exercé. En effet, l'esprit peut continuer ses recherches (2) dans les songes; il
peut être conduit par une certaine suite de
raisonnemens, à des idées qu'il n'avoit pas;
il peut faire, à son insu, comme il le fait
à chaque instant durant la veille, des calculs

____

(1) L'illustre B. Franklin.

(2) Condillac m'a dit, qu'en travaillant à son
cours d'études, il étoit souvent forcé de quitter, pour
dormir, un travail déjà tout préparé, mais incomplet, et qu'à son réveil il l'avoit trouvé plus d'une
fois terminé dans sa tête.

rapides, qui lui dévoilent l'avenir. Enfin, certaines séries d'impressions internes, qui se
coordonnent avec des idées antérieures, peuvent mettre en jeu toutes les puissances de
l'imagination, et même présenter à l'individu
une suite d'événemens, dont il croira quelquefois, entendre dans une conversation régulière, le récit et les détails.

Tels sont les rapports entre les songes et
le délire; entre les causes qui déterminent le
sommeil, et celles qui produisent la folie.
J'ajoute que les liqueurs spiritueuses et les
plantes stupéfiantes qui, les unes et les autres, sont capables de produire à différentes
doses, un degré plus ou moins profond d'assoupissement, peuvent aussi troubler à différens degrés, les opérations mentales, et
même occasionner le délire furieux. Certains
accès de folie débutent constamment par un
état comateux, ou cataleptique. Enfin, l'abus
du sommeil altère toujours, plus ou moins,
les fonctions de l'organe pensant; il peut
même à la longue occasionner une folie véritable. Formey (1) rapporte qu'un médecin
connu de Boerhaave, après avoir passé une

____

(1) Mélanges philosophiques.

grande partie de sa vie à dormir, avoit perdu progressivement la raison, et qu'il finit par mourir dans un hôpital de fous.

Ce n'est pas que toujours la folie et le délire dépendent de cette cause, ou soient liés à des circonstances analogues : il arrive au contraire assez souvent, qu'ils sont directement produits par l'extrême sensibilité des organes des sens, et par leur excitation trop long-temps prolongée. Les hommes doués de beaucoup d'imagination, qui sont également ceux dont la raison court le plus de hasards, sont pour l'ordinaire très-sensibles à l'impression des objets extérieurs. Cependant ce fait incontestable n'est pas aussi contraire aux observations ci-dessus, qu'il peut le paroître d'abord. Lorsque l'imagination combine ses tableaux, les sens se taisent ; lorsque la folie, produite par l'excès des sensations se déclare, le sentiment et le mouvement se concentrent dans les viscères et dans le sein du système nerveux : et le degré de cette concentration peut être regardé comme la mesure exacte de celui de la folie, ou de celui de l'extase, qui caractérise tous les genres divers d'excitation violente de l'organe cérébral, sans en excepter le délire.

incomplet, auquel on donne le nom d'inspiration.

§. VI.

CONCLUSION.

Je termine ici ce parallèle et ce long mémoire. Il y auroit sans doute encore beaucoup de choses à dire sur les rapports de la
folie avec divers états particuliers des organes: il seroit surtout très-curieux de rechercher comment la folie et certaines idées s'excitent, ou se détruisent mutuellement. En
poussant ces recherches aussi loin qu'elles
peuvent aller, sans doute il en résulteroit
des notions plus exactes, soit de chaque
genre de délire ; soit des moyens préservatifs
qu'il convient d'employer quand on apperçoit ses premières menaces ; soit du plan
régulier de traitement physique et moral, le
plus convenable dans chaque cas particulier.
Combien ne seroit-il pas intéressant de montrer dans le détail, par quelle loi directe
un organe principal, ou plusieurs par leurs
concours, en y comprenant, sans doute aussi,
ceux de la pensée, peuvent produire le désordre des fonctions intellectuelles ; de quelle
manière il faut agir sur eux, pour faire cesser

ce désordre! enfin, combien ne seroit-il pas
avantageux de pouvoir classer, non pas
théoriquement, mais d'après des faits certains, et par des caractères constans, les différens genres d'aliénation mentale, suivant
leurs causes respectives, en distinguant exactement ceux qui sont susceptibles de guérison, de ceux qui ne le sont pas! La médecine et l'idéologie profiteroient également
d'un si beau travail.

ONZIÈME MÉMOIRE.

De l'influence du Moral sur le Physique.

INTRODUCTION.

§. I.

Dans le systême de l'univers, toutes les parties se rapportent les unes aux autres; tous les mouvemens sont coordonnés; tous les phénomènes s'enchaînent, se balancent, ou se nécessitent mutuellement. Ce mécanisme si régulier, cet ordre, cet enchaînement, ces rapports ont dû frapper de bonne heure, les esprits assez éclairés pour les saisir et les reconnoître. Rien n'étoit plus capable de fixer l'attention des observateurs, de frapper d'étonnement les imaginations vives et fortes, d'exciter l'enthousiasme des ames sensibles : et rien n'est, en effet, plus digne d'admiration. Qui n'a point mille fois payé ce juste tribut à la nature ? Qui pourroit demeurer immobile et froid à l'aspect de tant de beautés qu'elle déploie sans cesse à nos yeux, qu'elle verse autour de nous avec une si sage profusion !

Mais quelque charme qu'on éprouve dans cette admiration contemplative, et dans les vagues rêveries qui l'accompagnent, on doit toujours craindre de s'y livrer sans réserve. Quand elles ne sont point soumises au jugement, ces impressions que fait sur nous, l'aspect des merveilles de la nature, ne sont pas seulement stériles ; elles peuvent encore faire prendre à l'esprit des habitudes vicieuses, et nous donner de très-fausses idées de nous-mêmes et de l'univers.

Si donc, l'on écarte ces premières émotions, et si l'on pénètre plus avant, il est aisé de voir que l'ordre actuel n'est pas, à la vérité, le seul possible ; mais qu'un ordre quelconque est nécessaire, dans toute hypothèse d'une masse de matière en mouvement. En effet, quand on n'y supposeroit que des parties incohérentes, ou sans rapport, et des mouvemens désordonnés, ou même contraires les uns aux autres, le mouvement prédominant, ou celui qui devient tel par le concours de plusieurs, doit bientôt les asservir, les coordonner tous ; et les parties de matière qui résisteroient à la marche qu'il leur imprime, seront ou dénaturées entièrement, pour subir une transformation complète, ou du moins modifiées dans leurs points de résistance, jusqu'à ce qu'elles se trouvent en harmonie avec l'ensemble, et propres à remplir le rôle qui leur est assigné. Que si toute cette matière étoit parfaitement et constamment homogène ; je veux dire si toutes ses parties n'avoient qu'une seule propriété, et ne pouvoient en acquérir aucune autre, par le mouvement : on peut juger qu'il ne s'établiroit entre ces diverses parties, que des rapports purement mécaniques, ou de situation. Mais si, au contraire, la matière est douée de plusieurs propriétés différentes ; si, de plus, elle est susceptible d'en acquérir un grand nombre d'autres, entièrement nouvelles, par l'effet des combinaisons postérieures que le mouvement doit toujours amener : de-là, naîtront nécessairement des phénomènes aussi réguliers qu'innombrables ; et la nature du mouvement ou des mouvemens, ainsi que les propriétés de la matière elle-même, étant une fois déterminées, on voit clairement que tous les phénomènes doivent être produits et s'enchaî-

ner dans un certain ordre , par une nécessité non moins puissante que celle qui force
un corps grave à suivre les lois de la pesanteur.

L'ordre est donc essentiel à la matière en
mouvement ; et l'ordre suppose toujours
unité d'impulsion générale, ou coordonnance
entre tous les mouvemens imprimés.

Il est d'ailleurs évident que si la conservation *du tout*, dans son état présent, tient
à l'accord exact des forces qui le meuvent ;
cet accord est bien plus indispensable à la
conservation de ses parties, considérées isolément, et surtout à celle des êtres organisés, ou de ces formes fugitives que d'autres
forces particulières paroissent soustraire momentanément, à l'action mécanique du mouvement général.

Ainsi , quand plusieurs principes différens, ou même contraires, auroient agi primitivement dans l'homme, ils auroient été
bientôt ramenés à l'unité d'impulsion; c'est-
à-dire, encore une fois , à cet état des mouvemens qui les confond tous dans un seul „
ou qui soumet et rallie les plus foibles ,
au plus puissant, et par-là transforme ce
dernier, en mouvement général et commun.

On ne doit donc pas s'étonner que les opérations dont l'ensemble porte le nom de
moral, se rapportent à ces autres opérations
qu'on désigne plus particulièrement, par celui de *physique*, et qu'elles agissent et réagissent les unes sur les autres, voulût-on
d'ailleurs regarder les diverses fonctions organiques, comme déterminées par deux ou
plusieurs principes distincts.

Mais il s'en faut beaucoup que la différence des opérations prouve celle des causes
qui les déterminent. Deux machines sont
mises en mouvement par le même principe d'action ; et leurs produits n'offriront
peut-être aucun trait de ressemblance : il
suffit pour cela, que l'organisation de ces
machines diffère. Et réciproquement, deux
principes d'action très-divers peuvent être
appliqués tour-à-tour à la même machine,
sans altérer aucunement ses produits. Les
fonctions assignées au poumon, à l'estomac,
aux organes génitaux, à ceux du mouvement progressif et volontaire, sont très-
différentes sans doute. Est-ce un motif de
chercher dans le corps vivant, autant de
causes actives que d'actes, ou d'opérations?
d'y multiplier les principes avec les phéno-

mènes? Et si la pensée diffère essentiellement
de la chaleur animale , comme la chaleur
animale diffère du chyle et de la semence ;
faudra-t-il avoir recours à des forces inconnues et particulières pour mettre en jeu les
organes pensans, et pour expliquer leur
influence sur les autres parties du systême
animal? Enfin , pourquoi dédaigneroit-on
de rapporter cette influence aux autres phénomènes analogues, et même semblables? à
moins qu'on ne veuille répandre , comme à
plaisir, d'épais nuages sur le tableau des impressions , des déterminations, des fonctions
et des mouvemens vitaux, ou sur l'histoire
de la vie , telle que la fournit l'observation
directe des faits.

Les organes ne sont susceptibles d'entrer
en action et d'exécuter certains mouvemens,
qu'en tant qu'ils sont doués de vie, ou sensibles : c'est la sensibilité qui les anime; c'est
en vertu de ses lois qu'ils reçoivent des impressions , et qu'ils sont déterminés à se
mouvoir. Les impressions reçues par leurs
extrémités sentantes, sont transmises au centre de réaction : et ce centre, partiel ou général, renvoie à l'organe qui lui correspond,
les déterminations dont l'ensemble constitue

les fonctions propres de cet organe. Si les impressions ont été reçues, comme il arrive quelquefois, par un autre organe que celui qui doit exécuter le mouvement, c'est le systême nerveux qui sert d'intermédiaire, ou de moyen de communication entr'eux. Enfin, la cause des impressions peut agir dans le sein même du systême cérébral : l'impulsion part alors du point central qui se rapporte plus particulièrement à l'organe dont elle doit solliciter les fonctions.

Les choses ne se passent point différemment à l'égard des organes particuliers dont les fonctions directes sont de produire la pensée et la volonté. Les impressions dont se tire le jugement, sont transmises par les extrémités sentantes, ou reçues dans le sein du systême : le jugement se forme de leur comparaison; la volonté naît du jugement (1). Quoique différens organes puissent influer plus ou moins, sur la production de la pen-

(1) Il y a toujours un jugement, soit actuel, soit d'habitude, même dans les volontés affectives que la raison réprouve. Si l'on n'a pas perdu de vue ce que nous avons déjà dit sur la formation des déterminations premières et sur l'instinct, ceci ne peut offrir aucune difficulté.

sée et de la volonté; quoique même, dans
certains cas, l'on semble penser et vouloir,
par certains viscères particuliers, éminemment sensibles, le centre de réaction est toujours ici le centre cérébral lui-même : et
de - là, partent toutes les déterminations
postérieures, qui doivent être regardées
comme parfaitement analogues aux divers
mouvemens qu'exécute tout organe mis en
action.

D'un autre côté, nous voyons les organes
partager les affections les uns des autres,
entrer en mouvement de concert, s'exciter
mutuellement, ou se balancer et se contra-
rier dans leurs fonctions respectives. Un lien
commun les unit; ils font partie du même
système. Le degré de leur sensibilité, la nature et l'importance de leurs fonctions, certains rapports de situation, de structure, de
but ou d'usage, déterminent le caractère et
fixent les limites de cette influence réciproque. Mais, en outre, des liens accidentels et
particuliers peuvent s'établir entre eux ; des
sympathies, qui ne sont pas communes à
tous les individus, peuvent résulter fortui-
tement d'une différence proportionnelle ou
de force, ou de sensibilité respective des or-

ganes; soit que cette différence dépende de l'organisation primitive, soit que certaines maladies, ou d'autres circonstances éventuelles l'y ayent introduite postérieurement. Or, les lois qui régissent, par exemple, tous les viscères abdominaux, leur sont évidemment communes avec les organes de la pensée; ces derniers y sont également soumis, et cela sans aucune restriction. Si le systême de la veine-porte influe sur le foie et la rate, la rate et le foie sur l'estomac, l'estomac sur les organes génitaux, les organes génitaux sur les uns et sur les autres, et réciproquement; l'organe cérébral considéré comme celui de la pensée, et par l'état habituel, ou passager, qui résulte pour lui de cette fonction, n'est pas lié par des rapports moins étroits d'influence réciproque avec le foie, la rate, l'estomac ou les parties génitales. Et si quelquefois les sympathies des viscères présentent divers phénomènes entièrement nouveaux; si ces organes agissent les uns sur les autres à des degrés très-différens; et même s'il s'établit entre eux, des rapports rares et singuliers : quelquefois aussi leur influence sur l'organe pensant, et la sienne sur eux est totalement intervertie;

de sorte que tantôt le même viscère semble faire tous les frais de la pensée, et tantôt il n'y prend aucune part.

Voilà, dis-je, des faits constans, qui s'offrent sans cesse à l'observation.

§. I I.

Mais pour bien entendre la question qui fait le sujet de ce mémoire, il est nécessaire d'entrer dans quelques détails.

La grande influence de ce qu'on appelle le *moral*, sur ce qu'on appelle le *physique* est un fait général incontestable : des exemples sans nombre la confirment chaque jour ; et tout homme capable d'observer, en a retrouvé mille fois les preuves en soi-même. Plusieurs auteurs de physiologie et plusieurs moralistes ont recueilli les traits les plus capables de mettre dans tout son jour, cette puissance des opérations intellectuelles et des passions, sur les divers organes, et sur les diverses fonctions du corps vivant. Il n'est aucun de nous, qui ne puisse ajouter de nouveaux traits à ces recueils. Les hommes les plus grossiers et les plus crédules parlent eux-mêmes des effets de l'imagination : s'ils en sont, plus souvent que d'autres, les jouets et

les victimes, ils savent du moins quelquefois, les observer et les reconnoître dans autrui.

Il est de fait que suivant l'état de l'esprit,
suivant la différente nature des idées et des
affections morales, l'action des organes peut
tour-à-tour être excitée, suspendue, ou totalement intervertie.

Un homme vigoureux et sain vient de faire
un bon repas : au milieu de ce sentiment de
bien-être que répand alors dans toute la
machine, la présence des alimens au sein de
l'estomac, leur digestion s'exécute avec énergie; et les sucs digestifs les dissolvent avec
aisance et rapidité. Cet homme reçoit-il une
mauvaise nouvelle? ou des passions tristes et
funestes viennent-elles à s'élever tout-à-coup
dans son ame? aussi-tôt son estomac et ses
intestins cessent d'agir sur les alimens qu'ils
renferment. Les sucs eux-mêmes, par lesquels ces derniers étoient déjà presqu'entièrement dissous, demeurent comme frappés
d'une mortelle stupeur : et tandis que l'influence nerveuse qui détermine la digestion,
cesse entièrement, celle qui sollicite l'expulsion de ses résidus acquérant une plus grande
intensité, toutes les matières contenues dans

le tube intestinal, sont chassées au-dehors en peu de momens.

On sait qu'il n'est point d'organes plus soumis au pouvoir de l'imagination que les organes génitaux. L'idée d'un objet aimable les excite agréablement; une image dégoûtante les glace. La passion peut presque toujours accroître beaucoup la puissance physique de l'amour, même dans les individus les plus foibles : cependant son excès peut aussi quelquefois, comme l'avoit observé Montagne, la détruire, ou la paralyser momentanément, chez les hommes même les plus forts.

Ces deux effets contraires ne sont pas les seuls. J'ai connu un jeune étudiant en médecine qui, dans un violent accès de jalousie, éprouva, pendant plusieurs heures, le priapisme le plus invincible et le plus douloureux, accompagné, tour-à-tour, de pertes de semence, et d'émissions d'un sang presque pur.

La crainte abat et peut anéantir les forces musculaires et motrices : la joie, l'espérance, les sentimens courageux en décuplent les effets : la colère peut les accroître en quelque sorte indéfiniment.

Mais l'action même de la sensibilité n'est

pas moins soumise à l'empire des idées et des affections de l'ame. Sur un homme attristé d'idées chagrines, agité de sentimens cruels, les objets extérieurs produisent d'autres impressions que si le même homme étoit doucement occupé d'images agréables, et son ame dans un état de satisfaction et de repos.

Les impressions sont dans nous-mêmes, et non dans les objets : ceux-ci n'en peuvent être que l'occasion. La manière de sentir leur présence et leur action tient surtout à celle dont on est disposé : la volonté peut même quelquefois dénaturer entièrement les effets qu'ils produisent sur l'organe sentant. Enfin, mettant à part ces illusions des sens, si communes chez les hommes à imagination, et que les ennemis de la philosophie de Locke ont si souvent présentées, comme une objection puissante ; mettant surtout à part cette autre influence, bien plus singulière encore, de l'imagination de la mère sur le fœtus renfermé dans la matrice, (influence attestée par une foule d'observateurs dignes de foi, et dont il est peut-être aussi peu philosophique de nier absolument la réalité, que d'admettre aveuglément tous les exemples rapportés dans leurs écrits) : la connois-

sance la plus superficielle de l'économie animale , montre amplement l'empire très-
étendu qu'exerce l'état moral sur tous les
organes et sur toutes leurs fonctions.

§. III.

Nous avons reconnu dans les mémoires
précédens , qu'une suite d'impressions reçues, et de réactions opérées par les différens
centres sensitifs , sollicitent les organes, et
déterminent les opérations propres à chacun
de ces derniers. Nous savons que la nature
des impressions et des mouvemens, relative
à celle de chaque espèce vivante et de chaque
individu , l'est encore à celle de chaque organe et de ses fonctions propres. Nous nous
sommes assurés également par des analyses
réitérées, que les idées , les penchans instinctifs, les volontés raisonnées , et toutes les
affections quelconques se forment par un
mécanisme parfaitement analogue à celui qui
détermine les opérations et les mouvemens
organiques les plus simples ; et que si le systême cérébral , instrument direct de ces opérations plus relevées, exerce une grande action sur les systêmes vivans d'un ordre inférieur, cette action se rapporte entièrement

et par ses causes, et par la manière dont elle est produite, à celle qu'ils exercent les uns sur les autres, et dont lui-même il n'est point affranchi.

Cependant, comme malgré cette parfaite analogie, les organes de la pensée et de la volonté présentent quelques traits particuliers qui semblent les distinguer des autres parties de l'économie animale, je crois nécessaire de reporter un coup-d'œil rapide sur ce tableau : et pour nous faire une idée plus complète de l'objet actuel de nos recherches, nous examinerons les circonstances qui rendent plus puissante, ou qui diminuent l'action réciproque des organes particuliers , pour comparer ces circonstances à celles qui produisent les mêmes effets sur les relations du système cérébral avec eux.

Les organes de la pensée et de la volonté diffèrent de tous les autres, en ce que ces derniers reçoivent d'eux , l'action et la vie (1); qu'ils ne sont susceptibles de sentir

______

(1) Toutes ces assertions ne sont rigoureusement vraies que pour les animaux les plus parfaits : encore plusieurs raisons portent-elles à croire , que chez ceux-là mêmes , toutes les parties sont sensibles ,

et de se mettre en mouvement d'une manière régulière, qu'autant qu'ils reçoivent l'influence nerveuse, dont la source est dans le système cérébral; que même ils peuvent en être regardés, en tant que sensibles, comme des productions, ou comme des parties, qui, malgré leurs transformations, lui restent toujours subordonnées à cet égard. En effet, le système cérébral va, par ses extrémités, animer tous les points du corps. Il est présent par-tout; il gouverne tout; il sent, fait agir et modifie les parties vivantes; il les régénère même quelquefois. Ainsi, quoique ses fonctions, en qualité d'organe pensant et voulant, s'exécutent d'après les mêmes lois qui régissent les autres parties de l'économie animale, on ne peut se dispenser de le considérer sous deux points de vue différens. Il est d'abord le tronc et le lien commun de toutes les parties, le réservoir et le distributeur de la sensibilité générale. Mais

----

quoiqu'à différens degrés. Mais leur sensibilité s'entretient, se renouvelle, s'accroît directement par leurs communications avec le système nerveux : elle s'éteint entièrement, ou devient non-percevable pour l'individu, au moment même que les nerfs de ces parties sont séparés du tronc commun.

ensuite, il est encore chargé de certaines fonctions, d'autant plus importantes, qu'elles
deviennent la sauve-garde et le guide de l'individu : et quelques rapports étroits et multipliés, que puissent avoir entr'eux les organes partiels, ceux de la pensée et de la volonté, qui devoient être le point de réunion
de tous les autres, puisque leurs déterminations sont le résultat de toutes les impressions quelconques, distinctement senties, ou
inapperçues; ces derniers organes, dis-je, ont
donc avec tous les autres, des rapports plus
multipliés et plus étroits encore : car non-
seulement ils leur transmettent l'action vitale; mais en outre, ils reçoivent d'eux à chaque instant, les matériaux épars de toutes leurs
opérations. En un mot, d'un côté, le système
cérébral anime toutes les parties, de l'autre,
il recueille toutes les impressions qu'il les a
mises en état d'éprouver : il juge, il veut,
et détermine tous leurs mouvemens consé-
cutifs.

Mais cette source de la vie n'est point une
cause indépendante et absolue. Pour agir, et
pour faire sentir son action aux autres systêmes, il faut qu'à son tour, elle éprouve leur
influence. Toutes les fonctions sont enchaî-

nées, et forment un cercle qui ne souffre
point d'interruption. Celles de l'organe cérébral ne font point exception à la commune
loi : et quoiqu'elles offrent des caractères particuliers, sans doute très-dignes de remarque,
la manière dont elles s'exécutent, est absolument la même, dont sont mis en mouvement les autres organes, et déterminées les
autres fonctions.

§. IV.

ENCORE une fois, toute fonction d'organe,
tout mouvement, toute détermination suppose des impressions antérieures. Soit que
ces impressions ayent été reçues par les extrémités sentantes externes, ou internes;
soit que leur cause ait agi dans le sein même
de la pulpe cérébrale : elles vont toujours
aboutir à un centre de réaction, qui les réflé-
chit en déterminations, en mouvemens, en
fonctions, vers les parties auxquelles chacune
de ces opérations est attribuée. Cette action
et cette réaction peuvent souvent avoir lieu,
sans que l'individu en ait aucune conscience.
En effet, il en est ainsi, toutes les fois que
les impressions s'arrêtent dans un centre
partiel; à moins que les mouvemens qu'elles

déterminent, ne deviennent la source d'autres impressions subséquentes, destinées à parvenir jusqu'au centre général et commun : il arrive même que plusieurs de celles qui doivent concourir avec les impressions plus distinctes, transmises par les organes propres des sens, ne sont point apperçues en elles-mêmes, ou comme impressions ; mais seulement dans leurs produits, c'est-à-dire dans les jugemens et les volontés raisonnées, qui résultent de leur réunion dans le centre cérébral.

La considération de ces différentes propriétés des impressions reçues, ou plutôt de leur différente manière de se comporter dans l'économie animale, est absolument indispensable, pour bien concevoir tous les mouvemens vitaux, et pour ne pas se faire des idées très-inexactes, de la nature et des lois de la sensibilité.

Mais la différence n'est point ici, dans le mécanisme par lequel les impressions se reçoivent et se transmettent, et les déterminations se forment, ou les fonctions s'exécutent ; elle est uniquement dans le genre, ou dans le caractère des centres de réaction, et dans celui des mouvemens qu'ils sont

spécialement destinés à produire : et que
l'on considère l'organe cérébral, ou comme le
réservoir général de la sensibilité, l'intermédiaire vivifiant et le lien de toutes les parties, ou comme l'organe spécial du jugement
et de la volonté perçue; on le voit toujours
entrer en mouvement, réagir, exécuter ses
fonctions, de la même manière que le dernier centre partiel, où se déterminent les
mouvemens les plus obscurs et les plus bornés.

Dans cette chaîne non-interrompue d'impressions, de déterminations, de fonctions,
de mouvemens quelconques, tant internes
qu'externes, tous les organes agissent et
réagissent les uns sur les autres : ils se communiquent leurs affections; ils s'excitent, ou
se répriment; ils se secondent, ou se balancent, et se contiennent mutuellement. Liés
par des rapports de structure, ou de situation et de continuité, en tant que parties du
même tout, ils le sont bien plus encore par
le but commun qu'ils doivent remplir, par
l'influence que chacun d'eux doit exercer
sur tous les actes qui concourent à la conservation générale de l'individu. Ainsi, la nutrition peut être regardée comme la fonction

la plus indispensable relativement à cet objet. Mais pour que la nutrition s'opère, il faut que l'estomac et les intestins reçoivent l'influence nerveuse nécessaire à leur action ; que le foie, le pancréas, et les follécules glanduleux y versent les sucs dissolvans : il faut donc, d'une part, que l'organe nerveux soit convenablement excité par les impressions sympathiques qui déterminent cette influence ; de l'autre que la circulation des liqueurs générales, et la sécrétion des sucs particuliers, s'exécutent avec régularité dans leurs organes respectifs. Or, pour que l'organe nerveux soit convenablement excité, il a besoin d'être soutenu par la circulation ; il faut, en outre, que la chaleur animale épanouisse les extrémités sentantes les plus essentielles : et la marche de la circulation est à son tour, soumise à la respiration, qui contribue elle-même très-puissamment à la production de cette chaleur.

Si l'on considère successivement, de cette manière, toutes les fonctions importantes, on verra que chacune est liée à toutes les autres, par des relations plus ou moins directes ; qu'elles doivent s'exciter et s'appuyer mutuellement ; que, par conséquent, elles forment un cercle, dans lequel roule la vie, entretenue par cette réciprocité d'influence.

Il est, d'ailleurs, certaines fonctions, dont l'énergie dépend plus particulièrement de celle d'autres fonctions préalables, dont elles semblent n'être que la suite. Ainsi, l'action musculaire, pour être puissante, demande que la nutrition se fasse convenablement : et quand on digère mal, les desirs vénériens sont rarement très-impérieux. Ainsi, pour que l'ossification soit parfaite, il faut que le système lymphatique et glandulaire soit libre : cette opération peut même être dérangée par la lésion de certains organes, qui ne paroissent avoir aucun rapport immédiat avec le système osseux. Elle devient, par exemple, plus languissante et plus débile, par la castration : de sorte que le simple retranchement de deux corps glanduleux isolés, introduit dans l'économie animale une espèce, ou un commencement de rachitis. Enfin, la sensibilité plus analogue de certaines parties, établit entre elles, des rapports particuliers, tels que ceux qui unissent les organes génitaux à ceux de la voix, ou de l'odorat. Assez ordinairement, ces rapports semblent exclusivement affectés à cer-

tains tempéramens , ou même à certains
individus : ils constituent alors , les sympathies idiosyncratiques ou particulières, dont
plusieurs écrivains ont recueilli tant d'exemples remarquables ; et quelquefois aussi ces
mêmes sympathies ne sont qu'accidentelles ,
et dépendent des maladies, du régime , ou
de la nature des travaux.

§. V.

En examinant avec attention toutes les circonstances qui déterminent originairement
ces rapports , ou qui président postérieurement à leur formation, on trouve qu'ils peuvent être ramenés à certaines causes peu
nombreuses , et qu'ils restent toujours soumis à certaines lois fixes , même dans leurs
plus bizarres irrégularités.

Les analogies de structure , les relations de
voisinage ou de continuité , les relations plus
véritablement organiques encore , produites
par beaucoup de nerfs ou de vaisseaux communs , ne rendent pas raison de toutes les
sympathies, à beaucoup près : mais elles sont
évidemment la cause de quelques-unes , et
elles aident à mieux en concevoir plusieurs.
Dans son traité du corps muqueux , Bordeu

rappelant la doctrine des anciens, touchant les deux grandes divisions du corps de l'homme, en gauche et droite d'une part, et en supérieure et inférieure de l'autre; doctrine que la pratique de la médecine confirme chaque jour, mais que les mécaniciens modernes rejetoient, parce qu'elle ne paroissoit pas appuyée sur l'anatomie : Bordeu, dis-je, a fait voir que les grandes distributions du tissu cellulaire se rapportent en plusieurs points, à cette division qu'avoit fournie aux anciens, la simple observation des phénomènes vitaux; il a même établi que la théorie de certaines crises, notamment de celles qui se font par la suppuration des parotides, et par des évacuations de crachats, demandoit, pour être bien saisie, la connoissance anatomique de l'expansion cellulaire supérieure, et de ses communications avec les organes de la poitrine, ou avec l'appareil lymphatique du cou.

Quant aux rapports qui résultent de la ressemblance ou de l'analogie de structure, ils se manifestent sensiblement dans certaines maladies des glandes, où l'affection de quelques-unes d'elles est communiquée rapidement à d'autres glandes éloignées,

sans intéresser le système lymphatique général.

On trouve un exemple frappant des rapports qui tiennent au voisinage des parties, dans la grande influence de l'estomac,
du foie et de la rate, sur le diaphragme. Il ne
paroît pas, en effet, qu'une autre cause puisse
associer si étroitement cet organe à toutes
leurs affections : et l'on voit bien plus évidemment encore, qu'il faut attribuer au plan
général d'organisation, qui leur rend communs plusieurs grands nerfs et vaisseaux,
les sympathies réciproques et multipliées de
tous les viscères du bas-ventre, et le rôle que
jouent les engorgemens hémorroïdaux dans
plusieurs maladies de ces mêmes viscères,
notamment dans leurs obstructions.

Mais le genre d'influence qu'exerce sur
toutes les parties, un organe majeur et prédominant, dépend surtout de deux circonstances particulières : je veux dire du degré
de sa sensibilité propre, et de l'importance
de ses fonctions.

La vive sensibilité d'un organe peut être
due au grand nombre de nerfs qui l'animent. Les parois de l'estomac, et la superficie de la peau, surtout à la paume des

mains et à la plante des pieds, également
douées d'un tact particulier, si délicat et si fin,
sont tapissées partout d'épanouissement nerveux; et le tissu cellulaire qui paroît n'en
recevoir aucun, paroît aussi tout-à-fait incapable de sentir, du moins dans son état naturel.

Mais les choses ne se passent pas toujours
ainsi. Les muscles qui reçoivent proportionnellement beaucoup de nerfs, sont très-obs-
curément sensibles; et les testicules qui n'en
reçoivent que peu, le sont excessivement.

Ce n'est donc point toujours par l'anatomie, qu'on peut reconnoître et déterminer
le degré de sensibilité relative des organes;
c'est uniquement par l'observation.

Or, l'observation nous prouve que l'organe
extérieur dont nous venons de parler, et dont
certaines parties sont chargées de recueillir
les sensations du tact, non-seulement agit,
par cette destination même, avec une grande
puissance sur le système cérébral; mais qu'il
fait, en outre, ressentir, à chaque instant,
ses affections aux organes pulmonaires, au
diaphragme, à l'estomac, aux intestins, et
généralement à tous les viscères abdominaux; que l'estomac agit avec plus de puis-

sance encore peut-être, sur l'organe extérieur, sur le système entier de ceux de la
génération, sur les forces motrices, et particulièrement sur le centre cérébral : car il
est très-vrai, comme l'a dit un poëte philosophe, que l'estomac gouverne la cervelle.

L'observation prouve enfin, que les organes génitaux exercent également l'influence
la plus étendue, et sur l'état, et sur les affections, et sur les fonctions particulières du
cerveau, des muscles, de l'estomac et même
de tout le système cutané.

Je sens que je multiplie les répétitions.
Je vous en demande pardon, citoyens :
mais vous devez reconnoître qu'elles tiennent au caractère même de cet ouvrage,
dont les idées, j'ose le dire, étroitement en-
chaînées les unes aux autres, se développent
et s'expliquent mutuellement ; de sorte que
celles qui suivent, sont le plus souvent de
simples corollaires de celles qui précèdent,
et que le seul rappel de celles-ci sembleroit
presque toujours suffire pour la confirmation
de celles-là. Mais d'un autre côté, comme
ces idées s'éloignent ordinairement beaucoup
de la manière commune de voir, et que leurs
principaux résultats sont absolument nou-

veaux, je dois continuellement craindre d'y laisser des nuages. Ainsi, je marche sans cesse entre deux inconvéniens : ou de me répéter; ou de ne pas mettre ma pensée dans tout son jour. Or, le dernier me paroît, je l'avoue, de beaucoup le plus grave : et j'aime infiniment mieux laisser quelques redites fatigantes, que risquer de n'être pas entendu.

Nous nous bornerons cependant à quelques exemples pour chacun des genres d'influence organique, dont il est question dans ce moment.

§. VI.

L'action de l'estomac sur le système musculaire ne tient pas uniquement aux effets que produit, dans ses divers états, la simple réparation nutritive, dont ce viscère est un des agens principaux; elle tient encore en grande partie, à sa sensibilité particulière, et suit en conséquence, toutes ses dispositions variables et capricieuses. L'affection nerveuse la plus légère et la plus fugitive de l'estomac, suffit souvent pour résoudre, à l'instant même, toutes les forces motrices; pour faire tomber l'individu sans connoissance.

L'énergie, ou la débilité du même organe,
produit presque toujours un état analogue
dans ceux de la génération. J'ai soigné un
jeune homme chez qui la paralysie accidentelle de ces derniers avoit été produite par
certains vices de la digestion stomachique, et
qui reprit la vigueur de son âge, aussi-tôt qu'il
eut recouvré la puissance de digérer. C'est
surtout à raison des dispositions particulières
de l'estomac, que la circulation s'anime ou
se ralentit, est régulière ou désordonnée;
que la peau s'épanouit, ou se fronce et se
resserre. Cette double circonstance règle la
marche des mouvemens qui du centre vont
se répandre à la circonférence, et de ceux
qui de la circonférence viennent se réunir
dans le centre : elle augmente, ou diminue
la perspiration et l'absorption extérieures;
elle établit entr'elles, de nouveaux rapports,
ressentis par toute l'économie animale. C'est
elle encore qui détermine l'état organique
des épanouissemens nerveux cutanés, et
qui par-là, modifie, en quelque sorte,
à son gré, leur action sensitive, et leur
aptitude même à sentir. Enfin, de tous les
organes essentiels, le cerveau, soit comme
réservoir commun de la sensibilité, soit

comme instrument direct des opérations intellectuelles , paroît être celui qui partage le
plus vivement et le plus promptement, toutes
les dispositions de l'estomac , et toutes les
impressions que ce viscère est susceptible de
recevoir. On sait, d'après une expérience
curieuse, qu'un seul grain de jaune d'œuf
pourri, est capable de produire, au moment
même où il a été avalé, des éblouissemens,
des vertiges , la plus grande confusion
d'idées, des angoisses inexprimables , enfin
tous les symptômes de la fièvre maligne nerveuse (1) ; et que ces désordres peuvent cesser, aussi-tôt que leur foible cause est rejetée
par le vomissement naturel ou artificiel. Un
grain d'opium, donné à propos, peut déterminer le sommeil le plus paisible et le plus
doux : et quelquefois il produit ces effets
salutaires, sans avoir même été dissous par
les sucs gastriques, comme on le voit évidemment, lorsqu'au réveil, une légère nau-
sée le fait rendre encore tout entier.

Plénitude ou vacuité, activité ou inertie,

---

(1) Cette expérience a été faite par Bellini, et citée
par Boerhaave , quoiqu'elle dérangeât beaucoup les
théories de ce dernier.

bien-être ou mal-aise de l'estomac ; tout, en un mot , jusqu'aux singularités les plus fugitives de son goût et de ses appétits , va retentir à l'instant , dans le centre cérébral ; et souvent on retrouve les traces de ses moindres caprices dans le caractère ou la tournure des idées , et dans les déterminations volontaires les plus distinctes , aussi bien que dans les penchans instinctifs les moins raisonnés.

Si , d'une part, les organes épigastriques, et particulièrement l'estomac, sont le centre de réunion , ou le point d'appui intérieur des mouvemens toniques oscillatoires qui vont du centre à la circonférence , et reviennent de la circonférence au centre ; l'organe cutané , d'autre part , est leur point d'appui extérieur , et le terme où ils aboutissent. C'est vers lui que tend l'impulsion du flux ; c'est de lui que part celle du reflux. Il soutient les efforts de l'action centrale ; il la balance et la règle même , à quelques égards , en modifiant celle qui la refoule , au gré des impressions dont lui-même est affecté. Suivant les différens états de l'air, le tissu de la peau peut éprouver tous les degrés de resserrement , ou de dila-

tation : il est tantôt plein de ton et de vie ,
tantôt lâche et languissant ; ses extrémités ,
ou s'épanouissent pour aller au - devant de
toutes les sensations , ou se resserrent et se
dérobent à l'action des agens externes. Mais
quelquefois, c'est en vain qu'elles veulent éviter de sentir , puisque son tissu même peut
recéler la cause des sensations pénibles. La
répercussion de la transpiration cutanée, que
le plus souvent accompagne une augmentation , en quelque sorte , proportionnelle
d'absorption aqueuse , se fait rapidement
sentir à l'épigastre , à tout le canal alimentaire , au poumon , au système cérébral. Le
doux resserrement qu'éprouve la peau , par
l'action d'un froid modéré , produit dans
tous les organes internes , un sentiment vif
de bien-être. Son épanouissement constant ,
qui suit l'application d'une douce chaleur ,
transmet aux organes génitaux , des séries
non interrompues d'impressions agréables ,
qui les tiennent eux-mêmes dans un état
d'excitation habituelle. Quelques-unes de ses
maladies peuvent également provoquer d'une
manière directe, l'action de ces mêmes organes : seulement, ce n'est plus alors l'agréable
provocation du plaisir ; c'est le plus ordinai-

rement, une irritation douloureuse ; ce sont des desirs furieux et sans volupté. Quelquefois même le cuisant prurit qu'éprouve la peau, se communique à tout le système nerveux, intervertit toutes les fonctions cérébrales, et produit les plus singulières erreurs de l'imagination et des penchans.

Dans les deux mémoires sur les âges et sur les sexes, nous avons déjà vu combien l'action des organes génitaux sur ceux de la pensée, est étendue et puissante ; nous avons vu , non - seulement qu'une classe entière d'idées et d'affections est exclusivement dûe au développement des premiers ; nous avons en outre reconnu que leur énergie , réglée par la modération des habitudes, est le principe fécond des plus grandes pensées , des sentimens les plus élevés et les plus généreux.

Mais ces organes, sans lesquels le système musculaire ne peut acquérir , ni conserver sa vigueur, réagissent sur toutes les parties de l'épigastre ; comme nous avons dit que toutes ces parties, et notamment l'estomac, agissent sur eux. Les impressions vivifiantes des desirs vénériens, sont vivement ressenties par le *cardia,* ou l'orifice supérieur de ce dernier, et par le diaphragme : l'un et l'autre ne partagent pas moins fidèlement, l'état de langueur où l'abus des plaisirs fait tomber les organes génitaux. Qui pourroit, enfin, mettre en doute que ceux-ci se trouvent liés par d'étroites sympathies avec l'organe extérieur, lorsqu'on voit les divers changemens dont ils sont susceptibles, déterminer, arrêter ou modifier directement la croissance des poils qui naissent et végètent dans son tissu ; et d'un autre côté, les desirs vénériens augmenter si puissamment l'insensible transpiration, qu'un très-grave et très-savant médedecin croyoit pouvoir les regarder comme le meilleur diaphorétique connu ?

§. VII.

Mais cette grande influence de certains organes sur d'autres, n'est pas, sans doute, uniquement dûe au degré de leur sensibilité : l'importance de leurs fonctions est une autre circonstance que l'on doit considérer comme y concourant pour une grande part. L'observation ne laisse aucun doute sur ce point. Le foie, la rate, le poumon, quoique naturellement peu sensibles, ne laissent pas d'exercer une influence très-étendue sur plusieurs au-

tres organes, ou même sur le système tout entier. C'est donc à la nature du rôle qui leur
est attribué dans l'économie animale, qu'il
faut imputer cette puissance d'action sympathique, dont sembloit devoir les priver leur
foible aptitude à sentir. Nous ne connoissons
point au juste les vraies fonctions de la rate :
mais on doit penser qu'elles ont une assez
grande importance, en observant que ses
maladies peuvent souvent troubler l'action
de différens viscères abdominaux, et porter
les plus grands désordres dans tout le système nerveux. On sait que le foie filtre un
dissolvant nécessaire au complément de la digestion intestinale, et dont l'action stimulante sur tout l'appareil circulatoire et sur les
fibres musculaires, leur imprime un degré remarquable d'énergie. Quant au poumon, soit
par son action directe sur la circulation sanguine, soit en sa qualité d'organe spécial de
la respiration et de la sanguification, lesquelles entrent pour beaucoup, à leur tour,
dans la production de la chaleur animale, cet
organe est sans doute l'un des plus essentiels
du corps vivant : et l'on ne doit pas s'étonner de voir ses affections si vivement ressenties, par les autres organes principaux, et la

nutrition de ces derniers, ainsi que l'état général des forces, dépendre, en grande partie, de la manière dont s'exécutent ses fonctions.

Ne négligeons pas d'observer en outre, qu'il peut survenir de grands changemens dans la sensibilité des organes : la sensibilité peut, en effet, diminuer dans les uns, augmenter dans les autres ; et, par cette nouvelle distribution, établir entr'eux, de nouveaux rapports sympathiques, ou du moins altérer ceux qui dérivent de l'ordre primitif.

Les causes de ces changemens se réduisent à l'augmentation vicieuse d'action dans les organes, à leur débilitation directe, à certaines maladies particulières dont ils peuvent être affectés.

Il doit paroître naturel que le surcroît d'action d'un organe important, amène un surcroît proportionnel d'influence de sa part, sur les autres organes qui sympathisent avec lui : car le premier devient souvent dans ce cas, le terme d'une concentration de sensibilité ; et toujours les mouvemens d'où résulte son influence, sont alors plus énergiques, et surtout plus nombreux, puisqu'ils forment eux-mêmes la somme de son action.

Mais on doit en même temps, trouver assez extraordinaire, au premier coup-d'œil , que l'augmentation de sensibilité d'un organe , soit fréquemment la suite de sa débilitation : rien cependant n'est plus certain ; c'est même, comme le célèbre Cullen l'a fait re-marquer, une loi générale du système ner-veux, que l'état, ou le sentiment de foiblesse devienne pour lui, principe d'excitation.

Certaines maladies particulières peuvent produire également une augmentation no-table d'influence relative, de tel ou tel or-gane. Ainsi, par exemple, dans différens états de maladie, l'estomac et les parties génitales agissent d'une manière plus directe et plus efficace, sur les forces motrices et sur le cer-veau. Mais ici, l'on peut presque toujours attribuer un pareil effet, au surcroît d'action, ou à la concentration de la sensibilité ; ce qui fait rentrer ce dernier cas dans l'un des deux précédens.

§. VIII.

CONCLUSION.

Si donc, on rassemble maintenant sous un seul point de vue , les diverses circonstances qui déterminent et rendent plus puissante l'influence d'un organe sur certains autres organes particuliers, ou sur l'ensemble du système, on verra qu'elles se réunissent toutes en faveur de l'organe cérébral ; c'est-à-dire, qu'il n'en est aucun qui doive exercer, d'après les lois de l'économie vivante, une somme d'action plus constante, plus énergique et plus générale.

1°. Ses prolongemens se distribuant a toutes les parties, et s'épanouissant en quelque sorte, sur tous leurs points, elles ne lui sont pas seulement unies par les rapports d'une organisation commune et par ceux de continuité : sa substance entre encore dans leur intime composition ; il y est présent par-tout.

2°. Comme c'est par ses extrémités que les impressions sont reçues, tous les organes ne lui sont pas simplement analogues ; ils lui sont entièrement homogènes, du moins par leur partie sentante.

3°. Il est doué de la sensibilité la plus vive ; ou plutôt il est, sinon la source de celle de tous les autres, du moins le réservoir commun qui la renouvelle et l'entretient.

4°. Ses fonctions sont également importantes, soit comme imprimant la vie à toute l'économie animale, soit comme appartenant à l'organe propre de la pensée et de la volonté.

Ainsi, l'on voit que le système cérébral doit exercer constamment une puissance très-étendue sur toutes les parties de la machine vivante ; et cette puissance doit devenir d'autant plus remarquable, qu'il exerce ses fonctions avec plus d'énergie et d'activité.

Nous ne pouvons donc plus être embarrassés à déterminer le véritable sens de cette expression, *Influence du moral sur le physique* : nous voyons clairement qu'elle désigne cette même influence du système cérébral, comme organe de la pensée et de la volonté, sur les autres organes dont son action sympathique est capable d'exciter, de suspendre et même de dénaturer toutes les fonctions. C'est cela ; ce ne peut être rien de plus.

S'il en étoit besoin, cette conclusion pourroit être confirmée encore, par la considération des circonstances qui donnent quelquefois accidentellement, à l'influence du système cérébral, un surcroît d'étendue et d'intensité. On peut, en effet, réduire toutes ces

circonstances : 1°. à son accroissement d'action ou de sensibilité ; 2°. à sa débilitation ;
3°. à ses maladies. Et par conséquent, il est,
dans tous ces cas-là même, soumis à des lois
qui lui sont communes avec toutes les autres parties du corps vivant.

Ainsi donc, tous les phénomènes de la
vie, sans nulle exception, se trouvent ramenés à une seule et même cause : tous les
mouvemens , soit généraux, soit particuliers, dérivent de cet unique et même principe d'action.

Telle est par-tout la simplicité de la nature. Elle prodigue les merveilles : elle éco-
nomise les moyens. Mais l'esprit hypothé-
tique de l'homme , par-tout où les effets lui
paroissent compliqués ou différens , croit
toujours au contraire, devoir multiplier les
ressorts. C'est ainsi que le cours des astres ,
les météores aériens, le mouvement des eaux
de l'Océan, la germination , la fructification des végétaux, en un mot tous les phénomènes de l'univers, furent d'abord soumis
à autant de causes différentes. Apollon con-
duisit le char du soleil ; Diane, celui de la
lune ; Jupiter gouverna l'Empirée , déchaîna
les orages, alluma la foudre ; Neptune sou-

leva les mers ; et Pan, Cérès, Flore, Po-
mone, se partagèrent l'empire des troupeaux, des moissons, des fleurs et des fruits.
Il fallut un temps fort long pour arriver à
n'admettre dans la nature, qu'une seule
force : peut-être faudra-t-il un temps plus
long encore, pour bien reconnoître que ne
pouvant la comparer à rien, nous ne pouvons nous former aucune idée véritable de
ses propriétés; et que les vagues notions que
nous avons de son existence, étant uniquement formées sur la contemplation des lois
qui gouvernent toutes choses autour de
nous, la foiblesse de nos moyens d'observation doit resserrer éternellement ces notions, dans le cercle le plus étroit et le plus
borné.

DOUZIÈME MÉMOIRE.

Des Tempéramens acquis.

INTRODUCTION.

§. I.

Nous avons reconnu que la différence des tempéramens tient aux dispositions primitives du systême , et à la manière dont s'exercent les fonctions ; que chaque tempérament est déterminé par les habitudes de la sensibilité générale, et par celles des organes particuliers.

Nous avons également reconnu que toute fonction, tout acte, tout mouvement quelconque, exécuté dans l'économie animale, est produit par des impressions antérieures, soit externes, soit internes ; que les impressions, en se réitérant, rendent les mouvemens subséquens plus faciles ; qu'elles-mêmes ont d'autant plus de tendance à se reproduire , qu'elles ont eu lieu plus souvent , ou duré plus long-temps ; et qu'ainsi la répétition fréquente des mêmes impressions, et des mouvemens qui s'y rapportent, est capable de modifier beaucoup l'action des organes, et même les dispositions primitives de la sensibilité.

Si donc, les causes de certaines impressions agissent assez fréquemment, ou durant un temps assez long, sur le système, elles pourront changer ses habitudes et celles des organes; elles pourront conséquemment introduire les dispositions accidentelles, ou les tempéramens nouveaux, que ces habitudes constituent. Telle est la véritable source des *tempéramens acquis*.

Les dispositions accidentelles étant susceptibles de se fortifier de plus en plus, de se fixer, et de se transmettre dans les races, les tempéramens acquis sembleroient pouvoir être considérés sous deux points de vue différens : je veux dire, comme produits éventuellement chez les individus, sans qu'on puisse en trouver le germe particulier dans leur organisation originelle; ou comme développés lentement et successivement dans les générations, confirmés par l'action constante de leurs causes, et transmis des pères aux enfans, à travers une longue succession

d'années. Mais il est évident que cette dernière classe rentre dans celle des tempéramens primitifs ou naturels. En effet, la nature est pour nous l'état, ou l'ordre présent
des choses, quelques changemens, ou quelques altérations qu'elles aient pu d'ailleurs
subir, dans les temps antérieurs : elle ne
peut être, à nos yeux, l'état primordial,
presque toujours nécessairement inconnu ;
elle est uniquement l'ordre fixe des choses,
tel que le passé nous l'a transmis. Il faut donc
entendre par *tempérament naturel*, celui qui
naît avec les individus, ou dont ils apportent
les dispositions en venant au jour ; et par
tempérament acquis, celui qui se forme chez
les individus, par la longue persistance des
impressions accidentelles auxquelles ils sont
exposés.

Aux différentes époques de la vie, le système contracte de nouvelles dispositions : les
fonctions des organes ne s'exécutent pas de
la même manière ; il s'établit entr'eux, de
nouveaux rapports. Dans les deux sexes,
l'aptitude aux diverses impressions, et la
tendance aux mouvemens analogues, ne sont
pas les mêmes ; les diverses habitudes organiques ont plus ou moins de propension à

s'établir : il en est enfin qui sont, en quelque sorte, inséparables du sexe, ou dont le principe, agissant dans les individus, dès le premier moment de la vie, se développe successivement avec toutes leurs autres facultés particulières. D'après ce qui vient d'être dit ci-dessus, ces deux genres de dispositions et d'habitudes sont encore étrangers à ce qui doit porter proprement le nom de *tempérament acquis*. Quoique tout tempérament de ce dernier genre ne se forme que successivement, et par l'effet de certaines impressions dont plusieurs viennent du dehors, cependant sa cause fait partie des secrets de l'organisation primitive; et il entre dans le plan de la nature, qu'il se manifeste constamment au temps marqué.

Les causes capables de changer ou de modifier le tempérament, sont les maladies, le climat, le régime, les travaux habituels du corps ou de l'esprit.

Observons seulement, que la puissance de ces causes est toujours subordonnée jusqu'à certain point, aux tendances qui résultent de l'empreinte originelle. Si cette empreinte est profonde, l'expérience nous apprend qu'elle peut résister à toutes les impressions ultérieures ; et lors même qu'elle est plus superficielle , elle tempère toujours l'action des causes qui tendent à l'altérer : car elle ne leur est soumise, qu'en tant que l'économie animale est susceptible de recevoir des séries d'impressions nouvelles ; et le caractère de ces impressions dépend lui-même, en grande partie, des dispositions antérieures de tout l'organe sentant.

§. II.

LORSQU'ON suit avec attention la marche des différentes maladies, et qu'on les compare entr'elles avec discernement, elles présentent dans leurs phénomènes et dans leurs résultats, des caractères particuliers qui ne peuvent être méconnus. Chaque tempérament originel, chaque disposition primitive des organes modifie sans doute, les effets des puissances délétères ou morbifiques ; et la souplesse de ressources qu'exige dans le médecin, la juste application des moyens de traitement, confirme, par la pratique, une vérité dont la théorie seule pourroit, en quelque sorte, fournir d'avance la démonstration. Mais chaque espèce de maladie n'en a pas moins sa nature propre : et soit par celle de sa cause, soit par sa marche et sa terminaison, soit enfin par les traces qu'elle laisse après elle, certains signes distinctifs la caractérisent toujours aux yeux de l'observateur.

Une première différence générale divise dans la nature, comme dans nos classifications, les maladies en aiguës et chroniques. Ces deux genres ne sont pas moins dissemblables par leurs effets sur le système, que par la durée de leur cours. Dans les maladies aiguës, les mouvemens sont, pour l'ordinaire, puissans et vigoureux : ces maladies deviennent souvent de véritables crises ; c'est-à-dire, qu'elles servent à résoudre et à dissiper d'autres maladies antérieures, auxquelles les forces conservatrices n'ont opposé qu'une résistance inutile , ou dont l'art a vainement tenté la guérison. Dans les maladies chroniques , au contraire , la nature n'emploie que des moyens de réaction foibles et languissans. Aussi ne sont-elles presque jamais critiques: il est même assez rare que la nature les guérisse par une suite de mouvemens réguliers ; et, contre l'opinion reçue, c'est surtout dans leur traitement que se manifeste, et conséquemment que doit être invoquée la puissance de l'art, sans le secours duquel plusieurs d'entr'elles sont communément incurables. Les changemens que produisent dans le système, les maladies aiguës, sont fréquemment utiles : ceux qui surviennent à la suite et par l'effet des maladies chroniques, sont presque toujours désavantageux.

Il est cependant vrai que si les fièvres vives continues, et même certaines fièvres d'accès, qui n'en doivent point être distinguées sous ce rapport, opèrent souvent la solution de plusieurs maladies chroniques antérieures; quelquefois aussi, par leur caractère opiniâtre et pernicieux, ou par le vice des moyens employés dans leur traitement, elles commencent la chaîne de diverses autres maladies chroniques subséquentes, dont on peut, à juste titre, les regarder comme les causes directes. Il est même constant que dans certains cas, une maladie chronique très-caractérisée, en fait disparoître une autre qui l'étoit moins, ou qui appartenoit à des genres différens. Alors celle qui est survenue la dernière, peut guérir sans que la première reparoisse; de sorte qu'elle doit être considérée comme remplissant, à son égard, les fonctions de *crise*. Mais ce sont là des détails particuliers de théorie, sur lesquels il nous est absolument inutile de nous arrêter.

Quoi qu'il en soit, au reste, de la cause et de la nature des changemens introduits dans le système, par les différentes maladies, l'observation nous apprend qu'ils peuvent être portés jusqu'au point d'imprimer de nouvelles habitudes aux organes, ou de développer de nouveaux tempéramens.

L'introduction des nouvelles habitudes par les maladies, est plus ou moins facile, suivant la nature des changemens qu'elle exige : les dispositions du système nerveux et l'état des organes ne s'altèrent pas avec la même promptitude en tout sens, ou ne retiennent pas les empreintes accidentelles avec le même degré de force et de fixité ; et les modifications diverses que les tempéramens peuvent subir par cette cause, s'offrent plus ou moins fréquemment à l'observation. Ainsi, les maladies produisent presque toujours, et laissent souvent après elles, une prédominance notable du système sensitif sur les forces motrices. Il est au contraire assez rare que leur effet soit d'émousser la sensibilité de l'organe nerveux, et d'élever la puissance des organes musculaires, au-dessus de la proportion commune. Le tempérament, désigné sous le nom de *sanguin*, se rapproche assez fréquemment du *mélancolique* : le *mélancolique* ne se rapproche jamais, ou presque jamais, de lui. Le *bilieux* revient avec peine, ou même il se refuse entièrement à revenir vers le sanguin : il ne descend au *phlegmatique*, que par une dégradation absolue de toute la constitution : il passe plus facilement au *mélancolique*, en retenant toutefois plusieurs traits de son caractère primitif. Enfin, le *phlegmatique* acquiert souvent un surcroît de *sensibilité*, qui lui fait imiter quelques-unes des habitudes du mélancolique ; et quand il éprouve une augmentation simultanée et proportionnelle des forces musculaires, il peut imiter le sanguin : mais il diffère toujours beaucoup de l'un et de l'autre ; et jamais il ne présente aucun trait du bilieux (1).

____

(1) Je me sers ici des mots reçus, sans m'écarter de la classification qu'ils supposent. Le lecteur peut voir, dans le sixième Mémoire, quel sens précis j'attache à ces mots, et quelle classification j'admets pour les tempéramens.

Ordinairement, les maladies hâtent ou préparent les développemens de la sensibilité : le moral des enfans maladifs est en général précoce. Quoique cet effet puisse quelquefois résulter d'impressions étrangères à l'état accidentel des organes , il est certain qu'en général , l'affoiblissement ou le désordre des mouvemens vitaux , en multipliant ou diversifiant les impressions reçues, communique au système nerveux , un surcroît d'action : et même , dans certains cas, les altérations directes, produites par l'état morbifique, augmentent immédiatement les forces, ou l'activité de l'organe pensant. Les affections de l'estomac et des entrailles , les engorgemens des viscères hypocondriaques, les maladies des organes génitaux augmentent presque toujours là mobilité du système , et rendent ses extrémités sentantes plus susceptibles de toutes les impressions. Quand la marche chronique des mêmes affections permet que cet état devienne une véritable habitude, il se perpétue le plus souvent encore , après que ses causes elles-mêmes ont entièrement disparu. Certaines affections mélancoliques ou vaporeuses développent tout-à-coup, des facultés intellectuelles extraordinaires ; elles font éclore des sentimens ignorés jusqu'alors de l'individu : et quoique leurs effets s'affoiblissent communément après la cessation finale des accès ; communément aussi l'organe cérébral conserve des traces durables de ce mouvement singulier, que de grands désordres physiques peuvent seuls imprimer à toutes ses fonctions. Les fièvres aiguës ont fait disparoître quelquefois des causes d'imbécillité qui duroient depuis la naissance, ou qui s'étoient formées dans le premier âge ; et d'un idiot, on les a vu quelquefois faire un homme d'esprit, et même un homme distingué. On sait que le rachitis hâte, pour l'ordinaire, le développement moral des enfans. Mais ses effets ne se renferment pas dans la première époque de la vie ; ils s'étendent à toute sa durée : et les observateurs les plus superficiels n'ignorent pas que les personnes chez lesquelles il a laissé des empreintes visibles, sont en général remarquables par la finesse et la vivacité de leur esprit. Or, ces diverses maladies ne peuvent produire de semblables résultats, sans accroître l'activité du système nerveux, sans étendre ou rendre plus vive la faculté de sentir.

Telle est, dis-je, l'influence la plus ordinaire des maladies. Cependant toutes n'augmentent pas ainsi la sensibilité : quelques-unes, au contraire, la débilitent et l'émoussent. La plupart des affections du système absorbant et de l'organe cellulaire, et même une classe entière de celles des nerfs et du cerveau frappent immédiatement, ou médiatement de stupeur les facultés sentantes, sans rabaisser au même degré, les forces musculaires et motrices. Bien plus, il en est dont l'effet direct est d'accroître ces dernières forces hors de toute proportion. Les maladies épileptiques, par exemple, offrent presque toujours les mouvemens convulsifs les plus puissans, joints à l'hébétation profonde du système sensitif. A la suite de ces fièvres aiguës qui remplissent les fonctions de *crises*, à l'égard d'autres maladies antérieures, les rapports mutuels de puissance et d'action entre les deux systêmes sentant et moteur, changent ordinairement en faveur du dernier : et quoique la sensibilité ne diminue pas alors jusqu'au point de détruire l'équilibre, les organes musculaires acquièrent toujours l'exercice et le sentiment d'une plus grande vigueur.

Mais malgré ces faits très - constans , et beaucoup d'autres analogues dont on pourroit encore les fortifier , il est infiniment rare que les changemens occasionnés par les maladies , dans les habitudes des organes, développent le tempérament particulier qui caractérise la prédominance du système moteur sur le système sentant.

Quelques affections de poitrine , accompagnées de fièvre lente , introduisent assez souvent dans l'économie animale, une partie des habitudes propres au tempérament *sanguin* ; et dans les cas, à la vérité, peu communs, où la marche funeste de ces affections peut être arrêtée , les dispositions organiques développées par leur influence, persistent encore et peuvent devenir un état fixe et permanent. D'autres fièvres lentes , jointes à la débilité générale des organes, et dégagées de toute résistance spasmodique, amènent avec elles , à-peu-près la même suite d'impressions, qui sont également susceptibles de prendre un certain caractère de fixité. On rencontre aussi dans la pratique, quelques affections du système cérébral et nerveux, dont le propre est de rendre toutes les impressions heureuses et riantes, et d'attacher un sentiment d'aisance et de bien-être aux différentes fonctions.

Suivant le degré de leur violence, et suivant l'état dans lequel elles rencontrent le système, les maladies produisent des effets très-divers. Ainsi, les engorgemens hypocondriaques, lorsqu'ils se forment dans un tempérament *sanguin*, le font passer au *bilieux*, s'ils sont légers ; au *mélancolique*, s'ils sont prononcés très-fortement. Lorsqu'ils surviennent dans un tempérament *bilieux*, ils le font passer tantôt au *mélancolique doux*, tantôt au *maniaque emporté*. Ainsi, quelquefois les fièvres intermittentes résolvent ces mêmes engorgemens ; et chaque accès tend directement au but. D'autres fois, au contraire, ce sont elles qui les produisent : ils s'aggravent à mesure que les accès se multiplient ; et les nouvelles incommodités qu'ils traînent à leur suite, ne peuvent être utilement combattues, qu'en joignant à leurs remèdes propres, ceux qui coupent la chaîne des mouvemens fébriles. Or, dans ces diverses circonstances, les maladies ne laissent point, à beaucoup près, les mêmes empreintes dans les habitudes du tempérament. Ainsi, l'on voit encore les irritations extraordinaires

des organes génitaux faire naître , tour-à-
tour , suivant l'état antérieur du systême
et leur propre degré d'intensité , les dispositions du *sanguin* , celles du *bilieux* , ou
celles du *mélancolique*. Ces irritations peuvent même être portées au point de changer
l'ordre de tous les mouvemens , et d'altérer
la nature ou le caractère des impressions.

Il est cependant quelques maladies qui
produisent des effets constans sur les dispositions et sur les habitudes des organes.
Les engorgemens de la veine-porte , par
exemple , entraînent constamment à leur
suite , les habitudes mélancoliques et les désordres nerveux que ces habitudes déterminent à leur tour. Nous avons vu que les
affections chroniques de l'estomac et des
entrailles, augmentent la sensibilité , dans le
même rapport qu'elles affoiblissent les puissances de mouvement. Il en est de même de
celles du diaphragme , qui les accompagnent
presque toujours : leur effet immédiat est
de faire prédominer les forces sentantes sur
les forces motrices : comme , de leur côté ,
toutes les causes capables de refouler la sensibilité vers le centre nerveux , accroissent ,
par cela seul , et dans des proportions pres-

qu'indéfinies, les forces musculaires ; tandis qu'elles semblent interrompre les communications de l'organe cérébral avec le monde extérieur, et suspendre, en quelque sorte, les sensations.

En général, pour influer sur le tempérament, une maladie doit pouvoir contribuer aux dispositions constantes des organes ; elle doit même en faire partie. Pour l'altérer, il faut qu'elle efface leurs habitudes, et qu'elle les remplace par des habitudes nouvelles. Enfin, pour rendre le changement durable, il faut qu'elle ait réduit à l'inaction, les causes déterminantes de l'état antérieur ; ou du moins qu'elle imprime à celles de l'état actuel, un degré considérable de puissance et de fixité.

§. III.

Le régime, qui comprend toutes les habitudes de la vie, considérées dans leur ensemble, dépend, sous beaucoup de rapports, du climat ; c'est-à-dire, de toutes les circonstances physiques propres à chaque localité : mais il peut en être indépendant, à plusieurs autres égards ; et c'est pour cela, qu'en cherchant à déterminer l'influence de l'un et de l'autre sur les opérations de l'intelligence et de la volonté, nous avons traité d'abord du régime, et puis du climat. En parlant de leur influence sur le *tempérament*, je ne pense pas que nous devions suivre le même ordre : comme ce que nous avons à dire touchant le climat, se réduit à quelques observations générales, c'est par lui, que nous allons continuer cet examen.

Les deux extrêmes du chaud et du froid produisent deux états du système animal entièrement opposés. Dans les pays très-froids, les forces musculaires sont actives et puissantes, les forces sensitives engourdies et foibles. Voilà ce qu'attestent les relations de tous les Voyageurs, et notamment celles de Gmelin, de Pallas, de Linné, de Dixon, de Mears, de Vancouvers, &c. Dans les pays très-chauds, au contraire, les forces musculaires sont débiles et languissantes, tandis que la sensibilité est très-développée, très-étendue, très-vive. Voilà ce que certifient encore les médecins les plus célèbres, qui ont exercé leur art dans ces derniers pays ; tels que Kempfer, Bontius, Russel, Poissonnier, Bajon, Hillary, Chalmers, et plusieurs autres. Ainsi, le tempérament, caractérisé par des impressions obscures , peu nombreuses , et par le surcroît de puissance et d'action dans les organes du mouvement, appartient aux régions boréales : celui que caractérisent , au contraire , le grand nombre, la variété , la vivacité des impressions, et la débilité , l'inertie , ou du moins le défaut de tenue et de persistance des forces musculaires , appartient aux régions de l'équateur et des tropiques. Ajoutons seulement , pour compléter la dernière partie de l'observation, que des membres vigoureux peuvent se développer sous un ciel brûlant ; mais que le système y contracte toujours des habitudes convulsives , et que ces habitudes ont elles-mêmes pour cause directe, les écarts continuels d'une excessive sensibilité.

Un passage important d'Hippocrate , relatif aux habitans du Phase, et cité dans un des précédens Mémoires , nous a déjà fait connoître le genre de climat capable de produire le tempérament appelé *phlegmatique* : c'est un sol humide et marécageux ; c'est un air épais , chargé de vapeurs ; ce sont des eaux stagnantes , saturées de l'infusion des végétaux éclos dans leur sein ; ce sont , en un mot, toutes les circonstances locales propres à débiliter le systême et à ralentir les mouvemens vitaux.

A ce sujet, je ne puis déguiser que des hommes d'un grand mérite, et dont l'autorité doit, à tous égards, être imposante pour moi, croyent devoir attribuer ce tempérament à d'autres causes, ou le caractériser par d'autres circonstances organiques. Suivant ces physiologistes, sa formation dépendroit du défaut d'équilibre entre les différens genres de vaisseaux : il consisteroit dans la prédominance habituelle du systême absorbant. Cette opinion pouvoit être facilement ramenée à ma manière générale de considérer les tempéramens ; et je conviendrai qu'elle s'est d'abord offerte à moi sous ce point de vue, et comme probable. Mais, après l'avoir examinée plus attentivement, j'avoue avec la même candeur, qu'il ne m'est pas possible de l'adopter. En effet, 1°. les hommes du tempérament dit *phlegmatique*, sont précisément ceux chez lesquels les absorptions internes se font avec le plus de lenteur et le plus incomplétement. 2°. Les maladies qui se rapprochent de ce tempérament, demandent, pour leur guérison, que les forces absorbantes soient excitées, qu'el-

les deviennent plus puissantes et plus actives. 3°. Pour obtenir cet effet, on ne met
point en usage des moyens qui fortifient exclusivement le système lymphatique, sans
agir sur les autres parties vivantes : les seuls
qui soient véritablement efficaces, augmentent également le ton de tous les organes, et
stimulent à-la-fois tous les mouvemens.
4°. L'absorption qui se fait par les extrémités externes des vaisseaux, se comporte absolument de la même manière que celles qui
s'opèrent à l'intérieur. Une personne placée
dans le bain, absorbe une quantité d'autant
moindre d'eau , que son tempérament est
plus près du *phlegmatique*, et d'autant plus
considérable, qu'il en est plus éloigné (1).

----

(1) Si je voulois établir une théorie et des lois générales à cet égard , je ne serois pas éloigné de penser
que les sujets chez lesquels le système absorbant et
lymphatique prédomine véritablement , sont les va-
poreux et les mélancoliques. Je les ai vu constamment
absorber une quantité plus considérable de l'eau de
leurs bains : il me paroît aussi que leur corps pompe,
avec une activité très-grande , l'humidité de l'air ;
et peut-être est-ce à la même cause, qu'il faut attribuer
cette abondance extraordinaire de salive, ou d'urine
aqueuse qu'ils rendent incessamment.

Rien ne peut faire penser que les choses se
passent autrement à l'égard de l'air atmosphérique, dont il est notoire que nos corps
aspirent plus ou moins l'humidité. Remar-
quons seulement, que plus les individus sont
foibles (et les phlegmatiques le sont tous ,
au moins relativement), plus aussi la transpiration insensible est chez eux, facilement
répercutée : circonstance dont il faut tenir
soigneusement compte , si l'on ne veut pas
tomber dans de graves erreurs , en évaluant
la quantité réelle d'absorption.

Il y a cependant un fait qui paroît favorable à l'opinion dont je parle , et qui pourroit
en avoir fourni la première indication. Dans
certains cas d'hydropisie , l'accumulation
des eaux augmente journellement, bien au-
delà du volume de la boisson et du poids
total des alimens. On ne peut douter que ce
surplus de fluide étranger ne provienne de
l'humidité de l'air , pompée avec plus de
force par les pores absorbans. Les observations ont , dans ces cas, prouvé que plus
l'air devient humide , plus aussi cette quantité des eaux absorbées devient considérable : et, d'après les récits de plusieurs médecins très-dignes de foi , elle a quelquefois

été si grande, qu'ils ont craint d'être taxés d'imposture, en racontant ce qu'ils avoient sous les yeux. Mais supposons tous ces récits parfaitement exacts (et quant à moi je n'en conteste point la véracité); le surcroît d'action des vaisseaux absorbans cutanés ne prouvera point celui de leur force réelle : il peut en être de ces vaisseaux, dans le cas supposé, comme des intestins dans plusieurs cas de dévoiement, où l'action précipitée et tumultueuse de ces derniers organes, est l'effet de leur énervation directe. D'ailleurs, ce sont uniquement ici, les absorbans externes, dont les fonctions paroissent jouir accidentellement d'un plus grand degré d'activité : tous les autres sont, au contraire, plongés dans la plus profonde langueur.

La douceur du climat, la sérénité du ciel, la légéreté des eaux, la constance dans la température et dans la pureté de l'atmosphère, développent la sensibilité des extrémités nerveuses, et produisent l'aisance des mouvemens. A ces circonstances physiques réunies, appartiennent donc particulièrement les habitudes des organes, désignées sous le nom de *tempérament sanguin*. Une chaleur vive, des changemens brusques dans l'état de l'air, une grande diversité dans le caractère des objets environnans, contribuent puissamment à produire le tempérament, appelé *bilieux*. Le *mélancolique* paroît propre à des pays chauds, mais où les alternatives de température sont habituelles; dont l'air est chargé d'exhalaisons, et les eaux dures et crues, c'est-à-dire saturées de sels peu solubles, ou de principes terreux. Une température douce et jointe à toutes les autres circonstances heureuses, mais agitée par des variations fréquentes, fournit les premiers traits du *sanguin-bilieux*: et, pour peu que le régime, les travaux et les diverses causes morales, favorisent alors sa formation, ce tempérament devient bientôt commun à tout un pays. Les qualités qu'il produit, ou qu'il suppose, paroissent être les plus favorables au bonheur particulier et aux progrès de l'état social ; tant à cause du juste degré d'activité qu'il imprime, que de la souplesse d'esprit et de la douceur des manières qui le caractérisent. En général, c'est ce tempérament qui prédomine en France. Si nous voulions entrer dans quelques détails, il seroit facile de voir qu'il a constamment influé sur nos habitudes nationales, depuis que les travaux de la civilisation ont fixé définitivement notre climat. Le *bilieux-mélancolique* est, au contraire, le plus malheureux et le plus funeste de tous. C'est celui qui paroît propre aux nations fanatiques, vindicatives et sanguinaires. C'est lui qui détermine les sombres emportemens des Tibère et des Sylla ; les fureurs hypocrites des Dominique, des Louis Onze et des Robespierre ; les atrocités capricieuses des Henri Huit ; les vengeances réfléchies et persévérantes des Philippe Deux : il joint l'audace et la violence, à la profondeur de l'ambition et des ressentimens ; et la noire terreur qui le pousse de crime en crime, s'accroît encore de ses propres résultats.

Je répète ici, touchant le climat, ce que j'ai dit ci-dessus des maladies. Le climat ne change, n'altère, et même ne modifie le tempérament, que lorsqu'il agit avec assez de force, et pendant un temps assez long, pour effacer, au moins en partie, les habitudes antérieures des organes. Cependant ces deux genres de causes diffèrent essentiellement. La maladie est, en général, un état passager ; et d'autres impressions font bien-

tôt disparoître celles qui lui sont particulières. Le climat présente, au contraire, des
caractères fixes ; ses effets sont persistans :
je veux dire qu'il suffit de rester dans un
pays, pour vivre sans cesse environné des
mêmes circonstances locales; pour éprouver
l'action des mêmes objets ; en un mot, pour
recevoir constamment les mêmes impressions.

§. IV.

La puissance du climat paroîtra bien plus
étendue, si l'on observe que celle du régime
en dépend à plusieurs égards. En effet, c'est
le climat qui détermine la nature des alimens, et des boissons ; il modifie l'air qu'on
respire ; il impose le plus grand nombre
des habitudes de la vie ; il invite plus particulièrement à certains travaux. L'action du
régime ne peut donc être séparée que par
abstraction , de celle du climat : ces deux
causes agissent ordinairement de concert ;
et les changemens les plus profonds et les
plus durables que l'économie animale soit
susceptible d'éprouver, leur sont presque
toujours dûs en commun.

Ainsi, l'effet des alimens et des boissons

sur les habitudes organiques , semble ne
pouvoir être complet, que lorsqu'il est for-
tifié par celui du climat. Nous avons cependant observé dans un autre Mémoire, que
les habitans de pays très-voisins , et dont
plusieurs circonstances physiques se ressemblent beaucoup, offrent les plus frappantes
différences de tempérament et de constitution : et nous avons reconnu que de bonnes
ou de mauvaises eaux, des alimens fins ou
grossiers, et l'usage ou la privation du vin ,
peuvent alors en être regardés comme la
principale cause. Les Turcs habitent le même
pays que les anciens Grecs : peut-on néanmoins appercevoir le moindre trait de ressemblance entre ces corps massifs, ces tempéramens immobiles , et les constitutions
que nous ont dépeintes Hippocrate et les
autres médecins ses compatriotes ? et les
races des Grecs modernes, quoique mêlées
par-tout avec celles de leurs stupides oppres-
seurs , n'en diffèrent-elles pas encore essentiellement à tous égards ? Les empreintes durables que laisse dans le système , l'action
répétée de l'opium et des autres narcotiques ,
paroissent surtout établir de notables différences entre les peuples qui les emploient

journellement, et ceux qui les réservent pour le traitement des maladies, ou qui ne les connoissent même pas.

On peut admettre en général que l'usage du vin, joint à des alimens, tout ensemble nourrissans et légers, rapproche, à la longue, les tempéramens du *sanguin* ; que les alimens grossiers, mais nourrissans, tendent à faire prédominer les forces musculaires ; que les boissons stimulantes, comme le café, combinées avec l'usage des aromates, font, au contraire, prédominer les forces sensitives ; que l'abus des épiceries et des liqueurs fortes pousse le tempérament vers le *bilieux* ; que la production du mélancolique est puissamment favorisée par l'emploi journalier d'alimens de difficile digestion, et d'eaux crues et dures, particulièrement lorsque ces causes agissent de concert avec d'autres capables d'exciter vicieusement la sensibilité ; qu'enfin l'habitude des narcotiques affoiblit directement le système nerveux, et qu'elle dégrade indirectement le système musculaire, quoiqu'un effet de ces substances soit d'augmenter momentanément, sinon l'énergie radicale, au moins la puissance d'action de ce dernier.

L'excès, ou le défaut de sommeil, peut aussi changer beaucoup avec le temps, l'état général et particulier des organes. Cette circonstance est surtout capable d'introduire des rapports entièrement nouveaux, entre les différentes facultés, et les différentes fonctions.

Mais les travaux habituels exercent sur le tempérament, une influence bien plus remarquable. Pour se convaincre que cela ne sauroit être autrement, il suffit de considérer que, suivant leur différente nature, les travaux peuvent tantôt servir de moyens de guérison pour des maladies antérieures, et tantôt produire, comme artificiellement, des maladies nouvelles ; qu'ils déterminent presque toutes les habitudes accidentelles de la vie ; et que l'état moral et l'état physique leur sont également subordonnés, sous un grand nombre de rapports.

Nous savons, par exemple, que les travaux qui s'exécutent par de grands mouvemens, et qui demandent de grandes forces musculaires, cultivent ces mêmes forces, les développent et les accroissent ; tandis qu'au contraire, ils émoussent la sensibilité du système nerveux. Nous savons aussi que les travaux sédentaires , qui n'exigent que peu de mouvemens , et point d'efforts physiques , énervent le systême musculaire ; et pour peu qu'ils exercent le moral , ces travaux donnent à tout l'organe cérébral et sensitif , un surcroît remarquable de finesse et d'activité. Les bûcherons , les portefaix , les ouvriers des ports , en un mot, tous les hommes de peine , sont moins sensibles et plus vigoureux : les cordonniers, les tailleurs, les brodeurs , &c. &c. sont plus foibles, et plus susceptibles de toutes les impressions.

Quand les travaux , ou les violens exercices du corps , sont accompagnés de circonstances capables d'exciter vivement les passions de l'ame , ils impriment, plus ou moins , au tempérament , les habitudes du *bilieux*. Voilà pourquoi ces mêmes habitudes semblent familières aux hommes de guerre , et aux ardens chasseurs , particulièrement à ceux de ces derniers qui vont attaquer les bêtes farouches , dans le sein des bois et dans le fond des déserts. Quand les travaux sédentaires sont de nature à beaucoup exercer l'organe moral , et que leur continuité produit, comme il arrive communément alors , l'engorgement des

viscères hypocondriaques, et de tout le systême de la veine-porte, on voit, par suite,
se développer en peu de temps, non-seulement les affections nerveuses, et les bizarreries d'imagination propres au tempérament *mélancolique*, mais encore tous les
autres désordres des fonctions, par lesquels
il est pathologiquement caractérisé. C'est
une observation qu'on n'a malheureusement
que trop d'occasions de faire, chaque jour,
chez les artistes, les gens-de-lettres et les
savans.

Je crois inutile d'entrer ici, dans le détail
des maladies que les différens travaux peuvent faire naître : elles sont très-variées et
très-nombreuses; et leurs effets sur le systême sont plus ou moins fixes, comme plus
ou moins importans.

Nous glisserons également sur celles dont
certains travaux particuliers peuvent produire ou favoriser la guérison. Il est peu de
maladies chroniques pour lesquelles l'exercice du corps ne soit directement utile : plusieurs d'entr'elles ne demandent même pas
d'autre traitement.

Il suffit d'indiquer ces deux causes secondaires d'altération du tempérament.

Mais si le tempérament peut être véritablement changé, c'est lorsque toutes les causes réunies agissent de concert : encore même seroit-il assez difficile de citer des exemples bien constans d'un changement complet dans les dispositions du système ; quand l'empreinte originelle est ferme et profonde, il est rare qu'elle s'efface. Les circonstances accidentelles de la vie y mêlent, à la vérité, d'autres empreintes plus superficielles ; elles la modifient, elles donnent de nouvelles directions aux habitudes organiques : mais ordinairement, c'est à cela que se borne leur effet. Ces modifications dans l'état du système, ces directions nouvelles des habitudes constituent ce qu'on peut appeler *les tempéramens acquis* : jamais, ou presque jamais, l'observation positive et la réalité des choses n'offrent rien de plus.

Les effets moraux des tempéramens acquis sont plus variés peut-être, et non moins étendus que ceux des tempéramens originels : mais ce que nous pourrions établir en général sur ce sujet, rentreroit presque toujours dans des considérations exposées ailleurs assez en détail (voyez Mémoires 6,

7, 8 et 9); ou ce que nous pourrions ajouter encore, nous forceroit de tracer des tableaux de maladies, et d'entrer dans des explications médicales, trop circonstanciés les uns et les autres, et qui seroient absolument étrangers au but et au plan de cet ouvrage.

FIN.

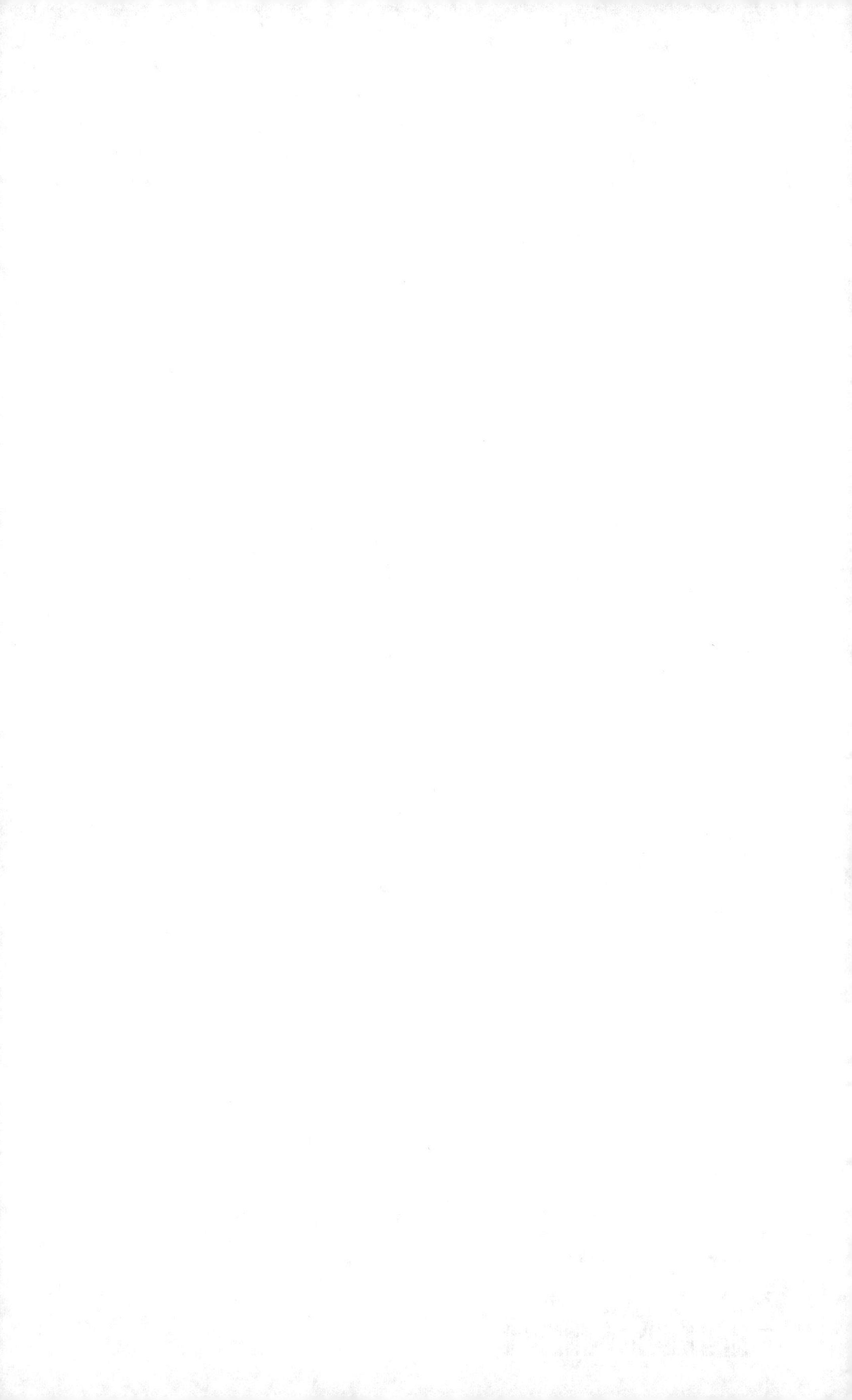